临床医学影像诊断

主　编　王　超　秦永春　夏国亮　尹相媛
副主编　刘光震　唐晓燕　丁元美　于艳丽
　　　　肖　荣
编　委　(按姓氏笔画排序)
　　　　丁元美　于艳丽　王　超　尹相媛
　　　　延　宏　刘光震　李建龙　肖　荣
　　　　单裕清　赵　娜　秦永春　夏国亮
　　　　唐晓燕　梁　晓

北　京

内 容 简 介

本书以各种疾病的病理和病理解剖学为主要骨架,就呼吸系统、循环系统、消化系统等常见病、多发病的影像学内容展开论述,集检查方法与诊断技术为一体,重点剖析了医学影像学的表现特征。此外,书中阐述的疾病分析方法和穿插的影像学图像,可以帮助读者快速建立正确的读片方法和分析思路。

本书适合影像科医师使用。

图书在版编目(CIP)数据

临床医学影像诊断/王超等主编.—北京:科学出版社,2018.11
ISBN 978-7-03-059608-6

Ⅰ.①临… Ⅱ.①王… Ⅲ.①影象诊断-教材 Ⅳ.①R445

中国版本图书馆 CIP 数据核字(2018)第 258945 号

责任编辑:胡治国　朱　华/责任校对:郭瑞芝
责任印制:张欣秀/封面设计:陈　敬

科 学 出 版 社　出版
北京东黄城根北街 16 号
邮政编码:100717
http://www.sciencep.com

北京厚诚则铭印刷科技有限公司　印刷
科学出版社发行　各地新华书店经销
*
2018 年 11 月第 一 版　　开本:787×1092　1/16
2018 年 11 月第一次印刷　　印张:15
字数:386 000

定价:128.00 元
(如有印装质量问题,我社负责调换)

前　　言

　　近年来,由于计算机等工程技术和自然科学理论的渗透及技术交叉,促使医学影像学这一新兴学科得以飞速发展,新技术、新设备的不断涌现,使得医学影像学在临床应用中总结了大量丰富的诊疗经验。但由于各种涉及医学影像学的书籍专业性强弱不一,内容深浅不同,各有权重,踏入茫茫书海,既要掌握常规的 X 线表现,又要牢记 CT、B 超和 MRI 的各种影像表现特点,使初学者难以抉择。为了便于年轻的临床医师灵活掌握并指导临床实践,作者特组织编写了本书。

　　全书以各种疾病的病理和病理解剖学为主要骨架,就呼吸系统、循环系统、消化系统等常见病、多发病的影像学内容展开论述,集检查方法与诊断技术为一体,重点剖析了医学影像学的表现特征。此外,书中阐述的疾病分析方法和穿插的影像学图像,可以帮助读者快速建立正确的读片方法和分析思路。希望本书的出版,可以对临床医师的实践工作有所帮助。

　　尽管在本书的编撰过程中,作者做出了巨大的努力,对稿件进行了多次认真的修改,但由于编写经验有限,书中若有不足之处,还望广大读者提出宝贵的修改意见,以期再版时修订完善!

编　者

2018 年 5 月

目　　录

第一章 概 述

一、医学影像学的发展

1895年11月,德国物理学家威廉·康拉德·伦琴在他的原子物理研究中,发现原子核在受到另一个原子或电子的高速撞击后,能发射出一种光,这种光虽然肉眼看不见,但能使胶片感光,并能穿透一些非金属物体。当时对这种光的性质无人知晓,就暂时称其为X线。后来,许多的科学家用大量的实验证实了X线的存在,并且对其特性、频率范围、产生条件有了明确的科学结论,为人类利用X线提供了科学依据,人们为了纪念伦琴首先发现这种新的射线,将X线称为伦琴射线。

从1895年发明X线至今已有116年的历史,X线透视和摄片为人类的健康做出了巨大的贡献。随着X线发生装置和摄片机的研制成功,X线摄影技术被逐渐推广应用于全身骨骼、胸部等检查,使医师在透视屏上见到了跳动的心脏形态和活体内的病变形态,在第一次、第二次世界大战中的伤员救治和肺炎、肺肿瘤诊治中,X线机成为医师的得力助手,为抢救成千上万的生命发挥了巨大的作用。在实际工作中,技术人员不断改进X线装置以适应各种临床需求,放大摄影在显示小关节和骨骼的细微骨质破坏方面有独特的价值;记波摄影可以记录心脏收缩的搏动幅度,可以评价心脏的搏动功能,具有实用效果;高千伏摄影和分层摄影对显示支气管病变的作用至今仍被广大医师所认可;还有钼靶乳腺摄影在乳腺检查中具有决定性的作用,临床应用非常广泛。

但是,X线检查诊断疾病的基础是人体内许多组织存在着自然的密度差别,对身体中一些密度对比较差的组织,常难以显示病变的存在,如胃肠道、血管、胆道、尿路、窦道、瘘管等。因此,人们发明了X线造影技术,采用口服、静脉注射、灌肠、直接穿刺注入等各种方法,将对比剂引入人体内,显示组织脏器中内在的或潜在的间隙,显示其形态,从而达到诊断疾病的目的。X线造影检查大大拓宽了X线检查的应用范围,无论何处,只要有间隙存在,就可引入对比剂进行造影。如胃肠道发生肿瘤,普通摄片因为肿瘤和胃肠道之间缺乏密度差别而无法显示,通过服用对比剂,使胃肠道表面均匀涂布一层对比剂,就可清晰显示胃肠肿瘤表面的不规则隆起或凹陷改变,达到直观地诊断疾病的效果。目前,由于许多无副作用对比剂的研制成功,使各种造影技术得以在临床推广使用,食管造影、上消化道钡餐造影(GI)、气钡结肠双重造影可以很好地显示胃肠形态结构,静脉肾盂造影(IVP)、子宫输卵管碘油造影也是常用的造影方法,心血管造影也正快速地成为常规检查,由于技术的娴熟掌握和安全型非离子型对比剂的应用,造影检查的风险或副作用已大大降低。

而今,由于计算机技术、电子工程技术等快速发展及其与医学的密切结合,X线在医学上的应用日趋成熟,检查方法不断更新,检查疾病的范围不断扩大。20世纪70年代后,由于计算机技术的出现和快速发展,诞生了计算机断层摄影(CT),使X线摄影的平面重叠影像发生了彻底的改变,实现了分层无重叠的断面成像,当今的螺旋CT或多层螺旋CT已经实现数秒钟内完成全部扫描的快速成像,特别是64层螺旋CT的广泛推广使用,以及最新的256层、320层CT推出,使心脏大血管的无创伤性成像成为现实。分子影像学技术不断完善,正在逐渐走向临床实用的阶段。计算机图像处理技术已经能使图像立体三维重建和四维显示,提高了影像技术对疾病诊断的能力。特别是在近20年来,影像医学在临床工作中的作用日益扩大,放射学检查已经从最初的透视间、X线室,发展成为医学影像综合学科,在医院的医疗业务、设备投资、科研产出等各方面具有举足轻重的地位。医学影像学的范围包括了X线诊断、CT诊断、磁共振成像(MRI)诊断、数字减影血管造影(DSA)诊断、超声成像、核医学成像、介入诊断和治疗学等众多内容。相信今后医师利用影像学技术进行各种诊疗的要求仍将不断增加,将不断推动影像医学学科的快速发展。

二、医学影像学的现状

当代的医学影像学,已从单纯利用X线成像向无X线辐射的MRI和超声成像发展,核素成像则利用了同位素的γ射线,成像的手段逐渐多元化。由于诊断方法的不断丰富,使疾病早期、快速、全面诊断和评价成为现实。获得的影像也从平面投影到分层立体显示,如CT、MRI及超声切面成像均为断层图像,可以克服从前普通X线投照的脏器影像互相重叠的缺点。如今计算机图像综合处理技术的飞速发展,获得影像资料的速度不断加快,图像的数字化存储、传输和显示器显示有逐步代替胶片的趋势,实时的计算机图像重建和CAD软件应用、影像资料存储和传输系统(PACS)的迅速发展使放射科可以脱离胶片作为影像载体的束缚,同时使临床医师能够快速地调阅电子化数字影像并获得放射科医师的诊断和分析,目前发展最迅速的MRI和PET/CT技术将单纯显示形态学的传统影像诊断带入到形态、功能和代谢等综合诊断的新阶段。介入治疗的简便、微创、高效正日益受到重视,使影像医学从单纯诊断向诊断和治疗共存的临床综合学科发展,影像医学符合当代医学发展的前进方向,正进入一个史无前例的大发展阶段。

医学影像学的发展,与临床各学科互相促进,相得益彰,我国在20世纪80年代后大量引进CT、MRI、DSA、ECT、PET/CT、DR、彩色多普勒超声等先进设备,使医学影像学在经济快速发展的基础上日益发展和壮大,目前在设备性能上已经拥有许多当今世界先进的功能,但是,我国医学影像学现阶段的总体水平仍与国际水平有较大差距,值得我们从业者不断努力。主要表现如下。

(1)我国医学影像学的体制仍以条块分割状态为主。由于医院领导对影像医学的认知程度存在差异,影像设备被分开独立运作的状态随处可见,如B超室、CT室、MRI室等的独立行政管理模式,而没有如同国外以神经影像、胸部影像、腹部影像等亚专业来分组,我国影像医学各分支学科的从业人员培养体制,存在知识面狭窄、学术交流缺乏的不足,工作人员难以从影像医学的大范围得到锻炼和业务提高,知识面狭窄、合作科研少,影响了我国医学影像学的整体快速发展。

(2)我国的自主创新和科研突破明显不足。一方面,我国现今使用的影像医学大型设备绝大多数是进口的,这方面的工程技术水平与先进发达国家差距很大;另一方面,我国的影像医学基础研究和实验研究水平较低,经费投入较少,人才匮乏。虽然我国人口众多,设备使用率很高,客观上导致临床经验积累丰富,但仍然在临床研究和资料系统总结方面存在差距,这里有人力投入不足的因素,也有管理体制方面的不足,赶超国际水平尚有较大距离,目前许多研究都是沿用或参考国外已经报道的方法或技术来重复进行的,对推动学科创新和发展价值有限。

(3)影像医学整体上仍停留在大体形态学的粗浅阶段。X线摄影和CT、MRI形态学诊断是临床工作的绝大部分,灌注成像、功能磁共振、MR波谱分析、超声增强等仍然没有达到临床普及使用的阶段。

(4)介入放射学蓬勃发展与规范化水平存在差距。介入放射学作为新兴的诊断和治疗学科,受到医学界的普遍关注,新技术不断涌现。但是,目前的介入放射学参与人员纷杂,专业人员的培养缺乏规范,各种操作技术在具体应用中因操作人员的理解和技能水平不同而差异较大,导致疗效不一,众说纷纭。

(5)医学影像学的高要求和人员素质不高之间存在矛盾。影像医学从 X 线诊断发展而来,一直处于医院中的辅助科室地位,优秀的大学毕业生不愿参与到医学影像学的实践中来,虽然近几年不断有博士、硕士参与具体工作,但是许多二级、一级医院的放射科仍然医、技不分,许多医院中的放射科医师仍然不到内、外、妇、儿各科轮转学习,甚至影像医学内各专业分支学科(如超声、核医学)之间也不轮转,素质水平难以一概而论。目前在临床上工作的放射科医师,学历背景复杂,影像专业硕士或博士、临床医学专业本科、影像医学专业本科、卫生学校大专学历毕业生都有,我国的放射科医师培养体制与国外存在较大差距,客观上导致人员素质混杂,有些人员难以胜任日益复杂化的临床医疗和科研工作。

(6)临床医师对各种影像诊断新技术了解不够、应用不够。由于我国缺乏培养临床专科医师的规范化体制,没有全国统一的标准化培养制度和考核制度,全国各地的临床医师水平相差悬殊,对影像医学的认识和影像新技术的运用各执己见,造成误解、误用、误诊不断,影响临床综合医疗水平的提高。

三、医学影像学的未来发展

虽然我国的影像学水平与国外相比存在一定的差距,但是,从影像医学整体的国际水平来看,医学影像学的大发展时代已经展现在我们面前,未来充满机遇和挑战,生命科学和计算机、工程机械等学科的发展都将对影像医学的发展产生影响。

(1)医学影像学科向综合性学科的融合方向发展和在具体课题中的独立深入研究将互相促进及推动学科全面发展。由于学科间边缘热点问题的合作研究需要,疾病病理变化的规律性特点使不同影像学方法共同显示病变的要求加强,将改变现阶段的医学影像学运行模式,在影像科各种检查设备大统一的"大影像"体制下,影像科医师的培养将实施各亚专业全面轮转、综合培养的专科医师培养体制,而高年资的亚专业放射科医师,将实行更加专业的分工,更多的医师将以人体功能系统或某一类疾病作为工作对象来深入分析病情,更多地向临床需求靠拢。由于检查的快速实现和健康水平的提高,病人一次完成全身扫描的检查不再遥远,因此在临床工作中将需要影像学范畴内的"全科医师"出现。

(2)随着生命科学的发展,分子生物学、生物和基因工程等将进一步深入揭示生物体内微观世界的发展规律,形成生物医学成像的新领域,影响医学影像学基础研究的方向,疾病的生理、功能、代谢等都将成为医学影像学的显示目标。同时,人类基因研究的成果被应用于影像诊断和治疗中的灿烂前景即将实现。

(3)伴随医学生物工程、计算机、微电子、特殊材料、信息科学等快速发展,新一代的影像设备和介入诊疗器械将更多地应用于临床,多排螺旋 CT 最终将被平板 CT(flat CT)代替,最新的 320 层容积扫描 CT 使人体的心脏跳动、呼吸运动等生理活动产生的脏器位移影响消失。CT 与 PET 融合显示病变的解剖和功能变化已经成为现实,MRI 与 PET、CT 与 DSA 也将融为一体,MRI 将出现心脏、小儿、四肢等专用机型,对多种原子的 MRI 和对多种化合物的含量成像都将实现。

(4)随着信息科学的发展,影像资料的数字化、PACS 的在线即时调用、远程影像学的成熟发展、智能化电脑诊断系统的使用等,都将改变影像医学工作者的工作方式和知识结构,网络和计算机显示屏将代替传统的胶片及纸张,专业工作站上实时的影像合成和重建、重组显示将成为诊断的主要方法,光盘作为载体成为现实。

(5)随着经济的发展和生活水平的提高,促使微创伤或无创伤的医学诊疗新方法快速发展,影像诊断新技术和介入放射学的发展将使许多传统的创伤性、侵入性诊疗项目淡出临床,促进医疗工作的各种诊疗手段更符合病人生理、心理需求和社会综合状况。

以上这些发展都将改变医学影像学的科学研究和诊疗实践方式,促进医学影像学管理体制和运行方式的改革。只有加速人才培养、适应现代医学影像学的发展潮流,才能有所作为,有所收获。

四、正确应用影像诊断的各种方法

由于医工结合的特点,影像医学是医学领域中发展最迅速的学科之一,检查方法繁多,各种检查方法本身也在不断改进和发展,但各种检查方法都有自身的特点,对每种具体疾病的诊断敏感性、特异性各不相同。对于急诊病人,时间就是生命。因此,如何正确选择影像诊断技术,既要做到尽可能早期诊断而不耽误病人的宝贵时间,又要考虑尽量降低人力、物力的消耗量,减轻病人的损伤和痛苦,这是一个非常现实的大课题,需要临床急诊科医师和放射科医师对影像医学各种方法的详细了解及有效配合,也有可能进行必要的协商,具体应注意以下几个方面。

(1)要充分考虑急诊病人的病情,以抢救病人为第一需要。所有检查必须在生命体征稳定后才能进行,应避免等待检查或过分强调检查质量而耽误宝贵的抢救时间。如病人为小儿或颅脑外伤后烦躁不合作者则不宜做 MRI 等要求很好配合的检查方法。某些检查对急诊病人来说可导致病情加重,如空腔脏器急性炎症或出血时应避免该脏器的腔内造影检查或穿刺操作,颅底或脊柱骨折时应避免多体位摄片。

(2)要选择对某一疾病具有很高的诊断敏感性和特异性的方法。因急诊病人时间有限,要打破常规检查步骤的束缚,及早建立诊断,如颅脑外伤病人,可先做 CT,需要时再摄 X 线平片,胆囊炎胆石症者宜首先选择 B 超检查,急性心肌梗死时做冠状动脉血管造影既可快速有效诊断,又可同时进行必要的介入治疗,所以,临床医师必须熟悉各种检查手段的特点,少走弯路、节约时间就是给病人多一点挽救生命及治愈的机会。

(3)要合理评估各种检查结果的实际价值。每一种检查方法都有其诊断疾病的特殊之处,也就是可能对某些疾病的特异性和敏感性特别高,而对另一些疾病的诊断价值有限,甚至没有帮助,临床医师面对某一病人的各种检查结果要进行合理的评价和分析,如 CT 是较高级和精密的诊断方法,对肝癌或其他占位的诊断价值很高,但对肝炎病人其检查结果正常并不代表肝脏一切正常,正确认识各种检查方法的特异性、敏感性、阳性预测值和阴性预测值才能正确选择合理有效的检查方法,事半功倍。

(4)各种检查方法的合理应用尚需考虑其无损伤性、简便实用性和快速有效性,一般应选择节省时间、方便、经济、无射线及无痛苦或损伤的检查方法,以最快捷、最经济、最简单的方法解决问题。

因此可以看出,影像医学的发展虽为急诊病人提供了早期及时准确诊断的可能性,但同时也向放射科及临床各科医师提出了合理应用的要求,知识更新迫在眉睫,只有充分掌握影像医学知识,才能发挥其最大效用,这也是每一位放射科医师肩负的职业责任。

第二章　医学影像检查方法

第一节　X线检查

X线检查是影像诊断学中最传统、最普及和最重要的方法,自从1895年德国物理学家伦琴发现X线以来,随着对X线特性的深入认识和X线机的改进,在临床各种疾病的诊断中的作用越来越大,特别在骨骼系统、呼吸系统、消化系统疾病的诊断中占有不可或缺的地位,普通X线机操作简便、维护容易,在我国广大基层医疗单位已普遍拥有,而且CT和DSA等新技术也离不开X线的基础,目前在临床上逐渐推广的CR、DR等数字化摄影装置也是X线成像计算机化的新发展。因此,我们应对X线检查予以应有的重视。

一、X线的产生

X线是一种波长很短的电磁波,以光速直线行进,波长介于γ射线与紫外线之间,范围为0.000 6~50nm,肉眼不能感知。它可由高速运动的电子群(束)突然受阻,电子束撞击钨靶或钼(铑)靶,发生能量转换而产生。目前的X线机的X线管就是按以上原理设计的,用灯丝在阴极产生电子群,在X线管两极加以40~150kV的高电压,可使电子群高速运动并撞击阳极,钨靶或钼靶接受电子群的撞击后,其中能量的99.8%转化为热量,仅有0.2%转化为X线。我们现用的X线机主要由三部分组成,即X线管、变压器和控制装置。变压器为X线管两极间提供高电压,并为灯丝提供产生电子群的低电压,控制装置则控制变压器工作状态和机械传动装置的工作,一般X线机上调节电流量将影响X线产生的数量,而电压的增加将使产生的X线具有更短的波长和更强的穿透性。

二、X线的特性

1. 穿透性　X线对物质具有很强的穿透力,穿透后未被吸收的X线仍按直线行进。X线的穿透力与其波长及穿透物的密度和厚度有关。X线球管的电压越高、波长越短,穿透力越强。被穿透物的密度越低、厚度越薄则X线穿过的越多;反之则越少。人体各脏器密度及厚度不同,X线穿透后吸收值各异,这是X线成像的基础。

2. 荧光效应　X线能激发荧光物质如铂氰化钡、钨酸钙、硫化锌镉等,使其产生肉眼可见的荧光。其原理就是,X线作用于荧光物质,使波长短的X线转换成波长较长的可见荧光。这个特性是进行X线透视检查和摄片暗盒中增感屏应用的基础。

3. 感光效应　X线能使摄影胶片"感光"。经X线照射后的区域,胶片中溴化银分解释放出银离子,形成潜影,经过显影和定影冲洗处理后,银离子还原成金属银的微粒在胶片上形成黑色。X线照射微弱或未经X线照射部分,其溴化银在定影及冲洗作用下部分或全部溶解掉,胶片呈半透明状或透明状。X线穿透的程度反映人体各组织的密度、厚度不同,依金属银沉淀的多少而构成一幅反映人体组织密度、厚度不同的亮暗灰阶影像,这是X线摄影检查的基础。

4. 电离效应　X线穿透任何物质时,都会产生电离作用,使组成物质的分子分解成正、负离子。电离的程度与X线量成正比。X线穿过人体组织细胞,将产生电离作用,使人体组织细胞和体液中的分子产生物理及生物化学的改变,使细胞生长有障碍或受到破坏,即为生物效应,它是放射防护和放射治疗的基础。

三、X线成像的基本原理

X线影像的形成,必须具备3个基本条件:①X线必须具有足够的穿透力,能穿透被照射的组织结构。②被穿透的组织结构,必须存在着密度和厚度的差异。③穿过组织密度或厚度有差异的剩余X线,能够被感光材料感知和转化为影像,经过胶片冲洗或显像屏显示出具有良好对比度的X线灰阶影像。

人体的各种组织构成,有一定的密度差异,X线通过人体后形成的影像也就存在黑白明暗的不同,这种自然存在的差异称为自然对比。根据密度不同,人体组织可概括为4类:属于高密度的骨骼、牙齿等,含钙质丰富;中等密度为构成人体结构的大部分软组织和体液;低密度有脂肪组织;最低密度为气体,吸收X线最少。人体的胸部和骨骼系统具有良好的自然密度差异,因此X线检查应用最多。

四、X线检查方法

1. 透视　X线通过人体到达荧光屏后可直接产生亮度不同的影像,即为X线透视,是X线检查中最基本、最方便且使用最广泛的一种基础方法。透视不但能够观察器官的形态,而且可以观察器官的运动和功能,可以转动病人在各个角度、各种体位进行观察,也可嘱病人做某些生理动作,如深呼吸、咳嗽等进行观察分析。近几年来,荧光增强装置应用于临床,使荧光的强度大大提高,当转变成电视显像后,完全避免了暗室内透视的弱点,清晰度亦大为增加。

透视虽然简便易行,价格低廉,但是透视不能记录病变影像,不利于复查对比,不能集体讨论和阅片分析;影像对比度、清晰度不及摄片;而且透视使检查者长时间受到较大放射线量照射,一次摄片仅0.1s,透视一般需要5~10min,故在目前的经济和生活条件下,透视已经逐渐淡出诊断领域。

2. X线摄影　常称为平片检查,这是应用最为广泛的检查方法。优点是图像清晰,对比度及清晰度均较好,并可使密度、厚度较大或密度、厚度较小部位的病变显示。可作客观记录,便于细致的阅片分析和复查对照。缺点是每一张X线片仅见一个位置和一瞬间的X线影像,一些复杂部位的检查常需多角度摄片,如正位、侧位及斜位。对于动态方面的观察不及透视方便和直接,这两种方法各具有优缺点,互相配合,取长补短,就可使X线检查发挥出更大的作用,提高其诊断的正确性。

3. 特殊检查　应用较广泛的为乳腺钼靶软X线检查,利用钼靶X线机产生软X线,获得乳腺软组织良好的对比度,分辨肿瘤组织、脂肪组织和钙化点,目前的数字化钼靶摄影更使其成为最重要的乳腺疾病诊断和普查的方法。

目前在有些地方仍在使用体层摄影检查,普通X线片是X线投照,是人体三维结构重叠在一起的二维投影,其中一部分组织可与其前后影像重叠而显示不清。而体层摄影则可通过特殊的装置和操作获得某一选定层面上组织结构的影像,而非选定层面的结构则在投影过程中被模糊掉。体层摄影主要用于平片难以显示、重叠较多、位置较深部位的病变,可以显示气管、支气管腔有无狭窄、堵塞或扩张及病变的内部结构。但是,由于CT设备的普遍推广使用,体层摄影在临床的使用正逐渐减少。

X线高千伏摄影时,使用电压120kV以上,所产生的X线波长短,穿透力强。目前高千伏摄影最常用于胸部,纵隔、气管和支气管阴影虽然与胸骨、脊柱重叠仍可清晰显示,缺点是一些较轻的渗出性病灶易被射线穿透而不能很好显影,可致漏诊。

其他的特殊检查方法尚有放大摄影,采用微焦点和增大人体与胶片距离以显示较细微的病变,如隐性骨折等。

4. 造影检查　人体组织结构中,有相当一部分器官、组织与周围结构缺乏明显的密度和厚度的差异,而不能在普通摄片检查中显示出来。此时,可以引导高于或低于组织结构的物质进入器官的管腔内或其周围间隙,使之产生对比以达到显影的目的,即为造影检查,引入的物质称为对比剂,也称为造影剂。造影检查的应用,明显扩大了X线检查的范围,无论何处,只要有间隙存在,就可引入对比剂进行造影。常用的高密度对比剂有钡剂和碘剂,低密度对比剂有二氧化碳、氧气、空气等。造影方式:①直接引入,包括口服、灌肠和穿刺注入等。②间接引入:对比剂通过口服或静脉注射后,经吸收并聚集在将要造影的某一器官内,从而使之显影,如常用的静脉肾盂造影。

目前,由于许多无或极低不良反应对比剂的研制成功,使各种造影技术得以在临床推广使用,食管造影、上消化道钡餐造影、气钡结肠双对比造影可以很好地显示胃肠形态结构,静脉肾盂造影(IVP)、子宫输卵管造影也是常用的造影方法,心血管造影也正快速成为普通的常规检查,造影的风险或不良反应正大大降低。

五、X 线 机 型

1. 普通X线机　虽然X线设备不断更新和发展,但是普通X线机在临床上使用更广泛。这里所说的普通X线机指只有摄片功能的800mA以下的机型,主要用于拍摄X线平片,这些机型一般没有自动调节摄片条件的功能,但是日常应用很广,控制台非常简单,X线管移动幅度和旋转角度有限,多数情况下床面不能改变角度,只是固定的卧式或立式摄片架,需要操作者很好掌握其特性才能拍摄出高质量的X线片。

2. 大型X线机　这里所说的大型X线机指800mA以上的大功率X线摄影装置,一般都带有电视透视功能。这种大型X线机一般用于胃肠造影或其他特殊X线检查,可以满足各种需要,如具有连续透视监视、自动调节曝光量、操作台旁边操作、透视下即时点片、连续自动换片、床面角度调节等功能。胃肠造影机一般都具备这些功能。

3. 数字化X线摄影装置　随着计算机在影像医学中的大量应用,X线摄片需要的高分辨率数字化影像板或影像采集装置经过不断改进,X线摄影的数字化已经达到临床实用的阶段。虽然数字化X线机的普及需要财力和时间,但是不断装机和逐渐普及的现实使我们必须及早掌握其基本知识。CR和DR的详细内容我们将在后续章节详细介绍。

4. 计算机分层摄影X线机　由于CT机的推广普及,分层摄影X线机已经越来越少,但是最新的DR数字化分层摄影(包括乳腺数字化分层摄影)推出市场后受到业界关注,在显示微小病灶和微小密度差的病灶方面有明显的益处。这种X线机通过X线管的连续弧形运动和曝光及计算机重建技术,达到选择性显示某一层面解剖结构和病变的目的。

5. 床边摄片小型X线机　移动式X线机为广大急诊或危重病人的X线检查带来了有

利的条件。许多行动不便、卧床的危重病人,通过床边摄片,可以达到明确诊断、发现其并发症的目的。但床边摄片机一般为小型的X线机,产生的X线在质量和数量上明显较大型的机型要差,摄片条件也不易掌握,获得图像的质量常不高,而且摄片时对医患双方的X线防护亦有困难,故非病情急需不宜多用。

第二节 X线血管造影和数字减影血管造影

数字减影血管造影简称DSA,是20世纪80年代兴起的一种医学影像新技术,较常用于心血管造影中。顾名思义,这种技术首要问题是X线图像的数字化,采用数字化的荧光增强管或X线探测器装置,将X线图像用数字矩阵的形式表达和存储,利用计算机来进行数学运算处理(减影)。其次是指DSA是一种血管造影设备,DSA在具体运行工作时,先拍摄一张造影前的平片,称为蒙片(mask片),并将其以数字矩阵形式储存起来,然后按照常规血管造影的方法进行血管造影的各项操作,在导管到达靶血管内以后,按造影常规进行造影准备和造影。此时,当DSA设备拍摄造影片时,借助大型计算机的快速存储运算功能,将同一部位造影后系列图像与造影前蒙片进行减法处理,然后再通过数模转换输出到电视显示屏上,这样获得的图像就是单纯被对比剂显影的心血管影像,其他组织影像则被剔除。由于存储在2个储存器中的图像数据是在不同时间获得的,所以称为时间减影法,因为时间减影法对设备的特殊要求少,因此应用最普遍。此外还有能量减影法、混合减影法、动态体层数字减影法等。

DSA设备实际上是一种特殊用途的大型X线数字透视和摄影装置,由于心血管的搏动和血液的快速流动,要求图像采集时间必须非常短,因此要求X线管具有800mA以上的大热容量,以满足快速连续曝光的要求。为减少病人和医师的辐射剂量,球管多选用带栅极,能脉冲发生X线。机架应采用C形臂,能够三维旋转,这样才能满足多方位投照的需要,更有利于多角度观察心血管的形态。同时要有与常规检查部位的范围相匹配的影像增强器或探测器,以满足不同部位脏器血管造影的需要。

目前血管造影一般均采用股动脉或股静脉穿刺导管置入术,因此要有整套穿刺针、套管及各种备用导管。高压注射器、计算机、DSA机架传动装置均应有良好的技术指标,确保产生优质的影像。对于一般的血管造影,图像采集速度只需要每秒1~4帧,若在心血管造影检查中,采集的速度最好能在每秒20帧以上,因此需配备快速摄影装置及软件,可以做单帧或连续快速的图像分析,对研究判断形态学和动力学的改变都十分有利。高压注射器必须与DSA主机联机,在使用时要选择好流速、流量、压力及曝光或注射后延时摄片时间等参数,以取得理想的血管内对比剂浓度。随着医学工程技术的发展,X线造影和DSA的功能日臻完善,快速换片机已经消失,影像增强器已逐渐被高速的数字化图像采集计算机系统所代替,加之人们生活水平提高后,心脑血管疾病发病率的上升和医疗投入的增加,导管在其材料和设计方面不断改进,使血管造影及DSA的应用渐趋普及。血管造影和DSA在肿瘤、炎症及血管性病变的鉴别诊断中具有极其重要的价值,协助明确病变的部位、范围,确定最佳的治疗方案。同时,在DSA设备上可进行血管内用药、血管成形、内支架植入、血管栓塞等各种介入微创治疗。

DSA检查前准备包括术前家属谈话、签名,讲明危险性和可能的并发症,术前常规要进行肝肾功能及出凝血时间检查,做好碘过敏试验,造影前2h禁食,建立静脉通路。准备穿刺套管、导管、对比剂及常规抢救用药。

DSA 设备的发展非常迅速,主要表现如下。

(1)直接数字化平板探测器影像采集系统逐渐替代了 CCD 装置的摄像管和影像增强器,这是 DSA 数字化直接采集影像的最佳机型,目前各大供应商都在竭力推荐,影像增强器的光学信号采集方法基本上逐渐消失。与一般的影像增强器比较,图像的空间分辨率和灰阶分辨率大大提高了。图像显示矩阵至少为 1024×1024,灰阶分辨率(bit)最高可达 16bit(65 536)的深度范围。摄片所需要的 X 线剂量也较低。但是,透视时其 X 线量却比常规影像增强器机型更大。平板探测器的光子俘获和能量转换也有直接和间接之分,直接型平板探测器直接采用无定型硒加薄膜晶体管作为 X 线检测材料,空间分辨率很高,X 线的利用率也很高,缺点是影像采集速度较慢,目前较少采用;间接型者采用的检测材料为碘化铯或硫氧化钆,再采用无定型硅加薄膜晶体管来达到影像采集的目的,虽然空间分辨率将略下降,但是稳定性好,采集速度和刷新速度很快,能满足 DSA 快速采集的要求,而且图像的信噪比(SNR)目前都能满足临床要求,是普遍采用的探测器类型。

(2)快速旋转三维信号采集。速度不断加快,从以前的 10°~20°/s,发展到最新的 45°~60°/s 的高速度,可覆盖角度增大,一次可最大旋转 360°,有利于非常精确的血管三维重组和显示。

(3)显示器采用逐行扫描,取代隔行扫描,消除显示屏的图像闪烁。新出现的三电子枪扫描方式将更容易显示背景较亮时的细小密度差别。目前普遍采用的液晶显示器,质量不断提高,自动流明强度(LUM 值)调节和亮度平衡,性能非常稳定。

(4)软件功能的改进:DSA 目前的应用软件发展非常迅速,三维显示、血管内镜显示、心脏功能分析、血管狭窄分析、动态数字补偿、下肢动脉无缝拼接、2D 和 3D 路图等均已达到临床有效、实用的水平。动态数字补偿是通过造影检查中的动态调节使造影图像始终保持最佳的软件处理技术,动态数字补偿滤过、动态密度优化处理等都有相似的工作原理。GE 公司推出的扩增透视系统则把 3D 重组影像与 2D 影像融合的透视显示,达到实时、立体的效果。

(5)降低 X 线剂量的改进措施:可设置的脉冲透视可大大减少 X 线辐射剂量,据报道可以最多减少 90% 的曝光剂量。此外,无辐射定位、使用钼滤过、mA 自动调节、改变 X 线管影像增强器位置和设计等,都将有效降低 X 线辐射剂量。

(6)消除腹部移动伪影:对易活动的部位,采用模糊的蒙片作部分的减影,可以克服 DSA 片中的运动伪影。

第三节　计算机 X 线摄影

计算机 X 线摄影(CR)在国内临床应用已经有十多年的历史,积累了大量的经验,目前在技术上已经非常成熟。尽管 DR 的装机量不断增加,CR 似乎有显落后之嫌,但是 CR 本身有许多优点,需要我们理解和用好它。

CR 的含义并非计算机 X 线摄影这么简单,也就是说并非有计算机参与的 X 线装置就是 CR。目前,CR 仅指采用影像板(IP 板)代替 X 线胶片进行 X 线投照和感光,再通过读出器获得一幅数字化 X 线图像的整套装置。与 DR 的直接数字化摄影根本不同在于,CR 仍需要传统的 X 线机,也像传统 X 线摄片那样进行操作,只不过不用胶片,不用洗片,而是用 IP

板进行感光,感光的 IP 板到读出器上读出后才能完成摄片,获得的数字化影像就可以像其他数字化影像(CT、MRI、DSA)一样在计算机内进行后处理、激光摄片、网上共享等,而且一台读出器可以应付多套 X 线机的同时投照工作,是传统 X 线摄片向数字化影像过渡的简便、实用、经济和高效的方法,可以充分发挥原有的 X 线摄片设备的功能。在急诊室或床旁摄片时,应用 CR 系统,IP 板代替胶片,由于 IP 板的轻薄、便携,较移动 DR 床边机更加灵活方便,故可以实现数字化的影像采集,能大大提高图像质量。

要理解 CR 的工作原理,首先要理解数字影像的基本原理。数字影像指以数字矩阵形式表示的影像。数字矩阵是个数学概念,连续的一排数字我们称为数列,连续的数个数列的整体就形成了一个数字矩阵,纵向和横向上的数字个体多少就是这个数字矩阵的大小,就好像矩形平面图一样,如 256×256 或 512×512 就是矩阵大小的表示方法。一个 256×256 的数字矩阵分别有 256 行和 256 列,共有 65 536 个数字,每个数字的值和位置计算机都能准确记录,随着计算机的不断发展,利用计算机来处理医学图像已非常普及,计算机高性能的存储能力和图像后处理功能使传统的医学影像发生了革命性的变化,图像通过计算机处理能以数字形式存储运算和复杂的二次处理,可以提高人肉眼的视觉感知能力。图像的数字化是通过图像元素(像素)的微小分割和数学矩阵处理,将每一幅图像细分为 256×256 或 512×512 或 1024×1024 个小方块表示,再将这些小方块代表的图像的亮度用数字表示,这个过程就是图像的数字化,专业术语称为模数转换,民用的 VCD、DVD、LD 等都属于数字影像。用数字矩阵表示的图像就可以通过计算机处理,包括上网传输、存储、复制、重建、激光摄片、放大或缩小、演示等。如果将各种图像资料都数字化,建立一整套数字化图像存储、传输的联网系统(PACS 系统),就可以实现资料的即时调用和共享,所有医师都可以随时在网上获取图像以供就诊参考,这是计算机给医学影像学发展带来的灿烂前景。目前,CT、MRI、DSA、ECT 等图像资料都已经实现数字化,X 线摄片对数字化图像的空间分辨率要求较其他影像检查方法更高,所以只有在当今计算机数据处理能力不断提高的情况下才能实现,现今,CR 在临床上已经达到广泛推广、实用的程度。

普通胶片影像是由胶片冲洗中沉积的许多黑色微小银粒组成的,微小银粒的密度构成了图像的不同黑亮度,较亮的地方银微粒少,这种黑亮度(灰度)变化是连续的,由它构成的图像称为模拟图像。数字影像的第一个优点,模拟图像的亮度分辨率只能由肉眼分辨能力决定,一般人眼只能分辨 16 个或 32 个亮度等级,可见是很有限的,影像之间细微的亮度差别常不能被察觉,而数字影像的电子化数值表达就没有这种能力限制,很微小的数值差别也能在计算机中轻易实现、永久储存。数字影像的第二个优点是可供后处理。胶片一次成像后,影像显示于胶片,一切就此定型,但数字影像是存于计算机中的数字矩阵资料,可反复提取和摄片,还可进行放大、切割和灰度对比调节,最重要的是可以进行图像的重建,包括不同切面像的重建和表面重建、容积重建、内镜重建等复杂的后处理方法。第三个优点是存于计算机中的数字资料体积小、不变性、管理方便,没有胶片的变质和存储问题。第四个优点是数字图像可通过发达的网络进行传输和共享,使远程诊断、办公家庭化等成为可能。

数字影像的空间分辨率一般较低,空间分辨率表示图像在高对比下,区分细小的相邻物质的能力,也即可以识别的相邻物体尺寸的最小极限。在模拟图像中,空间分辨能力是胶片上的微小银粒所决定的,可以说远远超过人眼的分辨能力。但在数字图像上,图像是被分解成 256×256 个小点的,如果图像代表的人体断面大小为 25.6cm×25.6cm,此时一个图像小点就代表 1mm×1mm 大小的组织,这个大小远较银微粒大,因此一般来说,数字图像的空间分辨率较普通胶片影像低,但目前 CR 使用的影像板的空间分辨率都在 0.2mm 或更小,在一般情况下已能满足实际临床需要。

像素是图像的单元(picture element 或 pixel),是图像分解成 512×512 或 256×256 个大小相同的正方形或长方形的小块单元,是平面上的一点的概念,像素的多少就是数字矩阵的大小。而体素(volume element 或 voxel)指某个像素代表的人体组织的立体小单位,是个三维的概念,体素的三维关系通过像素的表达被简化为二维的影像,没有了深度的表述,计算机只能取它们总和的平均值,忽略在深度空间上组织的组成成分,各种组织的组成成分有时差别很大。当其中存在很高信号的小块组织会导致代表整个体素总体的像素呈很高信号,这就是部分容积的情况误导的以点盖面假象,所以,从体素到像素的转化有"部分容积效应"的假象存在,是需要我们在工作中注意识别和避免失误的。

窗位、窗宽技术是为了更好地显示影像中组织灰度差异而设计的显示技术。因为计算机允许每个像素的数值变化范围很大,而肉眼所能分辨的灰度等级(一般仅 16 个或 32 个等级)有限,故在显示一幅计算机图像时,需要根据被显示图像中感兴趣的被显示组织在计算机中的灰度值范围,确定一个被显示的数值范围来显示图像,即窗宽,将此范围的中心点称窗位,使人眼可能分辨的每一灰度等级代表恰当的数值,在这个窗位和窗宽所确定的范围以外的灰度值,将被人为显示为最亮或最黑的灰度。如 X 线图像上腹部的各个像素数值变化范围为 0~+160,我们就选择窗宽为 160,其中间值 80 为窗位,而像素值低于 0 的所有组织显示为黑色,高于 +160 的组织均显示为白色。假如显示屏的灰度显示为 16 个等级,每级灰度代表数值范围为 10,也就是当相邻两种组织间的像素数值相差 10 以上时,就可在屏幕图像上显示出亮度的不同,但此时如果相邻组织间的像素数值相差不足 10 时,计算机屏幕上就难以显示亮度的差别,由于这个最小允许差别的数值由窗宽决定,随窗宽增加而变大,所以窗宽对于图像的对比程度来说是非常重要的。但窗宽过小时,计算机内像素数值在窗宽两端以外的组织,又因为太亮或太黑而不能观察,有时甚至导致漏诊。因此在具体工作中不能把窗宽设置过大或过小。所以说,通过窗宽、窗位技术,可使灰度分辨率得到充分的体现,并形象地被人感知,但只有窗位、窗宽选择恰当才能有效地显示病变形态。

CR 进入临床使用主要在于影像板和读出器的添置,配合联网的激光照相机就可以实现传统 X 线摄片向数字化 X 线成像的过渡,影像板一般由高 X 线吸收能力的碘化铯非晶体硅材料组成。这些数字影像板内有 41cm×41cm 的有效区域,像素大小为 200μm,图像矩阵为 2000×2000,相同技术但像素仅为 100μm 的更佳数字影像板已在乳腺钼靶摄影的临床检查中使用。我们也有可能见到改进的使用可激发磷材料的数字化摄影技术,以致在某些摄影方面可与平板探测器相匹敌。至于读出器,目前一般都采用波长为 50~100μm 的氦氖激光束扫描影像板,使影像板上所有像素发出可见光,这样,影像板上受 X 线照射后形成的潜影可以转化为亮暗不同的影像,再通过光电倍增管转变为电信号以进行影像的数字化存储和处理。

第四节　数字化 X 线直接摄影

从上面 CR 的介绍中我们知道了数字影像的基本概念,CR 是获得数字 X 线影像的一种方法,而目前发展非常迅速的数字化 X 线直接摄影(DR)是更直接进行 X 线图像数字化的新型装置,DR 指直接的数字化 X 线摄影,DR 从 X 线曝光到图像的显示由设备自动完成,病人经过 X 线曝光后,无须其他人力投入和处理,医师可在很短的时间内在显示器上观察到图像。它大大加快了检查速度,提高了病人流通量。它与 DSA 有非常相似的工作原理,但是它在设备设计上更加灵活,适应性广,可满足各部位摄片要求。

最早的数字化 X 线直接摄影产品由影像增强管将穿过人体后的剩余 X 线转换为可见光,由 CCD 将可见光转换为影像信号,然后经图像卡转换成数字化矩阵以供计算机进一步处理。影像增强管一般采用掺铊的碘化铯闪烁发光晶体涂覆于薄膜非晶态氧化硅制成的光电二极管阵列。

但是实际上这种方式仍然是间接地获得数字影像的方法,所以有人认为应称其为 IDR 更好。真正的 DR 应该采用一种以非晶态硒为主的材料涂覆于薄膜晶体管上而构成的影像探测器,将直接的 X 线强度探测仪作为 X 线接收装置,使用时可以产生直接正比于入射 X 线量的电荷,电子设备直接将电荷读出,转化为电信号和数字化图像,这其中没有 CCD 参与的光电转化过程,没有或很少有 X 线能量丢失。有人将这种 DR 称为 DDR,其空间分辨率更高,但成像速度有所减慢。

数字化 X 线直接摄影可分为 3 种类型。

1. 间接数字化成像(IDR) 指间接能量转换数字化成像,其 X 线信号的收集及数字化处理等均由平板探测器来完成。平板探测器的结构是由闪烁体或荧光体层上涂有光电二极管作用的非晶硅(a-Si)层,再加上薄膜半导体阵列(TFT)或电子耦合装置(CCD)或互补金属氧化物半导体(CMOS)构成。常用的平板探测器有以下几种。

(1)碘化铯(CsI)+a-Si+TFT:当有 X 线入射到 CsI 闪烁发光晶体层时,X 线光子能量转化为可见光,激发光电二极管产生电流,这电流就在光电二极管自身的电容上积分形成储存电荷。每个像素的储存电荷量和与之对应范围内的入射 X 线光子能量与数量成正比。该类技术的最大优势在于 X 线利用率高,即 DQE 较高,一般在 60% 以上,因此可以保证在低剂量前提下快速获取图像。同时,基于此类技术,平板探测器已发展到了动态快速采集阶段并投入临床使用,主要运用于心血管采集方面。如 CsI 晶体为柱状或针状排列,可制成光导管式闪烁体发光晶体平板,X 线光子通过其转换所形成的可见光,受到柱状或针状晶体的限制,光散射很少,图像更为清晰。

(2)硫氧化钆(Gd_2S_2O)+a-Si+TFT:利用硫氧化钆(Gd_2S_2O)来完成 X 线光子至可见光的转换过程。由此类材料制造的 TFT 平板探测器成像快、成本低,缺点是灰阶动态范围较低(12bit 以下),与其他高灰阶(14bit)产品图像相比,诊断质量略显得不足。

(3)碘化铯(CsI)/硫氧化钆(Gd_2S_2O)+透镜/光导纤维+CCD/CMOS:X 线先通过闪烁体或荧光体构成的可见光转换屏,将 X 线光子转变为可见光图像,而后通过透镜或光导纤维将可见光图像传送至光学系统,由 CCD 采集转换为图像电信号。

(4)CsI(或 Gd_2S_2O)+CMOS:此类技术受制于间接能量转换、空间分辨率较差的缺点,较难利用大量高解像度 CMOS 探头组成大面积矩阵。

2. 直接数字化成像(DDR) 直接能量转换平板探测器的结构主要由非晶硒层(a-Se)TFT 构成。入射的 X 线光子在硒层中产生电子和空穴对,在外加电场作用下,电子和空穴对向相反的方向移动形成电流,电流在薄膜晶体管中积分成为储存电荷。每一个晶体管的储存电荷量对应于入射的 X 线光子的能量与数量。由于使用非晶硒不产生可见光,而只是电子的传导,避免了光散射产生的能量损失,图像空间分辨率甚佳,这种 DR 探测器的解像度达 100μm，优于目前各种间接能量转换 DR 探测器的解像度。

值得注意的是，切不可将这种直接能量转换与"直接读出"相混淆。直接数字化成像所用的电子 X 线探测器(非晶硒材料)能直接(即不需另加媒介)将 X 线转换成电荷或电信号，继而经计算机系统(包括相关软件)处理即形成数字化影像。而间接的能量转换形式的数字化成像，其所有中间环节由设备或计算机自动完成，直接获得数字化图像，但是能量转换是间接的，只能说是"直接读出"而已，目前的概念，"直接数字化成像"指非晶硒材料组成的影像平板，信号采集过程中没有可见光转换过程导致的能量损失，可以减少 X 线辐射剂量，在乳腺摄影时特别有价值。

目前，大多数数字化探测器的像素大小在 140μm 左右，尽管一般来说能满足临床要求，但对一些空间分辨率要求很高的摄片(如乳腺摄影和骨骼摄影)是否丢失诊断信息尚难定论。一些初步的经验表明，这些探测器在较低或中等使用频率条件下可取得极其优良的空间分辨率图像，甚至在一些一般认为应使用<100μm 像素的特殊应用中也能做到。更小像素，更高空间分辨率水平发展需要在时间和财力上的大量投入，目前大多认为只有在乳腺数字化摄影中应该使用<100μm 的更高分辨率的平板探测器。

直接数字化摄影技术克服了传统 X 线胶片摄影中的难题，不需要胶片的载体显像，使图像中像素值变化范围大大提高，可望提高 X 线检测效能，利用数字滤过和窗位窗宽调节，一次曝光可以获得不同的影像，有利于不同结构的显示。

3. 线扫描技术　采用狭缝式线扫描技术和高灵敏度的线阵探测器。球管发出的平面扇形 X 线束穿过人体到达探测器，得到一行信号数据，球管和探测器平行自上而下匀速移动，逐行扫描，将一行行的数据经过计算机处理、重建后就得到一幅平面数字图像。线扫描数字成像的探测器包括三种：多丝正比室探测器、光电二极管探测器、CCD+CMOS 探测器。该技术的缺点是曝光时间过长，像素矩阵、空间分辨率等指标都不高。目前临床应用较少。

CR 具有资金投入少、适应性强的优点，可以充分利用原有的普通 X 线设备，但是它的缺点也是显而易见的，它没有改变传统 X 线摄片的工作流程，没有节约人力使用的数量和强度，影像板在使用过程中易损，影响图像质量。而 DR 可以克服这些 CR 的缺点，图像质量优于 CR，摄片时直接成像，不需要影像板的传递和读取影像的过程，可以节约人力，DR 的成像板使用寿命长，所以虽然 DR 较 CR 投入资金更大，但是 DR 将成为今后影像科数字化影像处理发展的方向，这些直接的数字影像摄取，将在不远的将来实现放射科影像的完全数字化，新一代的直接数字平板探测器促使先进的断面数字合成和双能量摄影等技术的产生，这些最新的发展是令人鼓舞的，也能促进现代影像医学技术不断发展。

第五节　电子计算机断层摄影

电子计算机 X 线断层摄影简称 CT，是英国科学家 Hounsfield 于 1969 年发明的。通过对扇形 X 线束照射和穿过人体组织器官后剩余 X 线的检测，经计算机运算处理可获得重建的人体器官或组织的断层解剖图像，虽然 CT 仍以密度变化为根据，但密度分辨率已远超过 X 线平片，CT 机可分辨人体组织 1/3000 的密度差别，可将骨骼、软组织、血液、液化坏死组织、水、脂肪及气体明确分开。病变的形态学显示亦因断层摄影而更全面准确，而且通过造影增强扫描可推断血供情况及病变性质。检查安全、迅速、简便且无痛苦，大大提高了各种疾病的早期检测能力和诊断准确性，对肿瘤、炎症、外伤、先天畸形及其他许多病变均有良好的诊断效果,具有影像无重叠、密度分辨率高、解剖关系清楚等优点,从而使 X 线诊断进入了计算机分层影像诊断的快速发展新阶段,Hounsfield 因而获得了 1979 年诺贝尔生理学或医学奖。当前,CT 已经实现了亚秒快速螺旋容积扫描和快速三维立体重建显示的崭新水平,能够克服心脏搏动和呼吸运动造成的移动伪影,64 层和 320 层螺旋 CT 可以轻松实现冠状动脉的无创伤性显像。

一、CT 断层扫描原理

如前所述,数字化的 X 线图像在计算机内以数学矩阵的形式进行存储处理,CT 图像既是数字化图像,也是由一定大小的数学矩阵代表的像素组合而成,CT 规定每个像素数字大小值即为该像素所代表组织的 CT 值大小,反映其密度高低,以 Hounsfield 单位(HU)表示,并以水的 CT 值为 0 作为基准,最上限牙釉质和骨皮质的 CT 值为 2000 以上,最下限空气的 CT 值为-1000 左右。这样就构成了 3000 多个 CT 值变化的范围,代表了 CT 机卓越的密度分辨能力,大大超过普通 X 线摄影。值得注意的是,图像的像素一般最多为 512×512,而被扫描组织的范围大小不等,因此扫描视野越大,每个像素所代表的组织就越大,其空间分辨能力下降,所以,一般 CT 的空间分辨率较普通平片低。

那么 CT 图像中每个像素值大小是如何获得的呢?它是用高度准直的 X 线窄束围绕身体某一部位(某一层面)做一次连续的曝光和扫描,其对侧高度灵敏的探测器将记录 X 线通过人体后衰减的剩余 X 线量,大量的光电倍增信号转化成数字模拟信号输入到计算机进行复杂的运算处理,可以获得该断面上的各像素点的 X 线衰减数值,这些数值就是 CT 值,构成了一个数字矩阵,由显示器将每一像素点的数据用不同的灰度等级显示出来,形成人体断层解剖图像。

一台 CT 机其实由高度精密的多个相对独立部分组成。扫描装置包括 X 线球管、探测器、机架、变压器及光电信号转化、传导系统等。而操作控制部分则主要为操作台及操作软件,控制和管理扫描装置、计算机处理装置等各部分的工作,其他还有计算机、激光照相机、高压注射器、后处理工作站等。

二、CT 扫描方式的发展

随着医学工程技术的发展,CT 机的性能不断提高,功能不断完善。高压发生器输出电压稳定性提高和 X 线球管热容量的提高,使快速、连续 CT 扫描成为可能,探测器的灵敏度提高及数量增加则可大大提高 CT 机的密度、空间分辨率,而计算机系统的不断改善和升级使操作更方便、图像更清晰、维护更简易。目前,第一代或第二代 CT 机已被淘汰,第三代 CT 机的扫描速度和图像质量仅能满足一般扫描需要,在临床上正逐渐被第四代的多排螺旋 CT 替代,以多排探测器螺旋容积扫描为特征的第四代 CT 机正迅速发展和普及,第四代 CT 机使 CT 的图像质量和诊断能力大大提高,也使 CTA、动态扫描和灌注成像成为可能。而第五代 CT 即超快速 CT 或电子束体层成像系统也在我国许多大城市中开始应用,将 CT 应用范围扩大到心脏和大血管特别是冠状动脉硬化、狭窄的无创伤检测,具有重要临床意义。

螺旋 CT 扫描的关键技术是 X 线管旋转的滑环技术。第三代普通 CT 扫描的特点是每扫描一层,X 线管绕病人旋转一周,然后等待检查床推进到下一个层面的位置,同时 X 线管需要时间回复到原来位置,因为连接 X 线管的高压电缆线不可能连续旋转和缠绕,所以普通 CT 是以扫描一层停顿数秒的间断方式进行的。螺旋 CT 通过 X 线管旋转的滑环技术,达到 X 线管连续旋转和发射 X 线、检查床连续推进的一次性连续扫描过程,十多秒就可完成一次检查的全部扫描,扫描时间明显缩短。而且,连续扫描可以获得连续的容积数据采集,层厚可以达到 0.5mm 或 0.625mm 的薄层,获得各向同性的体素采集数据,为进一步提高 CT 后处理能力提供高质量的原始容积数据。

螺旋 CT 目前已经发展到一次旋转采集 320 层的超高速水平,它利用 320 排探测器的同时并列工作,一次获得 320 层或 640 层图像,大大提高了扫描的速度,拓宽了 CT 的功能和应用范围。其快速扫描的优点对急诊、小儿、不自主运动等病人特别有意义,而且心脏 CT 分析、脑血流灌注分析、三维图像的同步显示等新功能也将出现快速发展和急速进步。

电子束 CT(electron beam CT)与普通 CT 的扫描方式完全不同,它通过电子枪发出大量电子,通过高压真空管的加速和偏转,使电子束猛烈撞击位于扫描机架周围的环型靶面,发出的 X 线穿透人体组织,到达对侧的 X 线探测器上,由于环型靶面和探测器的多层面设计,克服了 X 线球管的机械旋转运动需要一定时间的问题,电子束 CT 的扫描速度极快,可达每秒 20 多层。目前电子束 CT 主要应用于一些需要特快扫描速度的检查部位,在心血管系统,可以完整显示冠状动脉形态,从而诊断冠状动脉硬化;对心脏增强后的快速扫描可以检测心肌梗死后的心肌灌注情况;电子束 CT 可以有效显示冠状动脉搭桥手术后的血管解剖;可以很好地显示心脏内肿瘤、肺动脉或左心房血栓、瓣膜钙化等。在其他方面,电子束 CT 快速扫描对脏器血流灌注有利于了解其功能状态;甚至可以检测膝关节、颞颌关节的运动动态情况;对穿刺定位,电子束 CT 快速扫描和显示,使脏器运动的干扰降低到最低程度。但是,电子束 CT 的扫描方式与一般 CT 的成像原理有很大的不同,其电子撞击的数量被分散到数十层面的圆周形靶面,电子束能量被分散稀释,相对一般 CT 的小点状集中撞击所产生的 X 线量有显著的量能差别,导致电子束 CT 的图像较普通 CT 和螺旋 CT 差,而且其价格昂贵,随着多排螺旋 CT 的快速发展和重建软件的改进,多排螺旋 CT 在图像质量和设备价格上具有很大的优势,所以,目前电子束 CT 的市场并没有像螺旋 CT 那样快速发展。

三、螺旋 CT 的发展

1. 旋转一周多层面图像的采集 螺旋 CT 从单排探测器逐步向多排多层发展,目前已经达到球管旋转一周扫描 320 层的水平,目前已进入了临床实用的阶段,相信螺旋 CT 的发展最终将达到电子束 CT 的快速程度,而图像质量将更优,价格将更低。

螺旋 CT 的发展得益于 CT 探测器、低压滑环设计、球管热容量提高、数据采集和处理的计算机性能改进等各方面的进步。目前的 CT 探测器一般都采用多排稀土陶瓷探测器,其 X 线吸收率可高达 99% 以上,性能稳定,配合非接触性激光信号传输技术,可大大提高图像的质量。多排探测器的排列可以等距离对称或非等距离对称,后者对消除余辉效应和提高信噪比更佳。螺旋滑环现在都已经改为低压的银合金电刷技术,球管也采用金属陶瓷和高散热涂料等材料,以适应螺旋 CT 连续扫描的高热容量和热量快速散发的需要。计算机的锥形线束算法可以克服因锥形 X 线束的覆盖范围改变和探测器列数、宽度增加而导致的图像质量下降。针对锥形 X 线束扫描导致的扫描剂量上升问题,目前发展了许多相关技术来克服,主要有自动毫安调节技术、智能滤过技术、可变速扫描技术、期相选择性曝光技术,以及全自动心电门控触法扫描等。

2. 多层螺旋 CT 的功能进步 多至 320 层的快速螺旋扫描,使常规的 CT 扫描观念发生了巨大的变化,如螺距概念的引入,研究螺距选择对图像质量的影响成为新的课题,而且使扫描层厚与图像重建间隔也出现了可选择性,另外,快速扫描满足了增强 CT 的对比剂强化出现期相与强化相关性的需要,病变强化将分出动脉早期、动脉期、实质期、静脉期等多时相不同特征,伴随而至的将是 CT 检查在观念和功能上的不断变化和进步。

(1)CT 普查:现已证实,体检或普查使用 X 线胸片将有 20%～25% 的肺组织受到心脏、纵隔、横膈和脊柱的遮挡,造成疾病的遗漏。目前的多层螺旋 CT 的低剂量胸部扫描结果已达临床满意的水平,图像质量与高毫安的 CT 扫描几乎没有差别,20～30mA 的条件可以大大减少受检查者的 X 线辐射,并对肺部微小病灶的检出率很高,在防止漏诊方面的效果更加符合卫生经济学原则,而且,国外已经使用多层螺旋 CT 的仿真结肠内镜显示进行普查和筛选。

(2)CT 血管造影:螺旋 CT 的快速扫描,可以准确地在对比剂高峰时间进行靶血管扫描,目前一般螺旋 CT 上均配有智能化对比剂跟踪软件,可以选择性地在腹主动脉、腔静脉、肝肾脾动静脉和肠系膜血管的对比剂强化高峰期进行螺旋容积扫描,然后采用最大像素投影法(MIP)、表面重建法(SSD)、容积重建法(VSD)和内镜显示(VE)等各种图像重组技术,CTA 对直径 3mm 以上的动脉瘤显影效果良好,对明确 AVM 的病灶大小和供血动脉有重要的价值,对病灶的邻近结构和引流静脉的显示也有较好的价值。对占位性病变,CTA 可以同时显示病变和邻近的血管,对明确病变的大小、形态及其与周围组织的关系非常有效,具有方便、安全、无创伤等优点。

(3)CT 灌注显像:脑的 CT 灌注成像功能已经得到成功地开发和利用,配置的分析软件也已经趋于成熟。随着 CT 扫描速度的进一步提高,目前已经允许行多层面的 CT 灌注成像,灌注扫描范围可达 80mm,使一次注射对比剂就可以获得大范围多层面的灌注信息。对肿瘤的灌注成像可以更详细地了解肿瘤实质的结构特点和血液循环情况,提高肿瘤的诊断准确性和特异性。灌注成像可以用彩色的方式显示肺毛细血管床灌注情况,反映肺功能状况。

(4)心脏 CT 检查:目前已推出的 256 层及 320 层螺旋 CT 设备用于心脏扫描的时间分辨率已达最短的程度,一次旋转就可完成全心脏的高质量容积数据采集。对冠状动脉、心腔、心瓣膜等结构的显示已超过电子束 CT 的程度。超多层次的螺旋 CT 有望在显示粥样硬化软斑块方面达到比电子束 CT 更优的效果,由于时间分辨率的提高,多层螺旋 CT 可以显示人工心脏瓣膜的开、闭及其功能状况。此外,心肌灌注、心肌血流储备、心肌应力灌注均是目前 CT 心脏检查的发展热点,下一步可能实现解剖学与时间相位相结合的影像重组、4D资料的 2D 浏览、自动轮廓描记、电影显示、室壁运动与厚度变化关系显示、射血功能分析等特殊功能。

(5)CT 透视与 CT 介入技术:CT 扫描速度加快的同时,数据处理速度也在不断加快,许多公司推出的 CT 透视技术其实就是快速重建的应用,可以实时显示和定位穿刺针的位置。由于高准确性和低并发症发生率,CT 导向穿刺活检临床应用广泛。CT 导引下的脓肿穿刺引流术在临床上也有广泛的适应证。

四、CT 的下一步发展

1. 超宽探测器的多层面螺旋 CT 目前以 64 层螺旋 CT 的探测器为代表的先进螺旋CT 机型,最大探测器宽度为 40mm,也就是探测器一次旋转的扫描最大范围仅 40mm,最新推出320列的超宽探测器设计,使螺旋CT超常规发展到更大范围的容积扫描,一次旋转获得640层图像,扫描最大范围达到160mm,这样就可以使CT技术达到一次旋转覆盖全心脏的超大范围扫描。

2. 平板探测器CT　已经有了平板探测器CT的初步临床应用经验总结,该种机型的优点是空间分辨率高、容积采集数据的可重建性好,其采集速度和重建方式有了革命性的变化。目前存在的问题是X线剂量较大、采集和重建的数学处理方式尚需改进,以及成本较高等,相信今后几年内将逐步完善。

3. 自动图像重建显示　当前CT的快速发展,使CT扫描的原始图像达到数百帧甚至更多的数量,给阅片分析和诊断带来困难,因而各种计算机自动重组的2D或3D显示方式将成为主要的图像分析对象,将从以前的大部分手控调节向大部分自动控制发展,由延时显示向实时或近于实时显示快速发展。

4. CT与其他影像资料的融合　当今功能磁共振已经成功实现形态显示与功能图像的融合,而CT与PET图像也已经实现融合显示,将来在这方面将有更大的发展。

5. 计算机辅助检测(CAD)　面对如今激增的图像信息,计算机信息处理将发挥更大的作用。在收集大量同病种、同部位的影像学资料的基础上,采用概率学的逻辑分析,对新的病例进行计算机诊断上的导向,可望逐步达到相当于或略高于有经验专家的水平。

第六节　磁共振成像

一、磁共振成像脉冲序列

磁共振成像(MRI)技术主要是依靠所选择的某种特定的脉冲序列来完成。把射频脉冲、梯度场和信号采集时刻等相关各参数的设置及其在时序上的排列称为MRI的脉冲序列。MRI脉冲序列有多种,常用的序列:①自由感应衰减(FID)类序列,所采集的信号为FID信号,如饱和恢复序列、反转恢复(IR)脉冲序列等。②自旋回波(SE)类序列,为最基本、最常用的脉冲序列,所采集到的信号是利用180°聚焦脉冲产生的自旋回波,包括SE序列、快速自旋回波(FSE)序列。③梯度回波(GRE)类序列,所采集的信号是利用读出梯度场切换产生的梯度回波,包括常规GRE序列、扰相GRE序列、稳态进动成像序列等。④平面回波成像(EPI),通过梯度的不断反转产生回波信号,包括SE-EPI和GRE-EPI。⑤杂合序列,所采集到的信号有两种以上的回波,通常为SE和GRE,包括快速自旋梯度回波序列和平面回波序列等。上述序列的基本结构与其相应临床应用详见以后说明。

二、MRI脉冲序列相关的概念

1. 时间相关的概念　主要包括重复时间、回波时间、有效回波时间、回波链长度、回波间隙、反转时间、激励次数及采集时间等。

(1)重复时间(TR):是指脉冲序列相邻的两次执行的时间间隔。在SE序列中TR即指相邻两个90°脉冲中点之间的时间;在梯度回波序列中TR是指相邻两个小角度脉冲中点之间的时间;在单次激发序列(包括单次激发快速自旋回波和单次激发EPI)中,由于只有一个90°脉冲激发,TR则等于无穷大。

(2)回波时间(TE):是指产生宏观横向磁化矢量的脉冲中点到回波中点的时间。在SE

序列中,TE 指 90°脉冲中点到测量回波中点的时间。在梯度回波序列中,TE 指小角度脉冲中点到测量回波中点的时间。

(3)回波链长度(ETL):回波链长度的概念出现在 FSE 序列或 EPI 序列中。ETL 是指一次 90°脉冲激发后所产生和采集的回波数目,也称为快速系数。

(4)回波间隙(ES):是指回波链中相邻两个回波中点之间的时间间隔。

(5)反转时间:在反转恢复序列或与反转恢复序列联合应用的序列中,180°反转脉冲中点到 90°脉冲中点之间的时间称为反转时间(TI)。

(6)激励次数(NEX):又称为信号平均次数(NSA)或采集次数(NA),是指每次相位编码时收集信号的次数。NEX 增加,扫描时间将延长,但可提高图像信噪比(SNR)。

(7)采集时间(TA):是指整个脉冲序列完成信号采集所需的时间。二维 MRI 的采集时间 $TA=TR \times n \times NEX$,式中 TR 为重复时间,$n$ 为相位编码数,NEX 为激励次数。FSE 序列的 $TA=TR \times n \times NEX/ETL$。三维 MRI 采集时间 $TA=TR \times n \times NEX \times S$,式中 S 为容积范围的分层数,其他参数同二维采集。

2. 空间分辨力相关的概念　任何脉冲序列在应用中都会涉及空间分辨力的问题。空间分辨力是指图像像素所代表体素的实际大小,体素越小空间分辨力越高。空间分辨力受层厚、层间距、扫描矩阵、视野等因素影响。

(1)层厚:被激发层面的厚度称为层厚,它是由层面选择梯度场强和射频脉冲的带宽来决定的。

(2)层间距:是指相邻两个层面之间的距离。实际应用中,二维成像时常常要有一定的层间距以尽可能减少层间干扰或层间污染。

(3)视野(FOV):是指 MRI 成像的实际范围,即图像区域在频率编码方向和相位编码方向的实际尺寸,如 35cm×35cm,是个面积概念。在矩阵不变的情况下,FOV 越大,成像体素越大,图像层面内的空间分辨率越低。

(4)扫描矩阵:是指 MR 图像层面内行和列的数目,其大小是由频率编码数和相位编码数决定的,即矩阵=频率编码数×相位编码数。像素是构成图像的基本单位。像素面积取决于 FOV 的大小和矩阵的大小,即像素面积=FOV/矩阵,而体素容积=像素面积×层厚。图像中具体像素的亮度代表着体素容积的信号强度。改变体素大小的参数,都将影响信噪比(SNR)的增与减。SNR 与 FOV 及层厚成正比,而与矩阵的大小成反比,但是层厚增加所致的部分容积效应可使图像的空间分辨力下降,因而图像质量下降。

3. 偏转角度　在射频脉冲的激励下,宏观磁化矢量将偏离静磁场即 B_0 方向,其偏离的角度称为偏转角度,又称激发角度或反转角。宏观磁化矢量偏转的角度取决于射频脉冲的能量,能量越大偏转角度越大,而射频脉冲的能量取决于脉冲的强度和持续时间,增加能量可通过增加脉冲的强度和(或)持续时间来实现。

三、常用 MRI 脉冲序列及其应用

1. 饱和恢复(SR)序列

(1)SR 序列结构:由多个以一定时间间隔(TR)的 90°脉冲构成,在每个 90°脉冲后采集 FID 信号。

(2)临床应用:主要用于早期低场 MR 机器上,进行颅脑 T_1WI,对颅内亚急性期出血的检查较为敏感。目前高场 MR 机器一般不再使用该序列。

2. 采集 FID 信号的 IR 序列　IR 序列结构:首先给一个 $180°$ 脉冲,然后以与组织 T_1 相似的间隔再给一个 $90°$ 脉冲;$180°$ 射频脉冲把组织的宏观纵向磁化矢量偏转 $180°$,即反转到与主磁场相反的方向上;$180°$ 脉冲激励后纵向磁化矢量以组织 T_1 弛豫速度向主磁场方向增长;在组织发生纵向弛豫的过程中施加 $90°$ 脉冲,来记录不同组织间纵向弛豫的差别。$90°$ 脉冲后可以采集 FID 信号,为早期 MR 机器上多采用的序列,目前机器上一般采集的是自旋回波信号。

3. 自旋回波(SE)序列　是 MRI 使用最为普遍的经典序列。

(1)SE 序列结构:由一个 $90°$ 射频脉冲后随一个 $180°$ 聚焦脉冲组成。$90°$ 脉冲产生一个最大的宏观横向磁化矢量,间隔 T_1 后利用 $180°$ 聚焦脉冲产生一个自旋回波,$TE = 2Ti$。

(2)临床应用:通过选择不同的 TR 与 TE 可以获得突出反映组织 T_1 特性的 T_1WI、反映组织 T_2 特性的 T_2WI 及反映组织质子密度的 PDWI。SE 序列 T_1WI 选用短 TE 和短 TR,TE 一般为 $8\sim20ms$,TR 一般为 $300\sim600ms$;SE 序列 T_2WI 选用长 TE 和长 TR,0.5T 以下低场机器 TR 一般为 $1500\sim2000ms$,$1.0\sim1.5T$ 高场机器 TR 一般为 $2000\sim2500ms$,TE 一般为 $70\sim150ms$;SE 序列 PDWI 选用短 TE 和长 TR,TE 一般为 $15\sim25ms$,TR 一般为 $1500\sim2500ms$。SE T_1WI 序列成像具有图像分辨率高、成像速度较快等优点,广泛用于颅脑、四肢骨骼软组织及脊柱等部位的常规平扫和增强扫描。

4. 快速自旋回波序列及其衍生序列

(1)弛豫增强快速采集(RARE)技术

1)RARE 技术结构:如果在一次 $90°$ 脉冲激发后,利用多个 $180°$ 聚焦脉冲采集多个自旋回波,就可以填充 K 空间的多条相位编码线,那么序列所需要重复执行的次数也即 TR 需要重复的次数将明显减少,从而加快成像速度。这种技术称为 RARE,在临床上也被称为快速自旋回波。

2)临床应用:本序列具有以下特点。①快速成像;②回波链中每个回波信号的 TE 不同;③FSE 图像模糊效应;④脂肪组织信号强度高;⑤对磁场不均匀、不敏感;⑥能量沉积增加,即特殊吸收率(SAR)明显提高,高场强 MRI 仪器中表现更加突出。FSE 序列是目前临床上应用最广泛的序列之一,主要用于颅脑、躯干四肢骨骼软组织、腹部的 T_2WI 成像。

(2)FSE 衍生序列:随着软硬件技术的进步,快速自旋回波序列有了很大的改进,衍生出许多新的序列,并在临床上得到了广泛应用。具体序列:①快速弛豫快速自旋回波FRFSE(TSE-Restore 或 TSE-DRIVE)序列;②单次激发 RARE(SS-RARE)序列;③半傅里叶采集单次激发 RARE 序列或称为半傅里叶采集单次激发快速自旋回波 HASTE 序列。

5. 反转恢复序列及快速反转恢复序列

(1)反转恢复(IR)序列

1)IR 序列结构:是一个 T_1WI 序列,实际上是在 SE 序列前施加一个 $180°$ 反转脉冲。IR 序列中,$180°$ 反转脉冲中点到 $90°$ 脉冲中点之间的时间定义为反转时间(TI),$90°$ 脉冲中点到回波中点之间的时间定义为 TE,相邻的两个 $180°$ 反转预脉冲中点的时间间隔定义为 TR。IR 序列中 T_1 对比和权重不是由 TR 决定,而是由 TI 决定。

2)临床应用:本序列具有以下特点。①T_1 对比明显高于 SE T_1WI;②扫描时间很长,TA 相当于 SE T_2WI。临床主要用于增加脑灰白质 T_1 对比,对儿童髓鞘发育研究有较高价值。

(2)快速反转恢复(FIR)序列:也称 TIR 序列或反转恢复快速自旋回波序列(IR-FSE 或 IR-TSE 序列)。

1）FIR 序列结构：由一个 180°反转预脉冲后随一个 FSE 序列构成。

2）临床应用：本序列具有以下特点。①与 IR 相比，成像速度加快；②ETL 的存在使 T_1 对比受 T_2 污染而降低；③由于 ETL 的存在，可出现与 FSE 序列相同的模糊效应；④与 FSE T_1WI 相比，FIR T_1WI 序列的 T_1 对比有提高；⑤选择不同的 TI 可选择性抑制不同 T_1 值的组织的信号（一般以组织 T_1 值 70%计算）。临床主要用于：①短反转时间反转恢复（STIR）序列主要用于 T_2WI 的脂肪抑制，广泛用于诊断腹膜后肿块（原发性肿瘤、转移性淋巴结肿大等）、诊断含成熟脂肪组织的肿瘤（脂肪瘤、畸胎瘤等）、诊断富含脂肪背景区域（骨髓质、躯干四肢皮下软组织等区域）的肿瘤、诊断新鲜骨折及与椎体陈旧性楔形改变鉴别等方面；②液体衰减反转恢复（FLAIR）即黑水序列，可以有效地抑制脑脊液等自由水的信号，主要用于颅脑疾病的诊断，如观察脑肿瘤周边的水肿与腔隙性梗死周边胶质增生、皮质下梗死与血管周围间隙（VR 间隙）相鉴别、脑室内肿瘤的显示、较早期蛛网膜下腔出血诊断、显示脑膜病变的增强后扫描等；③FIR T_1WI 实际上是短 ETL 的 FSE T_1WI 序列的每个 90°脉冲前加一个 180°反转脉冲，以增强图像的 T_1 对比，主要用于脑实质的 T_1WI，灰白质的 T_1 对比优于 SE T_1WI 序列或 FSE T_1WI 序列，但是不及 IR T_1WI 序列。

（3）单次激发快速反转恢复序列：利用 180°反转预脉冲与单次激发 FSE 相结合可得到反转恢复单次激发 FSE（IR-SS-FSE）序列。其应用主要有：①采用 STIR 技术进行脂肪抑制；②采用 FLAIR 技术抑制脑脊液；③选用合适的 TI 并选用最短的 TE（最早的回波填充到 K 空间的中心）可获得 SS-FSE 超快速 T_1WI。此序列主要用于检查配合欠佳的病人。

（4）多反转预脉冲序列：每执行一次使用 2 个或 3 个 180°反转预脉冲，被称为双反转或三反转脉冲技术，可以利用 T_1 值的不同选择性抑制 2~3 种组织信号。常用的有：①利用双反转快速自旋回波显示脑灰质，对反转时间（TI）进行调整，可以选择性抑制脑脊液和脑白质信号而突出脑灰质信号；②多反转快速自旋回波序列在心血管黑血技术中的应用，是心血管 MRI 检查非常重要的技术之一。

6. 基于螺旋桨技术或刀锋技术的 FSE 及 FIR 序列　GE 公司推出的螺旋桨技术（Propeller）和 SIEMENS 公司的刀锋技术（blade）均是 K 空间放射状填充技术与 FSE 或 FIR 序列相结合的产物。

（1）序列结构：Propeller 是 FSE（TSE）或 FIR（TIR）与 K 空间放射状填充相结合的技术，具有回波链（ETL），即在一个 TR 间期采集一个回波链（ETL）。回波链中的每个回波需要进行频率编码和相位编码，在某角度上平行地填充于 K 空间，这组填充信息被称为 Propeller（螺旋桨）的叶片或刀锋（blade）；下一个 TR 间期回波链填充时旋转一个角度，如此反复填充。

（2）临床应用：本序列成像具有以下优点。①图像信噪比高；②可为数据校正提供更多的机会；③运动伪影沿着放射状的方向被抛射到 FOV 以外，从而明显减轻运动伪影；④不易产生磁敏感伪影。Propeller（Blade）的临床应用主要包括以下几个方面：①Propeller FSE（Blade TSE）T_2WI 可以明显减轻运动伪影，主要用于不能控制自主运动的病人，多用于头颅和腹部检查；②Propeller（Blade）T_2-FLAIR 用于头颅以减少运动伪影；③Blade T_1-FLAIR，目前将 Blade 技术运用于 TSE T_1WI 及 TIR（T_1-FLAIR）序列，可不同程度地减少运动伪影；④Propeller FSE DWI：水分子扩散加权成像（DWI）通常采用 SE-EPI 序列，但此序列对磁场不均匀非常敏感，在颅底区有严重的磁敏感伪影；Propeller 技术采用 FSE 序列，因此可以明显地降低磁敏感伪影及减轻金属伪影。

7. 梯度回波（GRE）序列　是目前临床上常用的一组 MRI 脉冲序列。GRE 序列具有扫描快、较高的空间分辨力与信噪比等优点。临床应用主要包括扰相 GRE 序列、稳态自由进动序列(SSFP)、磁化准备快速梯度回波序列(MP-FGRE)及包括采集刺激回波 GRE 序列在内的其他 GRE 序列等。以下分类介绍其序列组成、特点及其临床应用。

(1)GRE 序列基本结构与扰相 GRE 序列

1)GRE 序列基本结构:①一般采用小于 90°的小角度脉冲进行激发;②采用一个强度一样、时间相同、方向相反的读出梯度场(频率编码梯度场)进行切换来代替 180°脉冲,使得分散的相位回归而产生回波。

在 GRE 序列基本结构的基础上,如在下一次小角度激发之前在层面选择梯度上施加一扰相技术(梯度扰相或射频扰相)来消除残留的横向磁化矢量,即可获得扰相 GRE 序列。GE 公司所称的 SPGR、SIEMENS 的快速小角度激发(FLASH)序列及 PHILIPS 的 T_1-FFE 均是此类序列。三维容积内插快速扰相 GRE T_1WI 序列亦属于扰相 GRE 序列,近年来广泛用于体部快速动态扫描。西门子设备称之为"容积内插体部检查"(VIBE),飞利浦称之为"高分辨力各向同性容积激发"(THRIVE),而 GE 公司初期称之为"多时相增强快速采集梯度回波"(FAME)。通过对 FAME 序列的改良,2004 年又推出了"肝脏容积加速采集"(LAVA)。后者的优势在于比 FAME 序列的速度、覆盖范围及空间分辨力均增大了 25%,并且脂肪抑制效果更好。

2)临床应用:根据 GRE 序列的基本特点而广泛应用于临床。①GRE 采用小角度激发,加快成像速度,二维扰相 GRE 腹部屏气 T_1WI 广泛用于中上腹脏器(肝脏、胰腺、肾脏等)占位性病变的常规平扫和对比增强后屏气多期动态扫描、心脏单层单时相的亮血成像、单层多时相的心脏大血管电影等。②GRE 反映的是 T_2^* 弛豫信息而非 T_2 弛豫信息,可获得颅脑、体部脏器的准 T_2WI、准 N(H)WI 和准 T_1WI,目前二维扰相 GRE T_2^*WI 主要用于大关节脊柱病变的检查,另外利用 GRE 对主磁场的不均匀性敏感的特点而用于能够造成局部磁场不均匀病变的检查,如脑微灶性出血、血色病等检查;三维扰相 GRE T_2WI 序列用于磁敏感加权成像(SWI),可用此技术显示小静脉及一些顺磁性物质的沉积。③GRE 中血流信号常呈现高信号,应用其有利于对正常血管的识别、判断肿瘤邻近血管与肿瘤瘤体关系等。④二维扰相 GRE T_1WI 双回波序列用于化学位移成像,利用梯度场切换两次,获得不同 TE 的两个回波信号,可以进行化学位移成像,也称同/反相位成像,可用于病灶内少量脂肪的检出。⑤利用扰相 GRE T_1WI 序列进行流动相关的 MR 血管成像,无论是时间飞跃(TOF)MRA,还是相位对比(PC)MRA,也无论二维或三维 MRA 均采用 GRE T_1WI 序列。⑥三维快速扰相 GRET_1WI 用于对比剂增强 MRA(CE-MRA),广泛用于头颈部、体部与四肢较大血管造影及其病变的诊断。⑦扰相 GRE T_2^*WI 用于关节软骨成像,此脂肪抑制序列可以很好地显示关节软骨。在该序列图像上,透明软骨呈高信号,关节液呈更高信号,而纤维软骨、韧带、肌腱、骨及骨髓均呈现低信号,形成良好的对比。⑧三维扰相 GRE T_1WI 序列广泛用于腹部脏器占位性病变的屏气动态增强扫描。⑨三维容积内插快速扰相 GRE T_1WI 序列用于无须屏气的体部软组织动态增强扫描,主要用于没有明显宏观生理运动且对动态增强扫描时间分辨力不高的部位,如乳腺、体部或四肢软组织等,TR 会设置得稍长一些(1.5T 通常为 5~30ms),所用的快速采集技术也会少一些,扫描时间会有所延长,每个时相通常需要 20~60s,但图像的信噪比、对比度及空间分辨力都会有所增加,利用其多时相动态增强,可以获得增强曲线,有助于病变的定性诊断;通过减影技术可更清楚地显示病变特征。⑩三维容积内插快速扰相 GRE T_1WI 序列用于体部脏器屏气动态增强扫描,主要用于对时间分辨力要求较高的脏器(如胸部的肺和纵隔及腹部的肝脏、胰腺、肾脏等)的动态增强扫描。以肝脏增强为例,每个时相三维容积采集时间可以缩短到 3~10s,一次屏气可进行双动脉期或动脉期扫描。

(2)磁化准备快速梯度回波(MP-FGRE)序列

1)MP-FGRE 序列结构:在扰相梯度回波序列中,为了加快采集速度,提高时间分辨力,常需要缩短 TR 及 TE,但会造成图像的 SNR 明显降低。如果在快速梯度回波采集之前先施加一个磁化准备脉冲,则不但可以保证图像采集速度,还可以提高图像的对比度,称之为MP-FGRE。MP-FGRE 序列主要由两个部分组成,第一部分为磁化准备脉冲;第二部分为超快速小角度激发来采集梯度回波,不同的 MP-FGRE 的差别仅仅在于第一部分。

在 GE 公司的设备上,根据准备脉冲及加权类型的不同,分别有 2D Fast GRE with IR-PREP 序列(亦称为 FIRM 序列)进行 2D 超快速 T_1WI、3D Fast GRE with IR-PREP 序列进行3D 超快速 T_1WI 和 Fast GRE with DE-PREP 序列进行超快速 T_2WI。西门子公司设备上称该序列为超快速 FLASH(Turbo FLASH),其中 3D Turbo FLASH T_1WI 序列也被称为 MP-RAGE。飞利浦公司的设备上的 MP-FGRE 序列被称为超快速场回波(TFE)序列。

2)MP-FGRE 序列临床应用

A. 反转恢复快速梯度回波(IR-FGRE)T_1WI 序列:准备脉冲为 180°反转脉冲,后随超快速梯度技术采集信号,因此为 T_1WI 序列,其组织对比取决于有效反转时间(有效 TI);180°反转脉冲激发使各种组织的纵向宏观磁化矢量反转到平衡状态的反方向,关闭后磁化矢量从负 100%开始,先是负值逐渐减小,过零点后为正值加大。利用这一特点,改变 TI 可以选择性地抑制某一特定 T_1 值组织的信号,也可以制造出不同的组织对比。单次激发 IR-FGRE序列的 TI 一般设置在 200~500ms。临床应用主要包括以下几个方面:①心脏首过灌注及延时扫描评价心肌活性;②腹部超快速 T_1WI,主要用于不能很好屏气的病人;③腹部脏器灌注成像如肝脏、肾脏等;④颅脑高分辨 3D 成像,进行脑表面重建,用于功能磁共振成像的立体定位,其灰白质对比优于三维扰相梯度回波 T_1WI 序列。

B. 饱和恢复快速梯度回波(SR-FGRE)T_1WI 序列:该序列的脉冲多为 90°脉冲(也可为100°~150°脉冲),90°脉冲关闭后,经过一段延时时间(TD),各种组织中已经恢复的宏观磁化矢量大小出现了差异,因此存在 T_1 对比,这时利用超快速梯度技术采集梯度回波信号来记录这种 T_1 对比,所获得的也是 T_1WI,其组织对比取决于有效 TD。其临床应用:①心脏对比剂首过灌注成像,是目前首过法心肌灌注最常用的序列;②腹部脏器的灌注成像。

C. T_2 准备的快速梯度回波(T_2-FGRE)T_2WI 序列:该序列准备脉冲多为 90°~180°~-90°的组合脉冲,第一个 90°脉冲把组织的宏观纵向磁化矢量转变成横向磁化矢量,90°脉冲关闭后在适当的时刻(1/2TE)施加 180°聚焦脉冲,横向磁化矢量发生重聚,各种组织残留横向磁化矢量存在差别,即 T_2 对比,然后再利用-90°脉冲把横向磁化矢量打回纵向磁化矢量,则各组织中的纵向磁化矢量的差别实际上也是 T_2 对比,这时候利用超快速梯度回波技术采集梯度回波信号来记录这种 T_2 对比,所获得的是 T_2WI,其组织对比取决于准备脉冲的TE。临床上主要用于高场 MRI 上进行 3D 无创性冠状动脉 MRA,与平衡式稳态进动快速梯度回波序列相比,磁敏感伪影明显减轻,尤其适用于 3.0T 的冠状动脉 MRA。

D. 其他磁化准备快速梯度回波序列:把双反转黑血预脉冲应用于 FGRE 序列,进行梯度回波的黑血成像。在 Balance-SSFP 序列前面施加 T_2 准备脉冲,可以增加图像的 T_2 对比,有助于冠状动脉成像。

（3）普通稳态自由进动序列（SSFP）

1）普通 SSFP 序列结构：普通 SSFP 序列是临床常用的 GRE 序列之一。它是在 SSFP-FID 过程中利用读出梯度场的切换采集一个回波，但是不去除 SSFP-Refocused，让这种残留的 Mxy 对以后的回波信号做出贡献，对其产生的条带状伪影，可以在相位编码方向上施加一个重绕相位编码梯度场加以消除。GE 公司称此序列为 GRE 序列，西门子公司称其为稳态进动快速成像（FISP）序列，飞利浦公司称之为 conventional FFE。

2）普通 SSFP 序列的组织对比特点及其临床应用：临床应用主要包括以下几个方面。①长 TR 二维普通 SSFP T_2^*WI 序列用于大关节疾病的检查，尤其是纤维软骨如膝关节半月板病变的检查。②三维普通 SSFP 序列用于大关节疾病的检查，可以增加透明软骨的信号，但关节液信号高于透明软骨。另外，可以运用 MPR 进行任意断面的图像重建。③利用三维普通 SSFP 序列进行常规流入增强 MRA 即三维时间飞跃法（TOF）MRA，一般 TR 为 15～30ms，TE 选择最短，激发角 15°～25°，以避免其他液体高信号掩盖，但目前 TOF 法 MRA 多采用扰相 GRE 序列。④采用超短 TR、TE 和小偏转角的三维普通 SSFP 序列进行对比增强 MRA（CE-MRA）。TR 小于 10ms，TE 小于 3ms，软组织及液体均为低信号，注射对比剂后血液 T_1 值缩短呈高信号，但目前更多采用扰相 GRE 序列。⑤二维或三维的普通 SSFP 序列可用于心脏的结构及心功能分析。

（4）平衡式稳态自由进动序列（Balance SSFP）

1）Balance SSFP 序列的结构：Balance SSFP 序列是在层面选择、相位编码和读出梯度场方向上，在回波采集后均施加一个与相应空间编码梯度场大小相同、方向相反的梯度场，则因空间编码梯度场造成的 SSFP-Refocused 相位干扰将被完全抵消，SSFP-Refocused 将得到最大程度的保留，并达到真正的稳态或真正的平衡。西门子公司称该序列为真稳态进动快速成像（True FISP），GE 公司称之为稳态采集快速成像（FIESTA），飞利浦公司则称之为平衡式快速场回波（B-FFE）。

2）临床应用：常应用于制造液体和软组织之间的对比，而不适用于实质性脏器内部实质性病变的检查。其临床应用主要包括以下几个方面：①配用心电门控或心电触发技术进行心脏结构成像，可清晰地显示心脏结构，并可进行心功能分析；②配用心电触发技术进行冠状动脉成像，可以不用对比剂即可较为清楚地显示冠状动脉；③大血管病变如动脉瘤、主动脉夹层等的检查；④快速冠状面有助于显示胆道梗阻病变及其与门静脉的关系；⑤用于尿路占位病变的检查，尤其是冠状面或矢状面扫描有利于直接显示梗阻病变与上段积水的关系；⑥可用于胃肠占位性病变的检查，特别是肠梗阻的梗阻病因的筛查以冠状面大 FOV 扫描较为有效，有利于定位定性诊断；⑦可用于食管肿瘤的吞水食管腔造影检查；⑧可进行化学位移成像（即同反相位成像）；⑨腹腔巨大占位病变的定位诊断，大 FOV 多方位扫描可清晰显示肿块与毗邻结构的关系。

（5）双激发 Balance-SSFP 序列：是 Balance-SSFP 的改进序列，它是利用 Balance-SSFP 序列两次射频脉冲激发来采集两组回波，且两次激发时 Mxy 处于不同的相位（如相差 180°），把两组图像融合成一组就可以消除因磁场不均匀而产生的条纹样伪影。西门子公司称之为 CISS，GE 公司称之为 FIESTA-C。主要采用 3D 模式用于小 FOV 高分辨力的细微解剖结构的显示，如内耳水成像、脑神经及脊神经根的显示等。

（6）其他梯度回波序列

1）采集刺激回波的 GRE 序列：如果不去采集 SSFP-FID 的回波，而是在 SSFP-Refocused

过程中采集一个刺激回波,其采集方向正好与 FISP 序列相反,西门子公司的设备上称该序列为 PSIF,而飞利浦公司的设备称之为 T_2-FFE;GE 公司以前的设备称之为对比增强稳态梯度回返采集 CE-GRASS(CE-GRASS),目前该公司新型的 MRI 仪已不再使用此序列。

PSIF 序列中水样信号,如脑脊液信号很高,而软组织呈现相对低信号,两者形成较好的对比。目前主要用于大关节的三维 T_2WI。

2)同时采集两种回波的 GRE 序列:是指在一个 TR 间期内,分别在 SSFP-FID 和 SSFP-Refocused 过程中各采集一个回波信号,然后把两者融合在一起进行图像重建。西门子公司的设备上使用该序列,其序列名称为 DESS。其同时采集了 FISP 和 PSIF 信号,可获得 SNR 较高且 T_2 权重较重的图像。目前多用于大关节 3D 成像,与 3DFISP 序列成像时间类似,但 T_2 权重更重,关节液为很高信号,关节透明软骨呈中等信号,形成较好的对比。

3)多回波合并的 GRE 序列:多数梯度回波在一次小角度激发后,仅利用一次梯度场切换,填充 K 空间一条编码线,使得图像的 SNR 较低,特别是进行 T_2^*WI 时,SNR 更低。为了保证图像的 SNR,往往要采用较窄的采集带宽,这样又会使采集速度减慢,由于 T_2^* 衰减将引起图像的畸变,引起图像空间分辨力的损失。多回波合并序列的梯度回波序列能够解决上述问题。

该序列在西门子公司的设备上被称为多回波合并成像(MEDIC)序列,而 GE 公司的设备上该序列的 2D 采集模式被称为 MERGE 序列,3D 采集模式被称为 COSMIC 序列。

MEDIC 序列在一次小角度射频脉冲激发后,利用读出梯度场的多次切换,采集多个梯度回波(通常为 3~6 个),这些梯度回波采用同一个相位编码,最后这些回波合并起来填充于 K 空间的一条编码线上,相当于采集单个回波的梯度回波序列进行多次重复,可获得更高的 SNR,因此可以增加采集带宽、加快采集速度和提高空间分辨力并减少磁敏感伪影。其有效 TE 为各个回波的 TE 平均值。

利用 MEDIC 序列 2D 或 3D 的 T_2^*WI,主要用于:①脊髓灰白质结构显示;②膝关节关节软骨成像,关节软骨呈略高信号,用于评价关节软骨损伤程度;③3DMEDIC T_2^*WI 用于脊神经根和脑神经的显示。

8. 平面回波成像(EPI)序列

(1)一般 EPI 序列

1)EPI 序列结构:EPI 是在梯度回波的基础上发展而来的,采集到的 MR 信号属于梯度回波。它是在一次射频脉冲激发后,利用读出梯度场连续正反向切换,每次切换产生一个梯度回波,因而产生梯度回波链。按激发次数可分为多次激发 EPI(MS-EPI)及单次激发 EPI(SS-EPI),而按 EPI 准备脉冲可分为梯度回波 EPI 序列(GRE-EPI)、自旋回波 EPI 序列及反转恢复 EPI(IR-EPI)序列。

2)临床应用:①单次激发 GRE-EPI T_2^*WI 序列,多在 1.0T 以上的扫描机上使用,TR 无穷大。在 1.5T 扫描机上,TE 一般为 30~50ms,单层 TA 仅需要数十毫秒,1s 可完成数十幅图像的采集。主要用于:对比剂首次通过的灌注加权成像;基于血氧水平依赖(BOLD)效应的脑功能成像。②多次激发 SE-EPI T_2WI 序列,在临床应用较少,激发次数常为 4~16 次,一般用于腹部屏气 T_2WI。③单次激发 SE-EPI T_2WI 序列,在临床应用较多,TR 无穷大,TE 一般为 50~120ms,单层图像 TA 在数十到 100ms。临床上主要用于:脑部超快速 T_2WI,该序列图像质量不及 FSE T_2WI,用于不能配合检查的病人;屏气腹部 T_2WI,成像速度快,即使不屏气也没有明显的呼吸运动伪影,图像 T_2 对比较好,缺点是磁敏感伪影较明显;在该序列的基础上施加扩散敏感梯度场即可进行水分子扩散加权成像(DWI)和扩散张量成像(DTI)。④多次激发 IR-EPI T_1WI 序列,该序列在临床应用也较少,ETL 一般为 4~10,相位编码步级一般为 128,因此要进行 16~32 次激发。GE 公司称之为 FGRE-ET 序列,一般用于心肌灌注加权成像,也可用于腹部脏器的灌注加权成像。⑤单次激发反转恢复 SE-EPI 序列,临床应用不多,可作为脑部超快速 FLAIR 扫描,在此序列上施加扩散敏感梯度场也可进行 DWI。

(2)基于 EPI 的衍生序列

1)PRESTO 序列:PRESTO 和 GRASE 实际上基本属于 TEPI 序列,但与一般 EPI 序列有所不同,主要是利用回波转移技术成像。其优点:①与单次激发 GRE-EPI 序列相比,EPI 回波链明显缩短,提高了回波信号的强度,改善了图像的质量;②该序列具有较长的 TE,保证图像有足够的 T_2^* 权重;③该序列 TR 短于 TE,保证了成像速度。

临床应用:①对比剂首过法脑 PWI;②基于 BOLD 效应的 fMRI;③用于 DWI。另外,回波移位技术也可用于 GRE 序列,进行 TE 大于 TR 的快速 T_2WI,可以用于磁敏感加权成像(SWI)。

2)GRASE 序列:是自旋回波与梯度回波的结合,而实际上是快速自旋回波(FSE)与 EPI 的结合。在两个相邻的 180°脉冲之间,即每个自旋回波信号产生前后,利用读出梯度线圈的连续切换(EPI 技术),伴随一个自旋回波会有两个甚至更多的梯度回波,从而实现两者之间的结合。一般把自旋回波信号填充于 K 空间中心,决定图像对比,而把梯度回波信号(或 EPI 回波链)填充在 K 空间周边区域,决定图像的解剖细节。其优点:①与 FSE 相比,GRASE 序列单位时间内可采集更多的回波,从而可提高时间分辨力;②由于采用 EPI 模式采集了梯度回波,所需的 180°高能聚焦脉冲明显减小,从而明显降低了 SAR 值,这一点对于 3.0T 设备尤为重要;③180°聚焦脉冲的减少也降低了脂肪组织的信号;④与 EPI 相比,由于采用了 180°聚焦脉冲,从而减轻了单纯 EPI 常见的磁敏感伪影和图像变形。当然 FSE 和 EPI 的一些缺陷也被带入了 GRASE 序列。

GRASE 序列的对比与 FSE 序列近似,而且对出血性病变等比 FSE 序列敏感,但目前临床应用并不广泛,可用于颅脑的 T_2WI,由于 SAR 值低,可能在 3.0T 的设备上有一定的优势。

第七节 核医学和放射性核素成像

X 线摄片、CT、MRI 等影像学检查手段主要是通过显示病变的形态学特征进行诊断,而临床核医学主要反映的是人体器官功能代谢的改变,同时亦能部分地显示形态特征,从而使功能显像和形态显示有机地统一,而且病变的功能代谢改变往往早于形态学改变,所以核素显像对疾病诊断的灵敏度特别高,它对肿瘤的骨转移、心肌缺血、冠心病、肾功能异常、脑血流灌注异常、甲状腺功能亢进、甲状腺功能减退等有很高的诊断价值。

一、核医学的基本原理

核医学是研究核技术在医学中的应用及其理论的综合性边缘学科,它包括实验核医学和临床核医学成像两个方面丰富的内容。实验核医学主要以实验的方法和技术研究基础医学和生物医学的应用技术,主要包括核测量技术、标记技术、核素示踪技术、体外放射分析技术、活化分析技术和放射自显影技术等,应用面很广、灵敏度高、特异性强,如目前临床检验中广泛应用的放射免疫测量技术可获得非常客观和准确的数据,核素示踪技术可在生理条件下从分子水平的动态研究活体内的物质代谢,细致地显示细胞代谢的过程。临床核医学成像则利用放射性核素在生物体内参与代谢过程时的选择性脏器分布,利用体外的射线检测技术获得核素的分布图像,如 ECT,不仅可以获得某一脏器的影像,而且可以分析脏器或组织的生理、代谢变化,对脏器的功能进行客观的判断。

核医学的发展,主要是核素制作和核素发出射线的收集两个方面的进步,1896 年居里夫人成功地提取放射性钋和镭,20 世纪 40 年代核反应堆的建成,使人工放射性核素的生产逐渐成为常规性工作,临床核医学工作者可以根据需要订购核素制剂或药物。在核素人工制造技术发展的同时,核医学检测仪器也得到了快速的发展,50 年代研制成功的闪烁扫描仪,标志着核成像技术的开端。随后,γ 照相机、SPECT、ECT、PET 和 PET/CT 等大型核成像设备相继问世,有力地促进了核成像技术的发展和提高了核医学学科的临床地位。

总之,核医学实验检测或显像都是通过对核素在体外或体内代谢分布的定量检测或显示,分析组织的生理、代谢变化,达到对活体的脏器功能进行判断的目的。目前的技术发展可以显示:①脏器功能和结构的变化;②机体物质代谢的变化;③体液容量的变化;④机体活性物质的数量变化;⑤介质传递功能的变化。

二、核医学成像的设备

1. 闪烁照相机 也叫 γ 照相机。当人工核素药物被注射入人体后,将随血液循环到达各个脏器,γ 照相机可以对全身各脏器中的放射性核素进行一次扫描和成像,并可做动态观察。其主要由四部分组成:闪烁探头、电子光学转化装置、显示和记录仪器、辅助和附加设备。闪烁探头中最重要的是碘化钠(铊)闪烁晶体,可以探测 γ 射线。按一定矩阵排列的光电倍增管将使碘化钠闪烁晶体接受 γ 射线照射后的荧光转化为电信号,并进行放大,在显示屏显示一幅核素分布的图像。

γ 照相机作为无创伤的临床诊断手段,有它自身的许多优点:①通过连续显像,了解核素在体内的变化动态,可以进行脏器的形态和功能相结合的动态研究;②成像快速,方法简便,适应性强;③可进行多体位、多部位、多时相的成像。

2. SPECT ECT 指发射型计算机体层成像(ECT),单光子发射计算机体层(SPECT)是ECT 的一种类型,或称为单光子发射型计算机断层显像,是核素应用于临床医学的主要先进设备。它根据发射 γ 射线的同位素作为示踪剂,在机体引入发射 γ 射线的同位素或其化合物后,依照其在体内的转归和在目标脏器组织中的积聚,在一定的间隔时间后,用核素显像仪探测来获得原先引入的核素在某一个脏器中的分布图像,就可以显示和照相了解到脏器及组织的形态、位置、大小及功能、结构变化。主要分为两种类型,一种是多探头扫描机型,探头由多个小型的闪烁探测器组成,呈圆周排列,用平行移动或旋转的方式采集体内同位素发射出来的 γ 射线。另一种是 γ 照相机型,探头为高性能、大视野、多功能的 γ 照相机组成,可以多角度、多方位采集 γ 射线。两种类型的采集方法,最后都是要利用计算机的图像重建功能,获得脏器的横断、矢状、冠状或其他任意角度的剖面影像,既显示脏器形态,也反映该脏器的功能。

SPECT 至 20 世纪 80 年代以来已广泛应用于临床核医学,SPECT 属于发射型的体层显像,与 X 线 CT 的穿透型断层显像有明显的不同,后者在成像时依赖组织的密度和对 X 线的吸收情况,只有组织之间自身的密度差别达到仪器分辨能力以上时才可能被显示,SPECT 则不同,它是医师选择性引入某一脏器或某一疾病较特异的核素,根据该核素在体内的分布、浓聚

和发射 γ 射线来成像的,主要显示脏器或组织的生理、代谢的功能变化,与组织密度关系不大。

尽管 SPECTγ 照相机的应用已有十多年的历史,但由于机械设计、计算机技术及材料科学等方面的不断进步,同位素 γ 照相机的设计和功能不断改进,最新的设计与几年前相比已大不相同,新材料的出现打破了碘化钠晶体引入以来一统天下的垄断局面,新近引入的机架、支撑架及组合设计使我们能够在 90°范围内不同角度放置探测器,提高了心脏扫描的质量,这种设计同时也提高了全身扫描、体部扫描或头部扫描的临床应用水平。通过精确的能量线性纠正方法,这些全数字化的照相设计改进了 SPECT 的性能,达到了碘化钠探测器理论上允许的最高空间分辨率。

PET 的全称应为正电子发射型计算机断层,虽然它也是 ECT 的一种类型,但较 SPECT 有了显著的进步,是核素显像技术中处于最前沿的医疗设备。与 SPECT 比较,PET 采用的核素都是 ^{11}C、^{13}N、^{15}O 等人体组织的最基本元素,易于标记各种人体必需的、参与多种代谢活动的化合物,由于核素标记不改变化合物的理化特性,因此 PET 可以良好显示人体组织或器官的生理、生化代谢过程,而且这些核素的半衰期都较短,检查时可以给予较大剂量,从而使 PET 图像更清晰,对疾病的早期诊断、确定治疗方案、监测疗效、判断预后有很大的临床价值。

虽然 PET 与 SPECT 在成像基本原理上有许多相似之处,但是 PET 采集的对象是核素释放出来的正电子,所以 PET 的探测器与 SPECT 不同。电子在物质中射程短,难以穿透较厚的组织,故测定正电子的方法是测量湮没辐射产生的 γ 光子。随着技术的不断改进,目前大多已经采用多探头、多环型的 PET,探测效率高、速度快,使 PET 断层显像的检查时间明显缩短。

由于 PET 采用半衰期较短的 ^{11}C、^{13}N、^{15}O 等元素,必须同时配备医用回旋加速器,同时具备快速制备这些较短半衰期的核素的实验设备和专用实验室。

目前,PET 采用 ^{18}F-FDG(^{18}F 标记的脱氧葡萄糖)作为检查示踪剂注入血液内,可像正常葡萄糖一样作为能量来源被组织细胞摄取,但又无法像葡萄糖一样完成三羧酸循环,生成 CO_2 和 H_2O,而是在磷酸化过程中被阻止,从而以 ^{18}FDG-^6P 的形式在细胞中沉积下来。恶性肿瘤细胞分裂迅速,代谢活跃,摄取氟代脱氧葡萄糖(FDG)可达正常细胞的 2~10 倍,从而使癌细胞内有更多 ^{18}FDG-^6P 沉积并得以显像,因此不必等到癌组织产生结构上的变化,即能利用 PET 高灵敏度显示出隐藏的癌细胞。

核素成像设备是不断发展的,数字电子和脉冲处理技术的进步与应用,更快速的计算机和数字算法技术的发展,使我们可利用重复重建算法来处理 PET 数据资料或 SPECT 方法获得的数据资料。在硬件设计和软件技术的不断改进中,对收集的发射数据材料可进行吸收系数纠正的二次成像,用于心脏扫描可提高成像质量,改善定量测定的精确性。

最后,还必须讲一下最近引入的商品化镉锌碲化物半导体照相机,这种小型的照相机可应用于心脏及一般核医学检查。新出现的闪烁器使碘化钠在 SPECT 和 PET 双用照相机领域中的地位受到动摇,这些新的正硅化镥和正硅化镱闪烁器将远超过碘化钠在双用照相机的地位,使碘化钠的应用最终局限于 PET 探测器。

但是,PET 作为一种功能代谢成像方法,虽然可以早期发现肿瘤,但解剖结构显示不清。CT 作为形态学影像检查,分辨率高,可进行准确定位,将 PET 与 CT 相融合,形成最新的 PETCT 机,可以互相弥补各自的缺陷,发挥优势,使得肿瘤的定位和定性诊断能力大大提高。而且,目前 ECT 也结合 CT 机,形成了 ECT/CT 的新机型,相信今后核医学成像技术的不断改进,将在形态显示和功能检测两个方面都达到理想的状态。

第三章 医学影像信息学

第一节 医学影像学信息

一、医学信息概述

（一）信息的基本概念

随着信息社会的来临,信息在社会生产和日常生活中起着越来越重要的作用。以开发和利用信息资源为目的的信息技术成为信息化社会的主要推动力。信息已成为我们生活中不可分割的重要部分,要认识信息我们首先要了解信息学里面的几个基本概念。

1. 信息 信息的广泛应用,导致人们对信息在认识和定义上具有差别。例如,控制论的创始人美国数学家维纳认为:信息是我们适应外部世界、感知外部世界的过程中与外部世界进行交换的内容。信息论的创始人美国数学家申农认为:信息是能够用来消除不确定性的东西,信息的功能是消除不确定性。不同学者从不同学科角度去认识信息、解释信息,对信息概念得出了不同的定义。

目前,比较一致的看法是,信息是与物质、能量并列的人类历史上最重要的三个基本概念之一,信息是普遍、客观的存在。简单来说,信息就是客观世界一切事物存在和运动的反映,是事物的一种普遍属性。不同的运动状态和特征产生不同的信息反映,包括社会信息、生物信息等。在医学上,各种体征及其变化是反映疾病的信息,各种化验结果也是反映疾病的信息。人类发展的历史就是不断获取信息、认识信息、传递信息、利用信息和创造信息的过程。信息成为情报要经过选择、综合、分析和加工的过程。在医学领域,人们通过各种疾病的不同信息来区别鉴定千差万别的疾病。

2. 知识 知识在《现代汉语词典》中的解释为"人们在改造世界的实践中所获得的认识和经验的总和"。在《图书馆学情报学词典》中的解释为"人类对客观事物的认识、实践经验的总结、解决问题的方法,属于认识的范畴"。知识是理性化、优化和系统化了的信息,是人类对客观事物的正确认识,是人们通过信息对自然界、社会及思维活动规律的认识与掌握,是人的大脑通过思维重新组合的系统化信息的集合。只有系统化的信息才是知识。

知识按内容可分为自然科学知识、社会科学知识和哲学知识。所谓自然科学知识是人们在改造自然中所获得的知识,社会科学知识是人们在改造社会的实践中所获得的知识。医学知识属于自然科学范畴,是人们在长期与疾病做斗争的过程中所积累经验的结晶。医学知识是对人体生命、健康、疾病本质规律的认识,它来源于实践,通过长期实践、积累、优化和系统化才逐渐形成,因此,是医学信息的一部分,包括理论知识与实践知识。

3. 情报 情报这一概念在不同的历史时期具有不同的含义与表述。在20世纪之前,人们把情报定义为"关于战时敌情之报告"。20世纪初至50年代,情报概念被用于科技知识的传递领域,被定义为"人和人之间传递的一系列符号"。20世纪60年代,随着科学技术越来越成为推动经济和社会发展的重要因素,这一阶段人们又将情报概念表述为"在特定的时间、特定的状态下,对特定的人提供的有用知识"。70年代以后,情报的概念发展为为决策服务的分析研究的知识,认为"情报是判断、意志、决心、行动所需要的能指引方向的知识和智慧"。总之,情报是知识或信息经传递并起作用的部分,是激活了的信息,即情报是运用一定的形式传递给特定用户,能用于解决具体问题,并产生效用的知识或信息。

情报是一种活化了的信息和知识,涉及因素有多种,如信息的选择与传递等。情报针对服务对象的需求而传递有参考价值的新信息和新知识,按传递内容分为科技情报、市场情报和政治情报;按服务对象不同,可分为科技情报、军事情报、战略情报、战术情报等;按传递范围分为大众情报和专门情报;按传递媒介分为文字情报、声像情报、实物情报。以科技情报而言,情报是被活化了的知识和信息,是一种动态的信息和知识,它能被利用并被活化,否则它仍然是信息、知识的客观存在。信息转化为情报需要经过选择、综合、分析和研究加工过程,即经过知识的阶段才能成为情报。因此,情报必须具有三要素:知识性、传递性和效用性。知识是情报的实体,传递是表现形式,效益是结果。医学情报就是人类同各种疾病做斗争过程中对医药信息经过综合、筛选、逻辑思维、重新组合的系统化知识。

信息、知识和情报三者的关系:信息包含知识,情报包含信息和知识的特征,是活化的知识,能为人们所利用。而信息、知识、情报是文献的实质性内容。

4. 文献 文献是人类长期从事生产活动和科学技术活动及社会交往的真实记录,是具有一定历史文物价值的珍贵资料,是人类物质文明和精神文明不断发展的产物,是精神财富的重要组成部分。人类在漫长的生产实践、科学实践、社会实践中逐步认识客观世界,就产生了大量有用的知识,这些知识或信息则通过符号、文字、图像等形式体现出来并记录在一定的物质形态上,这就形成了文献,也就是说文献是将知识、信息用文字、符号、图像、音频等方式记录在一定的物质载体上形成的结合体。GB/T4894—1985 定义,文献是记录知识的一切载体。

可以交流传播的一切出版物或其他物质形态的载体,统称文献。属于医药卫生方面的称为医学文献。医学文献属于科技文献,是人类在不断研究总结生命进程的规律,不断研究人类疾病发生、发展及防治规律的基础上,探索人类生命活动与外界环境的关系及如何增进人类健康、延长寿命和提高劳动力的有效方法的漫长历史过程中,积累大量丰富的同疾病做斗争的宝贵经验和科学知识,为保存和传播这些珍贵的人类共有财富,以各种各样的手段把人类同疾病做斗争的经验和知识记录在形形色色的载体上,就形成了人类医学研究活动的成果——医学文献。记录医学知识的载体,就是医学文献。

科技工作者在进行科学研究工作之前,必须查阅文献,以便证实工作中所发生的各种问题有无错误,特别是实验方法、理论数据、历史事例与前人的研究结果结论是否相符,以便随时改进工作方法,改进仪器设备和药品,使科研工作减少差错,提高成功的可操作性,因此,医学文献在促进医疗事业、科学研究、教学育人中起着非常重要的作用,推动着医学科研不断地向前发展。

（二）医学信息

医学信息是指以医学、医疗卫生、公众健康或药学、药物为信息内容和应用领域的各种信息。医学信息是信息的一部分,是面向医学领域专门化、有针对性的一类信息。

在医学研究和医疗卫生服务领域中,信息技术的应用,从交叉学科——医学信息学的产生和发展到先进的数字诊疗技术的应用,乃至数字化医院的建设,在各方面推动着医学研究和医疗卫生信息化的进程,促进着医药卫生事业的发展。

1. 医学信息的特征 由于医学信息来自以人为本的医学科学和医疗卫生服务领域,除了具备信息的普遍特征外,还呈现出其自身的特征,主要表现在以下几个方面。

(1)医学信息数量庞大,复杂性高:医学信息在信息来源、信息内容、信息载体和信息利用等方面表现多种多样,数据量呈现出海量的特征,涉及的数据表达在类型、属性、方式方面错综复杂。

(2)医学信息应用广泛、与人密切相关:医学信息无论对个人、对社会都具有很大的作用和意义。如流行病、公共卫生等信息的采集、处理、监控和发布涉及千家万户,对提高卫生和医疗工作的水平也具有指导意义。

(3)医学信息的私密性和公开性:医学信息涉及个人、家庭、民族、地方甚至国家的相关信息。一方面,个人的诊疗信息作为个人隐私,受法律的保护,而解决医疗纠纷、疫情防控、流行病学调查、司法鉴定等很多方面则要求真实可靠的医学信息来佐证,因此,对医学信息的安全保密工作显得尤其重要;另一方面,医学信息也属于社会信息,在学术研究、临床实践、医学教育、公共卫生、大众健康、政府政务等方面有针对性地满足社会的合理需求是医学信息公开性的特征。

(4)医学信息的处理难度大:医学信息系统处理的信息对象种类繁多、流程复杂。仅以医院信息系统(HIS)中的信息流来说,就包括了临床诊疗信息流、财会信息流、药品和卫生材料信息流、综合管理与分析统计信息流、办公管理信息流等许多种。因此,医院信息系统是世界上公认的最复杂、最难开发、最难管理、最难维护的信息系统。

2. 医学信息的分类 医学信息涉及医学科学和医疗服务的所有领域,内容广泛而复杂。与信息的类型划分类似,可以根据不同的划分原则,从不同的角度对医学信息分类。

(1)按出版形式划分

1)图书:是指以传播某一领域的知识为目的,用文字等信息符号记录,具有特定著者和书名,并有国际标准书号(ISBN)的出版物。图书是总结性的经过重新组织的三次文献,是现代出版物中最普通的一种类型。内容一般较成熟定型,是系统掌握各学科知识的基本资料。图书内容全面、系统、可靠,是系统地了解并掌握某个专题内容的工具,但图书的编著与出版周期较长,相比期刊文献至少滞后3年以上。图书可分为供阅读用的普通图书和供参考及检索用的工具书。前者包括丛书、专著、多卷书、教材、汇编等;后者包括百科全书、字典、辞典、目录、索引、指南等。

根据图书的内容、作用分类如下。

A. 一般性图书:是图书馆主要藏书之一,主要包括教材、讲义、专著、图谱、论文集、丛书等,图书一般都有其主要共同之处,论述问题全面,系统论述某一个专题的文献内容,根据使用对象不同进行分类,有如下几种。

a. 教科书及教学参考书:是学生的入门书,反映某学科的基本知识,如病理学、组织胚胎学、生物化学等。其内容比报刊成熟、定型。

b. 讲义:多为不成熟的讲稿,资料新,内容简要,对学生学习有参考价值。

c. 图谱:是学习基础知识所必备的参考书,如解剖学图谱、病理学图谱,可了解人体各部分的形态和结构,使学生从生理、疾病等角度来了解人体结构、病理变化等,对医学生有重要的参考价值。

d. 专著:其内容窄、精、深,专业性强,往往是科研课题研究多年的科学总结和某一领域中的历史发展、成果等内容集中汇集成书,如多肽药物化学。

e. 著作集或选集:是为纪念某学科的名人,出版其生平所著的论文或记录其科学成就。

f. 丛书:是成套的图书,按专题以分册单独出版或成套发行,如《周氏医学丛书》。

B. 工具书:广泛收集某一范围的资料或知识,按特定体例编排,旨在提供资料或线索而非系统阅读的图书,具有知识性、资料性和检索性。特点是内容广泛、叙述扼要、信息量大、可信度高、概括性强、便于检索。

a. 字典、词典:主要用于解释字或词的形、音、义、事物及术语的工具书。

b. 百科全书:是综合性工具书,收集自然科学、社会科学、科学史及名人传记等,按学科分册出版,但卷册数从几册到几十册。中国医学百科全书的内容包括祖国医学、预防医学、基础医学和临床医学等,按学科分册单独分卷出版;如日本的医学大事典,英国的不列颠百科全书等。

c. 年鉴:是概括评述一年中某学科或下属分支学科资料的参考书,每年出版一次,可了解某学科一年的发展状况,如中国卫生年鉴,有的年鉴称为年度评论,每年刊登几个专题,由专家参考大量文献资料撰写完成。

d. 手册:汇编某一领域的基础知识、基本资料供读者查阅用的工具书。医学手册一般包括常见病、常见化验的正常数据、常规操作方法、治疗等,分为大型手册和小型袖珍手册。大型手册材料丰富,是有关该学科全部知识的总结性叙述,如眼科手册、外科手册等;小型袖珍手册主要为各学科物品用途、实用数据、操作常规等,如临床检验手册、药物手册等。

e. 指南:为一般性工具书,有的只有一些图表、工作过程、科技数据、方法等。

f. 图表:为常用的参考资料单独成册出版,如研究疾病分布的流行病学和传染病的地图册。

g. 目录或书目:以文献的自然出版形式为单位来记录文献。只著录文献的外部特征,主要报道实有的文献或收藏文献的情况,属二次文献,只供检索用。目录的内在功能是通信、检索、引导,它对社会功能表现为科学功能、管理功能和教育功能,目录的实质在于它是对大量分散的文献进行浓聚、压缩与整序,便于利用,如馆藏目录等。

2)期刊:是有固定统一的名称和连续的序号,定期或不定期出版,刊载众多不同著者新撰写论文或文章的连续出版物,俗称为杂志。每种期刊均有一个固定的刊名,有年、卷、期号,每年至少出一期,出版形式和装帧统一。

期刊的特点是信息量大、发行量大、内容新颖、传播广泛快速,较图书相比其出版周期更短、时效性更强。期刊是最重要的医学信息源,刊载论文速度快、数量大、品种多、涉及知识面广,能及时反映世界科技水平与科研动态,是科技情报的主要来源。医学期刊是临床医师了解最新医学发展动态、诊疗技术及方法的最主要来源。

按期刊的影响力和学术水平的高低,可分为核心期刊和非核心期刊。核心期刊是指一批发表论文数量大,学术水平和引用率较高,反映本专业最新研究成果和发展方向的专业期刊。核心期刊和非核心期刊是不断变化的,通常由权威机构及专业工具来划分。国际的外文期刊主要通过美国科学信息研究所的期刊引用报道(JCR)来划分,即我们通常所说的SCI收录期刊。此外,EI(工程索引)、ISTP(科技会议录索引)也是国际公认的进行核心期刊评价的主要工具。目前,国内各科研院所都以在核心期刊上发表论文的数量和质量作为评价本单位科研实力的重要指标。

期刊的种类:①杂志,有专业性、综合性、商业性之分。专业性:医学各学科的杂志属此范围,如医学影像学杂志、中华超声影像学杂志等;综合性:自然科学等杂志;商业性:医疗器械、制药等。②学报,由专门学会或高等院校出版,是水平较高的科学杂志,多刊登学科的原始学术论文,如各大学学报等。③文摘,用文摘形式报道,如中国生物医学文摘、荷兰医学文摘、美国生物学文摘、美国化学文摘等。④通报,是综合报道性期刊,如美国医学通报、科学通报、世界卫生组织(WHO)通报等,主要报道有关科学现状。快报则用简短的文字快速介绍新的科学新闻,如美国科学新闻。⑤索引,以题录形式报道,如美国医学索引等。⑥综述与述评,对某一专题进行概括深入的评述,如解剖科学进展等。⑦记录,是一种学科研究情况的连续出版物,论文长短不一,内容有单一学科的,也有综合学科的,如美国解剖学记事。⑧会议录,是学术会议的一种出版物。

3)资料:又称为特种文献,为非书非刊的文献,一般特种文献包括专利文献、会议资料、学位论文、技术档案、标准文献、科技报告、政府出版物、产品资料、病历资料、技术档案和实验数据等。特种文献也是医学信息的重要组成部分,近年来已不断被人们所重视。

A. 专利文献:是由国家专利局公布或正式归档的与专利有关的文献,包括专利说明书、专利文摘、专利公报、专利分类表、索引、各种累积索引及专利从申请至结果全过程中的一切文件和资料等,以专利发明说明书为例,其特点是内容新颖,能反映最新科技成果的先进水平。专利说明书有完整文字记载,且出版传递迅速,形式和格式统一稳定,便于审查和利用。

B. 学位论文:是高等学校或情报研究所等各界培养的博士生、硕士生为取得学位,做了大量科学实验研究所写的论文,这些论文具有很强的参考价值,一般不公开出版发行。

C. 政府出版物:是各国政府及其所属机构出版的文献资料,有行政和科技之分,包括政府法令、方针政策、决议、调查统计等,具有很强的参考价值。

D. 科技报告:是某项科研项目提出的正式报告或进展情况的报告,内容专深、具体,反映某些新的研究课题和高科技方面的信息,如美国政府的四大报告。

E. 标准文献:又称为技术标准或标准,是对产品或工程质量等所做的技术规定,有一定的法律效力,是从事生产建设和科研工作的依据。

F. 会议资料:是在会议上宣读或提交讨论和交流的论文、报告、会议纪要等文献资料。会议录往往是某学科最新研究成果和发展趋势,是了解国内外学术动态的情报信息源。

G. 技术档案:是在科技活动中形成的技术性文献,如设计方案、科研规划、实验记录、工程图表、病案资料等。一般由专业人员整理,可靠性强,使用价值大。临床的住院病历也属于技术档案。

H. 产品资料:是国内外各厂商为推销产品而印发的商业宣传品,包括产品样本、产品说明书、产品标准、产品目录等,对某产品的具体事项加以详细说明,便于使用者了解其具体情况,易于被使用者接纳。

4)报纸:是指刊载新闻和评论时事为主的,以多个版面的形式向大众发行的连续出版物。报纸也是医学信息的重要来源,许多科技动态、科技成果、科研政策都最先通过报纸公开,如《健康报》《科技日报》《中国医药报》等。

(2)按文献的加工形式划分:医学信息通常被称为医学文献,按照对其加工深度不同可分为一次文献、二次文献和三次文献。这主要是根据文献的内容信息含量有无变更而划分的。

1)一次文献:是指著者以自己的工作和社会活动等实践经验或科研成果为依据撰写出的,并公开公布或发表的文献,具有一定新见解和发明创造价值,又常称为原始文献(或称为一级文献)。一次文献有较高的学术及情报价值,其所记载的知识、信息比较新颖、具体、详尽,在文献总量中所占比例最大、种类最多、影响最广,包括期刊论文、学位论文、专著、专利说明、科技报告、技术标准等,这些文献具有创新性、实用性和学术性等明显特征。一次文献是对知识的第一次加工,是信息的基础,也叫信息源。

2)二次文献:是指对大量发表分散、无序凌乱的一次文献进行加工整理后产生的一类便于检索利用的文献。二次文献是按照一次文献的特征(如题名、著者、关键词、出处、分类号等)进行著录,或将其内容压缩成简介、提要或文摘,并按一定学科或专业的系统结果和逻辑顺序存储编排成的检索工具,包括搜索引擎,能检索题名、作者、文摘、数目的数据库,各种索引工具,目录、文摘杂志(包括简介式检索刊物)等。二次文献又称为二级文献,它们都可用作文献检索工具,能比较全面、系统地反映某个学科、专业或专题在一定时空范围内的文献线索,是积累、报道和检索文献资料的有效手段。二次文献体现的重点不是一次文献的学术内容,而是能全面、高效查找到一次文献的线索,便于检索并利用海量的一次文献。

3)三次文献:又称为三级文献,是指利用二次文献,针对某个专题或学科,检索、收集、整理、综合分析相关的一次文献后,而编写出的文献,主要包括综述、专题述评、年鉴、百科全书、指南、手册等。三次文献将大量有价值的知识系统化,围绕着具体项目和课题的研究背景、发展趋势而撰写,其内容综合性强、指导性高、信息量大,是有效准确了解相关专题或学科的重要工具。在医学信息调研中,可以充分利用这类文献,在短时间内了解所研究课题的研究历史、发展动态、水平等,以便能更准确地掌握课题的技术背景。

二次、三次文献是对一次文献的"替代""改组""综合"过程以后而产生的不同形式的文献。替代过程就是将分散无序的一次文献加工整理,对所含信息进行各种不同程度的压缩,使其成为检索工具。改组过程就是从大量相关的一次文献中抽取、核实、排比有用的数据、结果和结论,按照便于检索阅读的体系,重新组织。这种改组的结果产生了手册、词典、图标、名录等文献。综合过程,就是将一次文献中包含的知识综合到现有知识体系,使之成为整个知识体系的有机组成部分,从而更新、丰富和提高现有知识,所产生的文献主要是不断更新版次的百科全书、专著、教科书等。

4)零次文献:是指形成一次文献以前的知识信息(未形成文字材料、未经记录的口头情报信息)及未经公开正式发表的原始文献,如书信、实验记录、手稿、会议记录、内部资料等。零次文献目前也可以从网络等途径获得,是信息情报资源的有益补充。

(3)根据载体形式划分:分为电子型、印刷型、缩微型和视听型。

(4)根据存在方式划分:分为人体内信息和人体外信息。

(5)根据应用领域划分

1)医学研究信息:是与医学和药学研究有关的信息。医学科研信息是医学信息服务与管理的核心。

2)临床医疗信息:是诊疗信息等与疾病诊治有关的信息。临床医疗信息内容庞杂、数量巨大,是医学信息的重要来源。

3)医学市场信息:是指与医学产品的开发、生产、经营、销售、反馈等环节有关的信息。

4)医学管理信息:是指与卫生事业管理有关的一类信息。

5)公共卫生信息:是指与疾病预防、防疫等公共卫生服务有关的信息。

(6)根据内容划分

1)医学成果信息:主要是指医学新发现、医学科学研究成果和医疗技术改进等方面的医学信息。一般以正式出版的文献信息源为主。这类信息主要是由医学图书馆、医学信息研究所和信息中心等专业信息机构来收集、整理并提供各种服务。医学成果信息对医学科学研究、医疗工作的改进和提高起着重要的作用。

2）临床诊疗信息：是指临床医生在诊断和治疗病人的过程中所产生的信息，包括病人对自己病情的描述、各种实验室诊断数据、图像及各种治疗的备选方案等。诊疗信息是疾病诊断的基础和依据，是治疗疾病的主要参考。

3）医学统计信息：主要是指对科研和临床诊疗数据等信息进行统计分析而形成的资料。医学统计信息大部分是根据定期的统计报告汇编而成的。

4）医学产品信息：是指对医学相关新产品介绍说明的信息。医学产品信息在临床药物治疗、医学产品研制、新药品评价等方面具有重要的信息价值。

5）循证医学信息：是指慎重、准确和明智地应用当前所能获得的最好研究证据，同时结合临床医师的个人专业技能和临床经验，考虑病人的价值和愿望，将三者完美地结合，制订出病人的治疗措施。目前全世界已有 13 个国家成立了 15 个中心。Cochrane 图书馆是循证医学的重要资料库，是卫生保健疗效可靠证据的重要来源。

6）病案信息：病案也称病历，是一类特殊的医学信息源，是指人们由于健康的需要在医疗卫生机构进行检查、诊断、治疗和康复整个过程的原始记录。随着病案管理工作的不断改善，病案信息在医学科研和工作中发挥越来越大的作用。

医学信息检索：由于医学信息内容的数量呈暴发式的增长，医学信息的总量也已是海量。临床医师越来越依赖医学信息，医生每日必须要浏览或阅读大量与本学科相关的文献才能完成知识的更新。但是，要从海量医学信息中快速、全面、准确找出所需的信息资源变得不太容易，因此，拥有医学信息检索的技能就显得非常必要。

二、医学影像学信息资源特点

医学影像学的信息资源也有很多种类型，主要包含以下内容。

（一）学位论文

学位论文是指高等院校和科研院所的毕业生为获得相应的学位，在导师的指导下撰写完成的，具有一定独创性、学术性的研究论文，具有科学性、学术性、逻辑性、规范性等特点。学位论文一般与导师的科研方向和承担课题相关，能提供相关科研进展情况信息，是一种重要的文献信息资源。由于学位论文不公开出版，一般图书馆不能系统收藏，我国的学位论文主要由国家图书馆、中国科学技术信息研究所和学位授予单位被授权收藏，检索时主要通过网络版数据库资源进行。

（二）专利文献

记录有关发明创造信息的文献。广义包括专利申请书、专利说明书、专利公报、专利检索工具及与专利有关的一切资料；狭义仅指各国（地区）专利局出版的专利说明书或发明说明书。

由于专利可区分为发明专利、实用新型专利、外观设计专利、植物专利、再公告专利、防卫性公告、商标、技术诀窍等，专利文献也可相应地按内容做如上类型划分。广义的专利文献有专利申请书、专利说明书、专利公报、专利法律文件、专利检索工具等类型。

专利说明书是专利文献的主体，是个人或企业为了获得某项发明的专利权，在申请专利时必须向专利局呈交的、有关该发明的详细技术说明。

专利文献的特点有内容新颖完整可靠,报道翔实迅速,技术含量高,集技术、法律、经济信息于一身,数量大、范围广,格式统一、形式规范等。专利文献在医学领域特别是新药的研制开发方面具有重要的作用。

国内的专利文献检索系统主要有国家知识产权局专利数据库、中国专利信息中心专利数据库、中国专利公报等。

国外的专利文献检索系统主要有欧洲专利局 esp@ cenet 专利数据库、美国专利商标局专利数据库、WIPO 专利数据库、DII 数据库等。

万方专利技术数据库可检索国内与国外的专利文献。

(三) 会议文献

会议文献是指各种学术会议上发表的学术报告、回忆录、论文集。特点是有创见性,内容新颖,专业性和针对性强,报道迅速等。它是科技文献的重要组成部分,一般是经过挑选的,质量较高,能及时反映科学技术中的新发现、新成果、新成就及学科发展趋向。对于医学工作者来说,医学会议文献是获取医学信息、掌握学科前沿动态、把握专业发展状况的重要情报源。

国内收录会议论文的数据库有中国重要会议论文全文数据库、中国医学学术会议论文数据库、中国学术会议论文数据库。

国外收录会议论文的数据库有 ISI Proceedings、ISTP、OCLC FirstSearch 等。

(四) 电子图书

电子图书又称为 e-book,是指以数字代码方式将图、文、声、像等信息存储在磁、光、电介质上,通过计算机或类似设备使用,并可复制发行的大众传播体。类型有电子图书、电子期刊、电子报纸和软件读物等。

电子图书拥有与传统书籍许多相同的特点:包含一定的信息量,如有一定的文字量、彩页;其编排按照传统书籍的格式以适应读者的阅读习惯;通过被阅读而传递信息等。但是电子图书作为一种新形式的书籍,又拥有许多与传统书籍不同的或者是传统书籍不具备的特点:必须通过电子计算机设备读取并通过屏幕显示出来;具备图、文、声、像结合的优点;可检索;可复制;有更高的性价比;有更大的信息含量;有更多样的发行渠道等。

电子书常见格式:OEB 文件格式、LIT 文件格式、XEB 文件格式、EBX 文件格式、RB 文件格式、PDB 格式和 JAR 格式。

电子书的优点:方便性,可搜寻内容,改变字体大小及字形;容量大,随时可网络下载,不受地域限制,省去舟车劳顿之苦;降低图书成本,价格便宜;设计精美,灵活多样,有多媒体功能;节省保存书本所需之空间。

(五) 医学影像学专业论坛

论坛全称为 Bulletin Board System(电子公告板,简称 BBS)或者 Bulletin Board Service (公告板服务),是因特网上的一种电子信息服务系统。它提供一块公共电子白板,每个用户都可以在上面书写,可发布信息或提出看法。它是一种交互性强,内容丰富而及时的 Internet 电子信息服务系统,用户在 BBS 站点上可以获得各种信息服务、发布信息、进行讨论、聊天等。

论坛就其专业性可以分为综合性论坛和专题论坛。

综合类的论坛包含的信息比较丰富和广泛,能够吸引几乎全部的网民来到论坛,但是由于广便难于精,所以这类的论坛往往存在着弊端,即不能全部做到精细和面面俱到。

专题论坛是相对于综合类论坛而言,专题类的论坛,能够吸引真正志同道合的人一起来交流探讨,有利于信息的分类整合和搜集,专题性论坛对学术科研教学都起到重要的作用,这样的专题性论坛能够在单独的一个领域里进行版块的划分设置,甚至有的论坛,把专题性直接做到最细化,这样往往能够取到更好的效果。

医学影像学专业论坛就属于专题论坛,它对医学影像学领域的学术科研教学都起到重要的作用。

(六)循证医学(EBM)

循证医学是由加拿大临床流行病学家 David Sackett 于 1980 年创立并于 20 世纪 90 年代蓬勃兴起的,其方法与内容来源于临床流行病学。它的出现使传统的生物-心理-社会医学模式发生了深刻的变革。其学术思想、研究方法和研究成果对于指导政府的卫生决策和医学教育,指导医师的临床实践和临床科研都具有十分重要的意义。循证医学被誉为21世纪的临床医学,专家学者们坚信它将彻底改变21世纪的医学实践模式。循证医学正是一场将知识转化为医疗卫生服务质量和效率的革命。世界上第一个循证医学中心,是以已故英国著名流行病学家和内科医师 Archie Cochrane 的姓氏命名的英国 Cochrane 中心。

除此之外,医学影像学还有许多免费的医学影像学文献、学术机构网站、图像资源网站、网络信息资源、学术搜索引擎和专业搜索引擎等,都能提供很多的优质医学影像学信息资源。

第二节　医学影像学信息检索

一、医学信息检索概述

随着科学技术和信息技术的发展,人类已经步入数据量巨大、数据结构复杂的大数据时代。知识的传播和使用方式发生了根本性的变化,因而信息的收集与交流将对科学技术的发展产生巨大的影响。在这样的时代,医学的发展同样也毫不例外地紧紧依靠信息,而获取医学信息比较重要的手段就是进行医学信息检索。目前,全球医学科学发展日新月异,医学信息浩如烟海。面对与日俱增的医学信息,如何从分散无序、良莠不齐的内容中迅速、熟练、准确有效地获取医学信息资源,更好地为临床、教学及科研服务是每位医学科学工作者必须面对的最重要问题。因此,信息检索在医学科研工作中占有相当重要的地位,可提高医生自我更新知识和独立从事科学研究的能力,把握国内外医学研究的最新动态,善于利用已有的科研成果,在一个更新的高起点上进行研究和创造。医学信息检索是每一个医务人员必须掌握的基本知识和基本技能。目前,计算机在医学信息检索中得到了日益广泛的应用,中外文光盘检索、局域网及国际互联网上的信息检索扩大了信息检索的范围,打破了传统的手工检索的局限。计算机检索具有速度快、效率高,检索途径多,灵活方便等特点。因此,计算机光盘检索和网络检索在医学信息检索中起着举足轻重的作用。

(一)医学信息检索的概念与作用

1. 医学文献检索的概念　医学信息检索可分为两个部分:一是信息存储,将大量分散无序的文献集中起来,经过加工整理,使之有序化、系统化,成为具有查询功能的检索工具,由情报工作者完成;二是信息检索,利用检索工具或检索系统按特定要求将所需信息找出来,由科研人员或情报人员完成。信息检索根据对象不同可分为数据检索、事实检索和文献检索。

(1)数据检索:将观察或实验得到的数据,经过筛选、分析、整理和鉴定,存储于某种载体上,采用适当的方法从中找出符合用户所需的数据过程,以数值形式表示数据或客观存在的事实,如临床实验室各种指标的正常值,各种医学统计的数据等。

(2)事实检索:对事实型数据进行存储和检索的过程,对数据(包括数值型数据、概念、事实、知识等)进行查寻、运算、比较、推导、演绎和逻辑思维的过程,如专家系统根据症状、体征及实验室检查结果做出的诊断及处理意见。

(3)文献检索:医学文献是医学科学技术研究的记录,它记载前人的科研成果,如事实、方法、数据、理论及有关科研工作的假说,前人的研究总结、经验教训和值得探索的问题,它反映科技水平,是科技的重要情报源,科研前搜集有关课题资料,了解课题最新动向,吸取前人已有的科研成果,避免重复他人劳动,具有现实的指导意义。

狭义的文献检索是利用书目、索引、文摘等检索工具查找适合课题的文献线索,而广义的文献检索与信息检索的意义相同。医学信息检索就是根据课题的特定要求,用相应的方法和手段无重大遗漏迅速准确地查出符合课题需要的文献、事实和数据的整个工作程序。文献检索中往往包含有事实和数据,且文献检索的目的,常是为了检索这些数据和事实来阐明论证某理论和观点。如糖尿病高发区就需要一些事实和数据来解析高发的原因。文献检索包括文献题录、文摘甚至全文,但不直接回答用户所提的技术问题。事实检索和数据检索是确定性检索,要直接回答用户的技术问题。

2. 医学信息检索的作用

(1)增强个人的自学能力,节省查找文献信息的时间:当今文献信息类型多种多样,数量庞大,内容错综复杂,没有一套行之有效的检索方法和途径,要想获得有用的医学文献信息是很困难的。医学信息检索是提高自学能力、开拓科研思路、提供科研课题主攻方向的重要手段。

(2)充分利用他人的成果,减少重复研究和劳动:由于科学具有继承性,很多东西别人已经研究出来了,就没有必要再重复劳动,借鉴过来,然后在此基础上创新就行。

(3)减少与外界沟通的障碍,增强不同地区、国家的人之间的信息交流:由于地域、语言、文化等原因,我们不可能与其他地区、国家、语言的人直接交流,而通过文献信息交流,可以消除这些障碍。

(4)拓展自己的生存能力,提高竞争优势:通过医学文献信息检索,迅速找到对自己有用的信息,并将其消化,从而缩短了接受新信息的周期,提高了自身的竞争力。

(5)帮助领导决策选题:例如,1982年,江西、福建两省科研机构准备协作研究甲型流感病毒膜蛋白的结构和功能,了解国外是否有同类研究。在文献检索时发现1981年《病毒学杂志》已刊有该病毒膜蛋白的结构的论文,通过分析,该课题已引起国外重视,并取得了初步成果。而我国起步较晚,没必要花更多的钱和时间去研究此课题,根据文献检索的报道,决定另选课题。

(二)医学信息检索的方法、途径与步骤

1. 信息检索方法 医学信息检索方法多种多样,不同的检索目的和要求对应的检索方法不同。在医学信息检索过程中,具体选用何种方法,由于客观情况和条件的限制而不尽相同,常用的检索方法有以下几种。

(1)常用法

1)顺查法:了解某研究课题的历史背景后,选择适宜的医学信息检索系统,按年代顺序由远而近、从旧到新查找信息的一种方法。这种方法适用于检索主题复杂、范围广、时间久的科研课题,或理论性、学术性较强的文献,能系统了解相关课题的全面发展情况,漏检的可能性小,但劳动量大,费时间。

2)倒查法:利用所选的信息检索系统,根据课题内容由近到远逐年往前查找文献信息。此法能获得更多某学科或某专题最新发表的文献信息或研究进展情况。这些最新的文献信息不仅反映了现代科学技术的水平和动态,而且大多引用、论证和概述了早期的文献资料,从而间接了解相关课题的早期发展情况。与顺查法相比,效率高,省时间,有可能漏检。本法适于查找新兴学科的研究课题或检索某课题最新进展。

3)抽查法:利用信息检索系统进行重点抽查检索。它是根据学科发展的脉动性特点而采用的有效检索方法。某学科高峰期发表的文献数量要远远高于其低谷期,抽查法就是有重点地检索学科高峰期的文献。只要付出较少的检索时间、人力,就可能获取较多的文献信息,收到事半功倍的效果。但前提是事先必须了解该课题的历史背景及学科发展的高峰期,才能达到满意的检索效果。

(2)追溯法:根据经过选择的适用文献的参考文献向前追溯出一个专题的文献,还可以再利用查得文献的著者或主题,通过相关途径找到有关的新文献。此方法可帮助用户了解与自己研究类似的信息。这种利用参考文献进行追溯检索的时间顺序是由近及远的,故更多注意的是新文献。一般最好使用综述、专著和述评追溯,因为这类文献所附的参考文献,既准且全,既多又精,可避免漏检或误检。

(3)分段法:又叫循环法,是常用法和追溯法的结合,即先利用信息检索系统查得有用的文献,然后利用这些文献的参考文献进行追溯查找。当追溯到一定时限,再利用信息检索系统向前推进查找,由此获得更多有关文献。此法检索效果较好,且可以克服检索系统缺期断档的困难。

(4)核心期刊浏览法:信息检索系统收录原始文献信息通常有一定的时差,为了获取检索课题的最新文献信息,有必要浏览尚未收编到信息检索系统中的现期期刊文献。方法主要是阅读专业期刊及核心期刊的目次表或主题索引,必要时进一步阅读全文。

2. 信息检索途径　医学信息检索有各种不同的检索途径。检索途径就是检索入口或检索标志,用于查找和识别一条文献信息的名称、术语、代码等,通过文献信息的某种特征检索特定的文献信息。无论是何种形式的信息检索系统,均采用文献信息的多种特征描述和标引文献信息。一般根据文献信息的外部特征如题名、著者、序号等,构成了检索文献信息的题名途径、著者途径、序号途径;根据文献信息的内容特征如主题、分类、关键词等,则构成检索文献信息的主题途径、分类途径、关键词途径等。

(1)题名途径:是以书刊名或文献题名作为检索标识,通过书名、刊名目录或题名索引来查找文献的一种途径。通过题名途径检索文献必须掌握文献具体名称,才能准确地查找到所需要的文献。

(2)著者途径:是以著者姓名作为检索标识,利用著者索引来查找文献信息的一种途径。通过著者途径能找到学科权威人士所著的文献信息,便于发现和了解同行专家近期研究情况。利用著者途径检索文献,要了解编排规则并熟悉著者姓名的一般知识。例如,文献中,欧美国家的署名习惯是名前、姓后,而在著者索引中,一律采用姓前、名后(名用首字母缩写)的次序排列。

(3)序号途径:在已知文献序号的前提下,以序号作为检索标识,通过利用标准号索引、报告号索引、会议索引、专利索引等,检出相应类型文献信息的一种途径。

(4)主题途径:是根据所需文献内容的主题进行文献检索的一种途径。其最大优点是概念准确、专指度高、直接性强,能够将分散在各学科专业领域里的有关文献信息通过某个主题词集中检索出来,较好地满足特性检索要求。检索时,关键要熟悉和使用检索语言,即利用主题词表选准主题词,按主题词字顺在主题索引中找到该主题词,组配相关联的副主题词,检索文献。国内最常用的主题词表是《医学主题词表》(MeSH)、《中医药学主题词表》和《汉语主题词表》。主题词是表征文献内容主题特征的、经过规范化处理的名词术语。副主题词对主题词起到定性、修饰或限定的作用。如以疾病作为主题词,可选择病理、病因、诊断、超声诊断、并发症、治疗、放射疗法、中医药疗法、护理、外科手术、流行病学、预防和控制等副主题词加以组配;如以某药物作为主题词,则可选择投药和剂量、代谢、治疗应用、药物动力学、副作用、毒性等副主题词组配。主题索引由主题词、副主题词、题录号组成;在主题系统中,由主题词、副主题词、题录组成。

(5)分类途径:是按文献信息的主题内容所属的学科分类体系来检索文献信息的一种途径,即根据课题选定相应的检索系统,从分类体系中选取具体类目作为检索标识,利用分类目录或分类索引进行文献检索。它能反映学科概念的派生隶属、平行等级关系,较好地体现学科的系统性,能满足族性检索要求。检索文献时,不仅要确定课题所属的学科类别,还应掌握有关分类体系。国内文献检索系统主要应用的分类体系为《中国图书馆分类法》,简称《中图法》。

(6)关键词途径:是以关键词作为检索标识,通过关键词索引来查找文献的一种途径。关键词是直接从文献题名、摘要和正文中抽取出来的,有实质意义,并能表达文献的主题内容,未经规范化处理的科技名词术语。检索时,只要根据课题要求选择关键词(包括同义词、近义词、不同拼写法等),按字顺在关键词索引中找到该关键词,再根据其说明语,即可找到所需文献。

(7)其他检索途径:指一些辅助性的检索途径,包括化学物质索引、药品名称索引、化学分子式索引等,对于检索专业性的文献信息具有特殊的作用。

3. 医学信息检索步骤 信息检索过程可分为以下5个步骤。

(1)分析课题,明确课题要求:文献检索首先要对课题认真分析,弄清课题研究的研究目的,掌握与课题相关的专业知识,明确检索范围和要求等。

(2)选择信息检索系统,确定检索方法:应了解哪些数据库或信息检索工具收录了所查课题的资源信息。一般先选用对口的专业性数据库或检索工具,然后再利用综合性的信息检索系统来检索。选择检索方法时,要根据现有检索系统和检索课题的要求而定。信息检索系统比较完善时采取常用法;文献检索工具不完整时采用分段法;在没有检索系统的情况下,采用追溯法;如要检索近期文献信息,则采用核心期刊浏览阅读法、倒查法或最新综述性文献追溯法比较好。

(3)确定检索标识,选择检索途径:通过分析检索课题的已知条件来确定检索标识。选择检索途径取决于两个条件:一是课题的已知条件及课题的检索深度。例如,若要检索某专家近年来的研究成果,则可从著者途径检索;如要检索某课题,可从主题或分类途径检索,或综合利用各种途径检索。但若检索课题要求系统性强,所需文献范围较广,而且课题所属的类目比较明确,则使用分类途径;若所检索课题专指性强,所需文献比较专深,且课题所属的类目不明确或涉及的类目较多时,则最好选用主题途径检索。二是所选信息检索系统提供的检索途径。至于在综合利用各种途径检索一个特定课题时,选择哪种检索途径,应视具体情况而定。

(4)实施检索,查找文献线索:确定检索途径后,按相应索引的使用方法,实施检索。检索过程中,应不断分析、调整检索标识和检索途径,使检索更准确。当检索结果与检索提问相匹配时,应仔细阅读其内容,判断是否切题,若符合要求,应准确记录其著者、篇名、来源、文种等著录事项,以便查找原文。

(5)索取原始文献:确认检索线索有一定参考价值后,需查阅原始文献,通过文献来源向文献收藏单位索取原文。

信息检索是一种逻辑思维与推理的过程。只要遵循一定的检索方法、途径和步骤来检索相关信息,尽量减少检索的盲目性和偶然性,方可提高检索效率,达到迅速、准确、无重大遗漏地获取所需信息。

二、医学影像学中文信息检索工具

(一) 中国生物医学文献服务系统

1. 数据库简介 中国生物医学文献服务系统(简称 SinoMed)是由中国医学科学院医学信息研究所开发研制的集检索、开放获取、个性化定题服务和全文传递服务于一体的综合性生物医学中外文整合文献数据库。SinoMed 资源丰富,兼有中西文数据库,能全面、快速地反映国内外生物医学领域研究的新进展。该服务系统包含学科范围广泛,年代跨度大,具有深度加工、数据规范的特点;文献内容揭示更全面、准确;同时它提供的多途径检索功能,能使检索快速高效,检索结果更细化、更精确。该系统包括以下 8 个数据库。

(1)中国生物医学文献数据库(CBM):首版发行于 1994 年,该数据库收录了 1978 年以来 1800 多种中国生物医学期刊,以及汇编、会议论文的文献题录总计 700 余万篇,年增加量约 40 万条,1989 年以后的题录与维普中文科技期刊全文数据库链接。其所收录的题录均按照美国国立医学图书馆《医学主题词表》(MeSH)及中国中医科学院中医药信息研究所的《中国中医药学主题词表》进行主题标引,按《中国图书馆分类法·医学专业分类表》进行分类标引,主要用于检索国内生物医学方面的文献。CBM 数据库的编排结构、标引及检索方法,与 PubMed 检索系统基本相同。CBM 中的文献涉及基础医学、临床医学、预防医学、药学及医院管理和医学情报学等各个领域。该系统具有多种词表辅助检索功能,提供关键词、主题、分类、著者、刊名等多个检索入口。

(2)中国医学科普文献数据库:收录 2000 年以来国内出版的近百种医学科普期刊,文献总量达 20 余万篇,重点为养生保健、心理健康、运动健身、生殖健康、医学美容、食品营养、婚姻家庭等与医学健康有关的内容。月更新。

(3)北京协和医学院博硕学位论文库:收录 1981 年以来协和医学院博士、硕士研究生学位论文,学科范围涉及医学方面各专业领域及相关专业,内容前沿、丰富。可在线浏览全文。季更新。

(4)西文生物医学文献数据库:收录 7200 余种世界各国出版的重要生物医学期刊文献

题录 2200 余万篇,其中馆藏期刊 4800 余种,免费期刊 2400 余种;年代跨度大,部分刊可回溯至创刊年。年增文献 60 余万篇。月更新。

(5)俄文生物医学文献数据库:收录 1995 年以来俄国出版的重要俄文生物医学学术期刊 30 余种,部分期刊有少量回溯。月更新。

(6)日文生物医学文献数据库:收录 1995 年以来日本出版的重要日文生物医学学术期刊 90 余种,部分期刊有少量回溯。月更新。

(7)英文文集汇编文摘数据库:收录馆藏生物医学文集、汇编可以从中析出单篇文献的各种参考工具书等 240 余种(册)。以最新出版的文献为主要报道内容,部分文献可回溯至 2000 年。月更新。

(8)英文会议文摘数据库:收录 2000 年以来世界主要学协会、出版机构出版的 60 余种生物医学学术会议文献,部分文献有少量回溯。月更新。

SinoMed 检索功能强大,方便易用。主要包括智能检索、主题词表辅助检索、主题词与副主题词扩展检索、多内容限定检索、分类表辅助检索、作者机构限定、多知识点链接检索、定题检索、检出结果统计分析等功能。原文服务方式快捷多样,学位论文在线阅读,免费原文直接获取、非免费原文在线索取等服务,为读者提供经济、便捷的全文获取途径,让用户有效利用北京协和医学院图书馆的丰富馆藏资源。

2. 检索规则

(1)布尔逻辑组配检索:SinoMed 服务系统常用的三种逻辑运算符有"AND"(逻辑与)、"OR"(逻辑或)和"NOT"(逻辑非),其优先级顺序为 NOT>AND>OR,加括号可改变优先运算顺序,括号中的检索式最先运算。

(2)截词检索:单字通配符"?",可替代任何多个字符,如检索式"三?超声",可检索出含有以下字符串的文献:三维超声、三 D 超声等。

任意通配符(%),可替代任意多个字符。如检索式"乙肝%疫苗",可检索出含有以下字符串的文献:乙肝疫苗、乙肝病毒基因疫苗、乙肝减毒活疫苗、乙肝灭活疫苗等。

(3)模糊检索/精确检索:模糊检索在返回的检索结果中命中的字符串包含输入的检索词,也称包含检索。模糊检索可以扩大检索范围,提高查全率。若无特殊说明,系统默认模糊检索。

精确检索是检索结果中命中的字符串等同于检索用词,适用于主题词、特征词、分类号、关键词、第一作者、作者、刊名、期字段。

(4)短语检索:又称强制检索,对检索词用半角双引号标识,将其作为不可分割的短语在数据库的指定字段进行检索。

3. 检索方法

(1)跨库检索:该系统支持对多个数据库同时检索。根据需要,可以选择一个或多个数据库进行检索,查看检索结果时,可以选择浏览几个库的合并检索结果,也可以只选择单个数据库进行浏览。

(2)单库检索:SinoMed 系统可以对其中的单个数据库进行检索,并提供多种检索途径,如基本检索、主题检索、期刊检索、分类检索、定题检索和作者检索等。

如下以 CBM 数据库为例介绍各种检索途径的使用方法。

1)基本检索(自由词检索):CBM 检索系统的默认状态是基本检索,其检索步骤如下。

A. 选择检索入口:可分为以下 3 种情况。

缺省：表示输入的检索词同时在中文标题、主题词、摘要、关键词、特征词、刊名字段中检索。

全部：表示输入的检索词在所有可检索的字符型字段中查找。

特定字段：表示输入的检索词仅在某一指定的字段内检索，如中文标题、英文标题、作者、刊名、地址、参考文献等。

智能检索：在缺省字段，自动实现检索词、检索词对应主题词及该主题词下位词的同步检索。例如，在缺省字段输入"艾滋病"，勾选"智能检索"，点击"检索"按钮，系统会自动检出在缺省检索范围中含"艾滋病""获得性免疫缺陷综合征"和"AIDS"的所有文献。

B. 在检索框中输入检索词或检索式：检索词本身可使用通配符，词之间可使用逻辑运算符。检索词可以是单词、词组、关键词、主题词、字母、数字等。

C. 选择是否精确检索。

D. 点击"检索"按钮，开始检索。

E. 二次检索：在已有检索结果基础上再次检索，进一步缩小检索范围。两个检索式之间进行"AND"运算。

举例，应用 CBM 的基本检索功能，检索"近 5 年实时三维超声在评价心肌梗死后心功能中的作用"。该课题包含的检索词有实时三维超声、心肌梗死、心脏功能。查询上述检索词的同义词，实时三维超声其他形式的表示有 RT-3DE、RT3DE；心肌梗死的同义词有心梗、心肌梗塞；心脏功能的同义词有心功能。课题分析时析出了 3 个主要检索词，实时三维超声、心肌梗死和心脏功能，但在实际检索时可先用与课题相关度最大的概念进行试验。首先用"实时三维超声"进行检索。在基本检索界面，检索入口选择"缺省"字段，在检索词输入框中输入"实时三维超声"，勾选"智能检索"，并用其所有同义词进行检索，限定检索年代 2008~2012 年，点击"检索"按钮进行检索，同样检索心肌梗死方面的文献，最后所有检索式进行"AND"检索，共检索到 59 篇文章，对于中文来说，这个结果可以满足需要了，经浏览阅读找到需要的全文即可。如果加上"心功能"进行限定，结果是 24 篇，但会漏掉如心室收缩功能等（缺省字段中未出现心功能的字样，但也应该在心功能的范畴内）的文章，所以检索的时候要根据实际检索结果，不断调整策略，以便查全查准，一次成功的检索往往要经历多次检索策略的调整才能完成。

2) 主题检索：又称主题词表辅助检索，即采取规范化的主题词基于主题概念进行检索。主题检索与关键词检索相比，具有较高的查全率和查准率。

其具体检索步骤：①点击界面上方的"主题检索"按钮，进入主题检索界面。②在检索入口选择"中文主题词"或"英文主题词"，输入检索词，点击"查找"按钮。③在主题词列表中浏览选择与检索词相对应的主题词。④在主题词的详细信息界面，浏览该主题词注释信息和树状结构。选择是否加权检索、扩展检索、组配副主题词及副主题词扩展检索等选项。⑤点击"主题检索"按钮进行检索。

在检索选项中有"扩展检索"及"加权检索"选择。"扩展检索"是检索对当前主题词及其所有下位类主题词，不扩展检索则仅限于对当前主题词的检索，CBM 默认为扩展检索，若不进行扩展检索选择"不扩展"选项。"加权检索"则表示仅检索加星号主题词（主要概念主题词），非加权检索表示对加星号主题词和非加星号主题词（非主要概念主题词）均进行检索。CBM 默认为非加权检索，若进行加权检索需对"加权检索"选择框进行标记。

主题词注释：包括该主题词的中英文名称、款目词、相关词、树状结构号、检索回溯注释:历史注释、标引注释、范畴注释等内容。认真阅读主题词的注释信息,确认是否与检索主题一致。

主题词/副主题词组配检索:副主题词是对主题词的某一特定方面的限制,强调主题词概念的某些专指方面。如"肾/药物作用"表明文章并非讨论肾的所有方面,而是讨论药物对肾的影响。

主题词与副主题词的组配规则:CBM 数据库中副主题词一共有 94 个,用于表明同一主题的不同方面。两者组配有严格的规定,不是所有的副主题词均能与每个主题词进行组配,"可组配副主题词"列出了当前主题词可以组配的所有副主题词。点击某个副主题词可显示该副主题词的注释窗口,有助于正确使用副主题词。

副主题词扩展检索,某些副主题词之间也存在上下位关系,如副主题词"代谢"的下位词包括"酶学",选择"扩展",指对该副主题词及其下位副主题词进行检索,"不扩展"检索则仅限于对当前副主题词进行检索。

举例,应用 CBM 的主题检索功能,检索"阿司匹林诱发哮喘"的文献。本课题包含两个主题概念,即阿司匹林和哮喘,按照 MESH 标引规则,应查同时包含"阿司匹林/副作用"与"哮喘/化学诱导"两个方面内容的文献。步骤如下:①在"中文主题词"对话框下输入"阿司匹林",点击"浏览"按钮,再点击"主题词注释"进入阿司匹林的英文名称和树形结构页;在检索选项中选择"扩展",再点击"检索";这时出现副主题词对话框,根据课题要求,用户可选择相匹配的副主题词。本检索选择"副作用",点击"确认"按钮。②采取上述方法,在"哮喘"主题词下,选择"化学诱导"副主题词。③将以上两个检索结果分别"选中",点击"AND"则显示最终检索结果。

举例,检索"肺癌的诊断"方面的文献。"肺癌"这个词不是规范的主题词,因此输入之后,轮排词表中只有"小细胞肺癌",这个范畴显然太小了,要转换成相应的主题词"肺肿瘤"之后,再检索。在出现肺肿瘤树状结构状态下,进行扩展检索,选择全部的扩展树,可将"肺肿瘤"的全部下位类如支气管原癌、支气管肿瘤、PANCOAST 综合征等内容的全部文献进行扩展检索,再与副主题词"诊断"组配。可选择"英文主题词",输入"Lung Neoplasms",在英汉对照主题词轮排表中,按字顺找到 Lung Neoplasms = 肺肿瘤,点击"检索",选择"诊断"或"超声诊断"等相关副主题词后确定,即得检索结果。

CBM 数据库主题词表与 MESH 词表完全对应,因此当读者不知某个主题词的英文拼写时,可通过 CBM 主题词表的主题词注释,找到其正确的英文主题词,进而检索英文数据库。还可通过显示文献的英文题目(TT),找到对应于某个中文词的英文表达方式。

3)分类检索:根据《中国图书馆图书分类法》医学类目分类号或分类词进行检索,即从文献所属学科角度进行检索,有利于提高族性检索。检索入口包括类名和类号。

分类检索步骤:①进入分类检索界面,选择检索入口"类名"或"类号",输入检索词,点击"查找"按钮。②在分类列表中选择合适的类名,进入分类检索页面,选择扩展检索、复分组配检索,点击"分类检索"按钮。③在分类检索界面系统自动进行检索并显示检索结果。

扩展检索:表示对该分类号及其下位类进行检索,不扩展表示仅对该分类进行检索。

复分组配检索:用于限制主类号某特定方面,强调某些专指方面。系统自动将能够与分类号组配的复分号列出,选择"全部复分"表示检索当前分类号与所有复分号组配及无复分号组配的所有文献;选择某一复分号表示仅检索与当前分类号与该复分号组配的文献;选择"无复分"表示检索当前分类号不组配任何复分号的文献。

4)期刊检索:CBM 提供两种方式进行期刊检索,可以从刊名、出版地、出版单位、期刊主题词及 ISSN 等检索入口直接查找期刊;也可以直接使用页面上方的期刊导航浏览检索。

期刊检索的步骤:①点击界面上方的"期刊检索"按钮,进入期刊检索界面。②选择检索入口,刊名、出版单位、出版地、期刊主题词、ISSN,输入检索词,点击"查找"按钮。从含有该检索词的期刊列表中选择符合要求的期刊名。③选择"含更名期刊",可以检出该刊和更名期刊。④可以设置年代及期别(默认为全部),期刊界面还提供该刊的基本信息,包括主办编辑单位、编辑部地址、创刊日期和地址、邮编、电话等。⑤点击"浏览本刊"按钮,执行检索,查看该刊所刊载的文献。

5)作者检索:利用作者检索功能可检索某作者发表的文章。步骤如下:点击界面上方的"作者检索"按钮进入作者检索界面;输入作者姓名,点击"下一步";系统显示命中作者的信息列表,选择作者名,点击"下一步";查看选中作者在系统中的单位分布,根据实际需求对作者单位进行选择,点击"完成"。作者检索界面还可以进行第一作者检索。在基本检索界面也可查找某作者的文献,只要选择"作者"检索入口即可。

6)定题检索(我的空间):在开展某项课题研究时,往往需要及时跟踪该领域国内外的研究进展,把握最新研究动态,定题检索可制定或跟踪某一课题的最新文献。其步骤:①登录"我的空间",SinoMed 的"个人用户"可直接使用系统注册时所用的用户名和密码即可登录"我的空间";但"集团用户"下的子用户则需要单独注册"我的空间"后方可登录使用。成功登录后,系统右上方会同时显示您所在的集团用户名和您个人用户名信息。②检索策略保存,进入检索历史界面,点击"保存策略"按钮,勾选需要保存的检索策略序号,在"策略名"后输入策略名称;点击"存储"按钮。若保存成功,系统会提示"策略保存成功"。③检索策略激活:进入"我的检索策略",勾选已定制的检索策略,选择需要的检索操作。"重新检索"是对数据库中的所有文献重新检索;"最新文献检索"是对末次检索后数据库更新的文献进行检索。④可以创建个人数据库以保存对检索者感兴趣的检索结果。

4. 检索结果的处理

(1)检索结果显示、打印和保存:单页记录显示条数:可自主设置每页显示的命中记录数,系统默认每页显示 20 条,最多可显示 100 条。

(2)排序方式:支持"年代""期刊""作者"和"相关度"4 种排序方式。系统支持最大排序记录数为 65 000 条。

(3)检索结果显示格式:系统支持"题录格式""文摘格式"和"详细格式"3 种显示格式。

(4)检索结果输出方式:支持"打印""保存"和"E-mail"3 种检索结果输出方式。单次"打印""保存"的最大记录数为 500 条,单次"E-mail"发送的最大记录数为 50 条。可对全部检索结果或选择部分结果记录进行显示浏览或输出。

(5)全文获取:中国医学科学院医学信息研究所与维普公司合作,实现了 CBM 数据库与维普科技期刊全文数据库的链接,只要用户订购维普全文数据库,点击标题后的 PDF 图标直接获取全文。

(6)结果分析:SinoMed 提供强大的检索结果分析功能,可以对文献的作者、出版时间、作者单位、来源期刊、加星主题词和文献类型几个方面进行统计与分析,以了解该领域的主要研究人员、研究热点、学科发展轨迹和趋势、核心期刊等信息。目前,SinoMed 系统中 CBM、WBM 均提供在线文献分析功能。

在检索结果界面,点击窗口右上角的"结果分析"按钮,进入结果分析界面。根据个人的需要,进行参数设置。选择分析内容→选择分析文献数量→设置分析结果显示参数→设置分析结果排序方式→点击"结果分析"。

5. 实例分析 举例,在 CBM 数据库中检索"超声弹性成像在乳腺癌诊断中的应用"方面的相关文献。

分析:本课题的关键词有"超声""弹性成像""乳腺癌""诊断","诊断"可作为副主题词,因此,宜选用主题扩展检索方法。弹性成像技术是超声检查的一种,有的文献写成"超声弹性成像",有的文献省略"超声",直接写"弹性成像"。因此,"超声"一词可以不用作检索词。

检索表达式如下。

#1 主题词:乳腺肿瘤/全部树/诊断,病理学,放射摄影术,放射性核素显像,超声检查。

#2 缺省[智能]:弹性成像。

#3 主题词:弹性成像技术/全部树/全部副主题词。

#4 #1AND(#2OR#3)

举例,在 CBM 数据库中检索"中国医科大学附属盛京医院超声科蔡爱露"教授在《中国超声医学杂志》中的发文情况。

检索步骤:进入 CBM 基本检索界面,选择"作者"检索入口,输入"蔡爱露",点击"检索按钮"。在返回的检索结果界面,选择"作者单位"检索入口,输入该作者所在机构名称"中国医科大学附属盛京医院超声科",勾选"二次检索"后点击"检索"按钮。返回的检索结果界面,选择"刊名",输入"中国超声医学杂志",再次勾选"二次检索"后点击"检索"按钮,即完成对中国医科大学附属盛京医院超声科蔡爱露教授在《中国超声医学杂志》中的发文情况的检索。

(二)中国知识基础设施工程

1. 中国知识基础设施工程(CNKI)简介 CNKI 是由中国学术期刊(光盘版)电子杂志社、清华同方股份有限公司、光盘国家工程研究中心联合组织实施的国家信息化重点工程,是当前全文信息量规模最大的"数字图书馆",涵盖了我国自然科学、人文与社会科学、工程技术期刊、博/硕士论文、图书、报纸、会议论文等公共知识信息资源。用户遍及全国和欧美、澳大利亚、东南亚等国家和地区,实现了我国知识信息资源在互联网条件下的社会化共享与国际化传播。CNK1 采取建立中心网站与镜像站点的信息资源布局方式,在CHINANET(中国宽带互联网)和 CET-NET(中国教育和科研计算机网)主干网上设立中心网站。

2. CNKI 系列数据库 5.0 版主要产品简介 CNKI 建成了中国期刊全文数据库(CJFD)、中国优秀博/硕士学位论文全文数据库(CDMD)、中国重要会议论文全文数据库(CPCD)、中国重要报纸全文数据库(CCND)和中国年鉴网络出版总库等大型数据产品。

(1)中国期刊全文数据库:是中国知识基础设施工程最重要的组成部分,是目前世界上最大的连续动态更新的全文数据库。收录全文文献 3000 多万篇,分十大专辑,收录了 1979年至今国内公开出版的综合期刊与专业特色期刊的全文,内容涉及理工、农业、医药卫生、经济政治与法律、文史哲、电子技术与信息科学及教育与社会科学;产品形式有 WEB 版(网上包库)、镜像站版、光盘版和流量计费。镜像站点通过互联网或卫生传送数据可实现日更新。医药卫生专辑是几大专辑之一,内容包括医药卫生及生物医学工程、中国病例集萃等。

(2)中国优秀博/硕士学位论文全文数据库:是目前国内相关资源最完备、高质量、连续动态更新的中国优秀博硕士学位论文全文数据库,至 2012 年 10 月,累积博/硕士学位论文全文文献 170 万多篇,分十大专辑,收录了 1999 年(部分收录 1999 年以前的)至今全国 404家培养单位的博士学位论文和 621 家硕士培养单位的优秀硕士学位论文。覆盖基础科学、工程技术、农业、医学、哲学、人文、社会科学等各个领域。

(3)中国重要会议论文全文数据库:由中国学术期刊(光盘版)电子杂志社编辑出版的国家级连续电子出版物专辑。重点收录 1999 年以来,中国科协系统及国家二级以上的学会、协会、高校、科研院所,政府机关举办的重要会议及在国内召开的国际会议上发表的文献。其中,国际会议文献占全部文献的 20% 以上,全国性会议文献超过总量的 70% ,部分重点会议文献回溯至 1953 年。截至 2012 年 10 月,已收录出版国内外学术会议论文集近16 300本,累积文献总量 170 多万篇。

(4)中国重要报纸全文数据库:收录 2000 年以来中国国内 500 多种重要报纸刊载的学术性、资料性文献的连续动态更新的数据库。至 2012 年 10 月,累积报纸全文文献 1000 多万篇。

(5)中国年鉴网络出版总库:收录 1912 年以来的年鉴,是目前国内最大的连续更新的动态年鉴资源全文数据库。内容覆盖基本国情、政治军事外交、地理历史、法律、科学技术、经济、文化体育事业、教育、医疗卫生、人物、社会生活、统计资料、法律法规与文件标准等各个领域。

3. 中国期刊网检索功能

(1)CNKI 知识发现网络平台(KDN):CNKI 具有强大的检索功能,不但提供面向单个数据库的检索平台,还提供面向多个数据库进行一站式检索的跨库检索平台。通过使用该平台,用户可以只通过一个检索窗口,就能对多个数据库同时检索。此平台在资源揭示上实现了一框式检索,要查找何类文献,直接在首页检索框中输入即可。此平台有资源总库、国际文献总库、行业知识服务平台和个人/机构数字图书馆等入口,此外,还链接了知网动态、中国党政系列和中国高校系列专业期刊、特色导航、作者投稿服务等资源。

(2)检索方法:CNKI 提供单库检索和跨库检索平台。跨库检索是指以同一检索命令同时检索多个数据库。一次跨库检索所选择的数据库不能超过 8 个。根据学术文献的检索需求,CNKI 提供了面向期刊、博/硕士、会议、报纸、年鉴、百科、词典、统计年鉴、外文文献等不同数据库的检索标签,可随时切换以选择需要的数据库。文献默认检索期刊论文、博硕论文、会议论文及报纸论文,若选择更多的数据库,可以在页面的右上方选择跨库选择按钮,勾选所需检索的数据库。CNKI 提供了初级检索、高级检索、专业检索、作者发文检索、科研基金检索、句子检索和文献来源检索 7 种面向不同需要的检索方式。

1)初级检索:进入 CNKI 首页后,默认为跨库检索,也可以选择单个库进行检索。检索入口有全文、主题、篇名、作者、单位、关键词、摘要、参考文献、中图分类号和文献来源等。检索结果可以按照来源数据库、学科、发表年度、研究层次、作者、机构和基金进行分组浏览。检索结果页面,点击"在结果中检索",还可以进行二次检索,即在当前检索结果中,进一步缩小检索范围。检索到的文献点击查看全文,需先安装 AcrobatReader 浏览器或者CNKI 专用全文浏览器(CAJ Viewer)。

举例,检索"超声光散射成像诊断乳腺癌"的相关文献。

检索步骤:在检索入口选择"主题",检索框内输入"超声光散射成像",点击检索,在检索框中输入"乳腺癌",点击"在结果中检索",完成检索。点击"分组浏览"中的来源数据库,可以看到各个数据库中的检索结果。

2)高级检索:点击 CNKI 检索界面右上方的"高级检索"按钮,进入高级检索页面。高级检索与初级检索的界面相似,不同的是两个检索项之间增加了布尔逻辑运算符的选项。和初级检索规则一样,在检索框里只能输入单个检索词,不能输入检索式,即在检索框内不能出现运算符。高级检索提供"输入内容检索条件",可添加多个检索提问框,点击"+"增加-检索行,点击"-"减少-检索行。某些课题需要通过多次检索才能完成,使用高级检索可一次完成。一次最多可同时组配 7 个检索词。此外,高级检索还提供"输入检索控制条件",可以从发表时间、文献来源、支持基金、作者、作者单位等字段来限定。

举例,检索 2007～2012 年发表在《中华医学超声杂志》中关于胎儿超声诊断方面的文献。

检索步骤:首先输入内容检索条件,选择"主题",输入"胎儿",并含"超声",发表时间选择 2007-01-01 到 2012-12-31,文献来源中输入"中华医学超声杂志",点击检索,即完成此次检索。

3)专业检索:系统提供了一个可按照自己需求进行逻辑组配检索的功能入口,单击"专业检索"项,进入专业检索界面,有题名、主题、关键词、摘要、作者、第一责任、机构、中英文刊名、引文、全文、年、期、基金、分类号、ISSN、CN 等检索项。多个检索项的检索表达式可使用 AND、OR、NOT 逻辑运算符进行组合;其优先级相同;若要改变组合的顺序,需使用英文半角圆括号"( )"将条件括起来;所有符号和英文字母,都必须使用英文半角字符;逻辑关系符号"AND""OR""NOT"前后要空一个字节;字符计算:按真实字符(不按字节)计算字符数,即一个半角字符、一个全角字符均算一个字符。

专业检索的检索步骤:①选择检索范围;②输入检索式;③单击"检索文献"按钮。

举例,利用专业检索来检索"陈琼瑛发表的有关连续顺序追踪技术诊断畸形的报道"。

检索式:SU＝连续顺序追踪 ANDSU＝畸形 ANDAU＝陈琼瑛。

(3)检索结果显示和保存

1)题录保存:主要功能是帮助用户有选择地暂时保存检索结果记录,以备日后查看。在检索结果列表中选择要保存的记录,有两种操作方式:一是点击结果界面左上角的按钮对本页的所有记录进行全选,如需更改,点击"清除"按钮;二是直接在想要保存的记录"篇名"前勾选即可。

点击检索结果页面上的"导出/参考文献"按钮,进行保存。

这里共提供了 CAJ-CD 格式引文、查新(引文格式)、查新(自定义引文格式)、CNKIE-Learning、CNKI 桌面版个人数字图书馆、Refworks、EndNote、NoteExpress、NoteFirst、自定义等多种输出格式。在不同的输出字段中会显示不同的记录属性,用户可根据自己的需求进行选择。

2)查看及保存全文:检索结果系统默认为概览页面。可根据检索结果进行重新检索或二次检索,用于调整检索结果。检索框下方显示分组浏览,以供用户选择检索范围,其下方可按照主题顺序、发表时间、被引频次、下载次数等对检索结果进行排序。其下方为检索结果概要列表,包括文献的篇名、作者、来源、发表时间、数据库来源、被引、下载次数、浏览次数等内容。用户直接单击题名,可链接进入细览页面。用户单击篇名下方的"CAJ 下载"或"PDF 下载",系统将提供下载、保存此题名的全文数据的功能。高级检索、专业检索的检索结果格式与初级检索基本一致。

(三) 维普中文科技期刊数据库(VIP)

1. 数据库概况 重庆维普资讯有限公司是国家科学技术部西南信息中心下属的一家大型专业化数据公司。自1989年以来,一直致力于对海量的报刊数据进行科学严谨的研究、分析,采集、加工等深层次开发和推广应用。迄今为止,维普公司收录有中文报纸400种、中文期刊累计12 000多种,已标引加工的数据总量达3800万篇,拥有固定客户6000余家。维普期刊资源整合服务平台(VJIP)是维普推出的中文科技期刊资源一站式服务平台,该平台分为5个模块:期刊文献检索、文献引证追踪、科学指标分析、高被引析出文献和搜索引擎服务。

中文科技期刊数据库(CSTJ)是重庆维普资讯有限公司推出的一个功能强大的中文科技期刊检索系统,是我国数字图书馆建设的核心资源之一,是高校图书馆文献保障系统的重要组成部分,也是科研工作者进行科技查新和科技查证的必备数据库。收录1989年至今(部分期刊回溯至1955年)12 000余种期刊,其中核心期刊有1982种,3850余万篇文献,中心网站日更新。收录学科范围包括自然科学、社会科学、医药卫生、工程技术、经济管理、农业科学、教育科学和图书情报。

其特点:由专业质检人员对题录文摘数据进行质检,在主题标引用词基础上,编制同义词库、同名作者库,并定期修订,有助于提高文献的查全率;检索入口多、辅助检索手段丰富;配备功能强大的全文浏览器;期刊全文采用扫描方式加工,保证全文原貌;通过与期刊出版社签订入编协议,基本解决版权问题。

2. 数据库检索

(1)数据库登录:打开www.cqvip.com或镜像站点进入中文科技期刊数据库主页。个人用户通过购买维普阅读(充值)卡,注册后可检索和下载维普资源。购买使用权的单位无须输入用户名和密码即可直接登录,免费检索和下载维普资源。

(2)检索方式:该数据库提供5种检索方式,快速检索、传统检索、高级检索、分类检索和期刊导航检索。点击进入相应检索。每种检索方法分别提供题名、关键词、刊名、文摘、第一作者、作者、作者机构、分类号等多种检索入口。

1)快速检索:用户可根据实际需求选择检索入口,输入相应的检索词或检索式进行检索。快速检索默认的年限为1989年至今,检索入口默认为"题名或关键词"。

举例,默认状态下检索"介入治疗血管瘤"方面的文献。

在快速检索页面,默认状态下,输入"介入",进行检索,在返回的结果界面里,选择"在结果中搜索",输入框输入"血管瘤"进行二次检索,共找到319条记录。

在此基础上,还可以加其他限定条件,①范围限定:可以选择全部期刊、重要期刊和核心期刊等。②年份限定:数据库收录1989年至今,可根据需要进行选择。③检索结果组配:重新搜索、在结果中搜索(结果中必须出现所有检索词,相当于布尔逻辑的"与")、在结果中添加(结果中至少出现任一检索词,相当于布尔逻辑的"或")、在结果中去除(结果中不应该出现包含某一检索词的文献,相当于布尔逻辑的"非")。二次检索也可在检索字段、期刊范围和年限之间任意组合进行检索。用户点击文章题目可查看题录的具体信息。点击"【全文下载】"图标,可保存或打开原文。

2)传统检索:传统检索的方法与快速检索相似,有学科类别限制、数据年限限制和辅助检索功能。

A. 学科类别限制:分类导航系统参照《中图法》(第4版)进行分类,每个学科分类都按照树形结构展开,利用导航缩小检索范围,从而提高查准率。例如,检索"放射病、放射损伤"的文献,可以在分类导航里选择"医药卫生"里面的"特种医学"选择"放射病、放射损伤"。

B. 数据年限限制:数据库收录数据从1989年至今,检索式根据需要选择年份。

C. 辅助检索功能:①同义词库,勾选页面左上方的"同义词",选择关键词字段进行检索,可检索到该关键词的同义词。检索中使用同义词功能可提高查全率。适用"关键词""题名或关键词"和"题名"检索段。例如,用户输入"核医学",点击检索,可以看到"核医学"的义词"原子医学",勾选检索,以扩大检索范围。②同名作者库,勾选页面左上方的"同名作者",选择检索入口为作者或第一作者,输入检索词"徐克",点击"检索"按钮,即可找到作者名为"徐克"的作者单位列表,根据需要勾选进一步检索,适用于"作者"和"第一作者"检索字段。

3)高级检索:提供了向导式检索和命令检索两种方式。

A. 向导式检索:为用户提供一个检索表单,除可输入检索词外,还可选择逻辑运算、检索项和匹配度,并进行相应字段扩展信息的限定等操作。其检索严格按照从上至下的顺序进行,读者在检索时可以根据检索需求选择检索字段。检索字段有U(任意字段)、M(题名或关键词)、S(机构)、J(刊名)、K(关键词)、C(分类号)、A(作者)、R(文摘)。逻辑运算符"＊"表示逻辑"与"、"＋"表示逻辑"或"、"－"表示逻辑"非"。扩展功能有查看同义词、查看同名/合著作者、查看分类表、查看相关机构。此外,用户可以根据需要,点击"【扩展检索条件】",以时间条件、期刊范围、专业限制进一步缩小搜索范围,获得更符合需求的检索结果。

B. 命令检索:在高级检索页面的下方有直接输入检索式检索方式,检索框中直接输入字段标识、逻辑运算符等,点击"扩展检索条件"并对相关检索条件进行限制后点"检索"按钮即可。检索式输入有错时检索后会返回"查询表达式语法错误"的提示,看见此提示后使用"【后退】"按钮返回检索界面重新输入正确的检索表达式。逻辑运算符和检索代码同"向导式检索",无括号时逻辑与"＊"优先运算,有括号时括号内优先。扩展检索条件同"向导式检索"中的"扩展检索条件"。

4)分类检索:相当于限定了检索范围,用户检索前可对文章所属学科类别进行限制,例如,用户选择放射医学类,则放射医学及其下位类的所有文章均可检出。若不添加,则在所有文章中检索。

5)期刊导航:提供3种检索方式,期名检索、按字母顺序检索和按学科分类检索。

3. 检索结果显示及全文下载

(1)检索结果概要显示:检索结果默认显示方式为"概要显示"。其内容包括文章题名、前两位作者、文章出处。可通过显示方式处选择"文摘显示"或"全记录显示"。检索结果默认为每页显示10条,也可显示20条或50条。对于检索结果中的文章,可逐页浏览,也可用跳转功能跳转至用户希望阅读的页号。提供对应检索条件的"相关检索"内容浏览。

点击"加入电子书架",可将选中的文章保存到"我的数据库"的电子书架中,点击"保存检索式"可将检索的表达式保存在"我的数据库"的检索历史中。点击概览页面中的文章标题,可查看该文章的具体信息。

(2)文章下载:在检索结果的概览页面上勾选所需文章,点击全文下载按钮,选择下载题录文摘(概要显示、文摘显示、全记录显示、引文标准格式显示、Endonte 格式显示、NoteExpress 格式、自定义输出),点击下载按钮即可。在列表中点全文下载图标可下载全文。

(3)文章打印:勾选文章后点"打印"按钮,选择打印的内容,选择概要、文摘、全记录,并确认打印,根据页面提示打印即可。

(4)全文处理:全文提供 PDF 格式。需在首页点击"下载全文阅读器"后,下载 AdobeReader 软件,安装后即可浏览全文。

(四) 万方数据资源

万方股份有限公司是国内第一家以信息服务为核心的股份制高新技术企业,在互联网领域,提供集信息资源产品、信息处理方案和信息增值服务为一体的高水平的综合信息服务。其研制的万方数据知识服务平台是以中国科技信息研究所(北京万方数据股份有限公司)全部信息服务资源为依托建立起来的,是一个以科技信息为主,涵盖经济、文化、金融、社会、人文信息为一体,以互联网为网络平台的大型科技、商务信息服务系统。万方数据库提供网络版万方数据知识服务平台和镜像版万方数据资源两种方式。个人用户可以购买万方数据检索阅读卡/充值卡在网上注册进行网络版的检索和全文下载,并拥有整个万方数据资源系统信息资源的完全使用权,非会员可以免费检索,不能下载全文。一般高校购买镜像版。

万方数据知识服务平台的网址(http://www.wanfangdata.com.cn)。首页提供多种文献类型简单检索界面,按资源类型分为全文类信息资源、文摘题录类信息资源及事实型动态信息资源。

1. 主要数据库简介

(1)期刊论文:是万方数据知识服务平台的重要组成成分。收录多种科技人文及社会科学期刊论文,其中大部分是科技部科技论文统计源核心期刊,总计 1600 余万篇。

(2)学位论文:收录国家法定学位论文收藏机构——中国科技信息研究所提供的自1980 年至今我国自然科学领域各高等院校、研究生院及研究所的硕士研究生、博士及博士后论文,总计 180 余万篇。

(3)会议论文:收录由中国科技信息研究所提供的国家级学/协会、研究会组织召开的各种学术会议论文,每年涉及千余个重要的学术会议,范围涵盖自然科学、工程技术、农林、医学等多个领域,总计 170 余万篇,为用户提供最全面、详尽的会议信息,是了解国内学术会议动态、科学技术水平必不可少的工具。

(4)外文文献:包括外文期刊论文和外文会议论文。外文期刊论文是全文资源。收录1995 年至今世界各国出版的 20 900 种重要学术期刊(部分文献有少量回溯)。每年增加论文百万余篇,每月更新。外文会议论文是全文资源。收录了 1985 年至今世界各主要学协会、出版机构出版的学术会议论文(部分文献有少量回溯)。每年增加论文 20 余万篇,每月更新。

(5)专利信息:国内外的发明、实用新型及外观设计等专利 2700 多万项,内容涉及自然科学各个学科领域。中国专利收录从 1985 年至今受理的全部专利。

(6)中外标准:综合了由国家技术监督局、建材研究院、建设部情报所等单位提供的相关行业的各类标准题录,包括中国标准、国际标准及各国标准等 27 多万条记录。

(7)法律法规:主要由国家信息中心提供,收录自 1949 年中华人民共和国成立至今全国各种法律法规 30 余万条。内容不但包括国家法律法规、行政法规、地方法规,还包括国际惯例及条约、司法解释、案例分析等,关注社会发展热点,更具实用价值,被认为是国内最权威、全面、实用的法律法规数据库。

2. 检索方法　万方数据知识服务平台提供单库检索与跨库检索两种方式,均提供简单检索、高级检索、专业检索等检索方法。在跨库检索界面上方的检索词输入框中直接输入检索词,系统自动在期刊论文、外文期刊、学位论文、会议论文、外文会议论文等数据库中检索。万方数据资源系统单库检索与跨库检索方法基本相同,下面以学术期刊全文数据库为例介绍单库的检索方法。

(1)简单检索:系统默认的检索方式是简单检索,该界面可进行"期刊""学位""会议""外文文献""学者""专利""标准""成果"等数据库切换,系统默认"学术论文检索"状态下,在检索词输入框中输入检索词,点击"检索"按钮,进入检索结果界面,系统提供了二次检索功能,可通过选择标题、作者、关键词、年代字段,以进一步缩小检索范围,达到理想的检索效果;检索结果上方的检索词输入框中仍保留上次检索使用的检索词,可以重新输入新的检索词,进行新的检索。

本案例中主要检索有关"淋巴肿瘤的影像诊断"方面的文献,在简单检索界面系统默认"论文检索"状态下,检索词输入框中输入"淋巴肿瘤+淋巴癌",点击检索,检索结果界面的左侧,在"关键词"字段后面的检索词输入框中输入检索词"影像诊断",点击检索,即可获得切题文献。

选择"刊名检索",在检索词输入框中输入期刊全部或部分名称,点击"检索"按钮即可。本例中要获得中国医学计算机成像杂志的联系方式,可在检索词输入框中输入"中国医学计算机成像",点击"检索",在含有该检索词的刊名列表中,点击刊名"中国医学计算机成像杂志",刊名检索结果界面显示了该刊的主要信息,如期刊简介、主要栏目、刊内检索、最新一期目录、期刊信息、获奖情况、收录汇总及同类期刊信息等,其中期刊的信息包括该刊的主管单位、主办单位、主编、CN、ISSN、编辑部地址、邮编、电话和 E-mail 等,可通过该刊的期刊信息找到 E-mail 和编辑部地址进行投稿。

(2)高级检索:是在指定的范围内,通过增加检索条件,检索到满意的信息。点击"高级检索"按钮,进入高级检索界面,此界面可以通过下拉菜单,任意选择以下字段:"主题""题名或关键词""题名""创作者""作者单位""关键词""摘要""日期""期刊来源""期刊期别"等检索项,检索项之间可进行逻辑运算,包括精确匹配和模糊匹配。此外,可进行年份限定,1990 年至今。本案例可使用高级检索,在第一行检索词输入框中输入"淋巴肿瘤+淋巴癌",选择主题字段,在第二行检索词输入框中输入"影像诊断,选择关键词字段,点击检索,即可得到切题文献。

(3)专业检索:比高级检索功能更强大,需检索人员编制检索式进行检索。检索表达式使用 CQL 检索语言,含空格或其他特殊字符的单个检索词用引号("")括起来,多个检索词之间使用"AND"或"OR"连接。系统提供检索的字段有"主题""题名或关键词""题名""创作者""作者单位""关键词""摘要""日期"。在检索表达式框中直接输入检索式,点击"检索"按钮,执行检索。本案例检索过程:点击输入框右侧的"可检索字段",弹出窗口可检字段窗口,选择"主题"后在输入框中显示"主题:( )",在括号中输入"淋巴肿瘤+淋巴癌",再点击"可检索字段",选择"关键词"后在输入框中显示"关键词:( )",在括号中输入"影像诊断",点击"检索"即可。或直接在检索框中输入"主题:(淋巴肿瘤+淋巴癌)＊关键词:(影像诊断)"。

3. 检索结果

(1)检索结果排序:检索结果可以按"经典论文优先""相关度优先""新论文优先"三种

方式进行排序,并可以在不同的排序方式之间进行切换。经典论文优先是指被引用次数比较多,或发表在较高水平的期刊上、有价值的文献排在前面。相关度优先指与检索词最相关的文献优先排在最前面。新论文优先指发表时间最近的文献优先排在最前面。

(2)检索结果分组:检索结果可按照论文类型、学科类别、发表年份和期刊等条件分组,选择相关分组标准,可以缩小检索范围。信息在检索结果界面点击文献标题,可获得单篇文献的详细内容及相关文献的信息链接,包含题名、作者、刊名、摘要和基金项目等,该界面还提供参考文献、相关博士论文、相似文献、引证分析、相关机构、相关专家等链接。在检索结果界面,每条记录下方均有"导出"按钮,题录下载时,点击即可弹出"导出文献列表",有多种保存格式,系统提供"参考文献格式""查新格式"和"自定义格式",在该界面可以删除部分或全部题录;此外,还可将所选题录导入"NoteExpress""NoteFirst""Refworks"和"End-note"文献管理软件中,根据需要选择导出方式,点击"导出"按钮,题录按照所选方式保存下来或导出。

(3)全文下载:在检索结果界面点击"下载全文"按钮或图表,根据需要打开或保存期刊论文全文。全文格式为 PDF 格式。

第四章　呼吸系统影像

第一节　影像解剖

一、肺的大体解剖

（一）肺的分段(图4-1,图4-2)

1. 右肺　上叶:尖段(B1)、前段(B2)、后段(B3)。中叶:外侧段(B4)、内侧段(B5)。下叶:上段(B6)、内基底段(B7)、前基底段(B8)、外基底段(B9)、后基底段(B10)。

2. 左肺　上叶:尖后段支气管(B1,3)、前段支气管(B2),舌叶:上舌段(B4)、下舌段(B5)。下叶:上段支气管(B6)、内基底段支气管(B7)、前基底段支气管(B8)、外基底段支气管(B9)、后基底段支气管(B10)。

（二）CT断层解剖

CT断层解剖见图4-3。

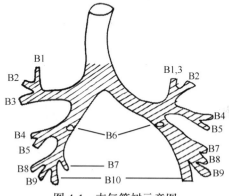

图 4-1　支气管树示意图

B1. 尖段支气管;B2. 前段支气管;B3. 后段支气管;B4. 外侧段支气管;B5. 内侧段支气管;B6. 上段支气管;B1,3. 尖后段支气管;B7. 内基底段支气管;B8. 前基底段支气管;B9. 外基底段支气管;B10. 后基底段支气管

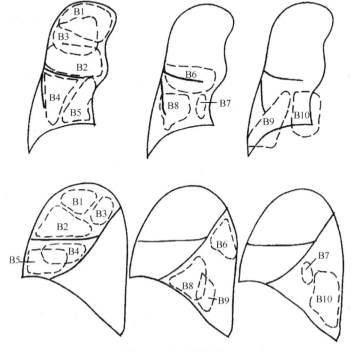

图 4-2　肺叶的划分

B1. 尖段;B2. 前段;B3. 后段;B4. 外侧段;B5. 内侧段;B6. 上段;B7. 内基底段;B8. 前基底段;B9. 外基底段;B10. 后基底段

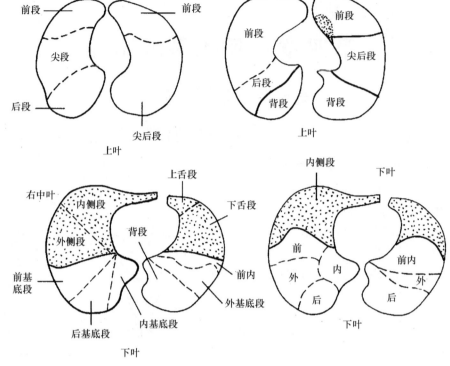

图 4-3　肺段的断层解剖示意图

（三）支气管 CT 解剖

支气管 CT 解剖见图 4-4。

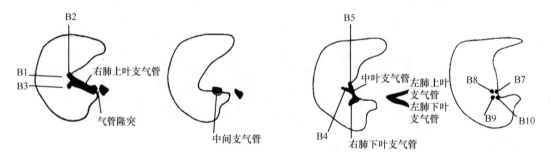

图 4-4　支气管的断层解剖示意图

（四）平片解剖标志

1. 线（图 4-5）

（1）前联合线：重叠在气管上方约 2mm 的直线，代表左胸膜、右胸膜。

（2）后联合线：延伸支锁骨上方。

（3）奇静脉食管线：右肺下叶气体与纵隔的分界线。

（4）左脊柱旁线：自主动脉弓延伸至膈肌。

（5）右脊柱旁线。

2. 气管旁带(图 4-6)

(1)宽度>4mm 即为异常。

(2)不能低于右主支气管。

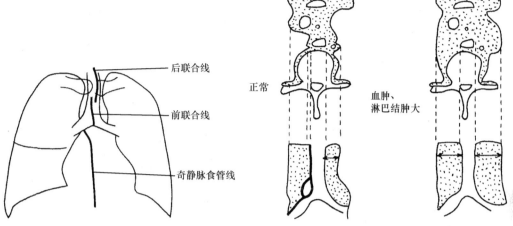

图 4-5　肺部平片解剖示意图　　　　　图 4-6　支气管平片与断层解剖对应关系示意图

3. 肺裂(图 4-7,图 4-8)

(1)水平裂。

(2)斜裂。

(3)奇静脉裂。

(4)其他裂:①上副叶裂;②下副叶裂。

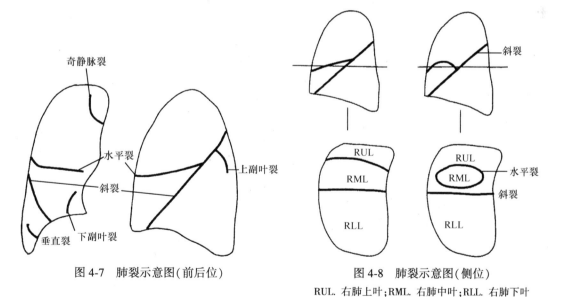

图 4-7　肺裂示意图(前后位)　　　　　图 4-8　肺裂示意图(侧位)

RUL. 右肺上叶;RML. 右肺中叶;RLL. 右肺下叶

4. 上叶支气管(图 4-9)　在侧位上,右上叶支气管总比左上叶支气管位置高。中间支气管后壁厚度常<2mm。

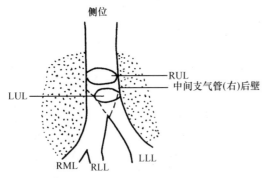

图4-9 气管与主支气管示意图

LUL. 左肺上叶支气管；LLL. 左肺下叶支气管；RUL. 右肺上叶支气管；RML. 右肺中叶支气管；RLL. 右肺下叶支气管

二、肺实质解剖

（一）肺腺泡

肺腺泡包括终末细支气管以远的所有肺组织，终末细支气管是气道的最小结构。腺泡大小一般为7mm，腺泡包括大约400个肺泡。

（二）次级肺小叶（图4-10）

多边形，直径为1.5~2cm。每一次级肺小叶包括3~5个腺泡，包括几个终末细支气管。

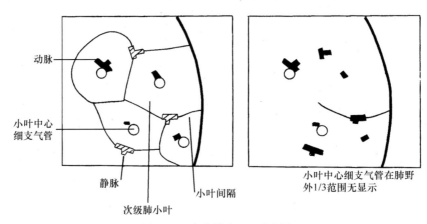

图4-10 高分辨率CT示意图

（三）肺泡上皮

肺泡上皮由两种类型细胞构成：①1型肺泡上皮细胞；②2型肺泡上皮细胞，能产生表面活性物质，有吞噬功能及再生功能。

（四）高分辨率CT（HRCT）

技术参数：1.5mm层厚，高分辨率算法。可以选择的方法：增加千伏峰值或毫秒（140kVp,170mA），靶扫描重建（为提高空间分辨率可只重建一叶肺）。

（五）HRCT解剖

HRCT可以观察到的肺的基本单位为次级肺小叶，1.5cm左右，多边形，周围以结缔组织围绕，中央动脉及中央支气管、小叶间隔内为外周静脉及淋巴管。

三、肺 功 能

肺功能包括肺容积、肺容量及气流速率（图4-11）。

潮气量（TV）：正常呼吸周期呼出气体量。

肺活量（VC）：用力吸气后再用力呼气，所能呼出的最大气体量。

功能残气量（FRC）：平静呼气后，肺内残留的气体量。

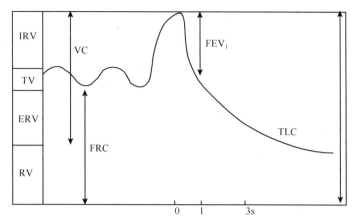

图 4-11　肺功能示意图

TV. 潮气量；VC. 肺活量；IRV. 补吸气量；FRC. 功能残气量；ERV. 补呼气量；

FEV_1. 1s 用力呼气量；RV. 余气量；TLC. 肺总量

肺总量(TLC)：用力吸气后肺内气体量。

用力呼气量(FEV)：1s 内呼出的气体量(FEV_1)。

四、纵　　隔

上纵隔：主动脉弓平面以上至胸腔入口。

前纵隔：包括胸腺、淋巴结、结缔组织；另外一些分类方法也包含心脏。

中纵隔：包含心脏、大血管、气管、淋巴结、膈神经。

后纵隔：起自椎体前方，包含降主动脉、食管、胸导管、淋巴结、神经及脊柱旁区。

五、影像检查方法

(一) 标准胸部 CT 检查

病人取仰卧位，扫描时屏气。

1. 扫描参数

(1) 5mm×5mm 断面：自隆突上 2cm 到隆突下 4cm(图 4-12)。

(2) 10mm×10mm 断面：其余肺组织。

全肺扫描：3.5cm 间隔，6 个 1.5mm 高分辨率层面扫描。患有间质性肺疾病时，采用俯卧位重复上述 6 个层面。用高分辨率骨算法重建。

2. 静脉应用对比剂

(1) 评价血管结构，AVM，主动脉夹层。

(2) 评价纵隔肿瘤，淋巴结肿大。

(3) 肺门肿块。

(4) 颈部肿块。

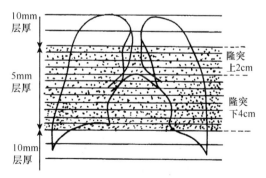

图 4-12　肺部 CT 扫描示意图

（二）螺旋 CT 胸部扫描方法

（1）应用不同的算法扫描。

（2）对肺小结节 1mm 重建：组合不同的螺距与层厚，层厚一般为 7~10mm。

（三）影像诊断报告书写

一个可靠的影像报告，应包括所有的检查过程。

1. 报告应包含内容

（1）病人姓名及其他特征，如出生日期、社会保险号，或医院名称、编号等。

（2）有关医生的姓名，以确保能按医生的指导将报告送往准确的一个或多个地点（医院、办公室、门诊等）。

（3）既往史。

（4）检查的名称或类型。

（5）检查的日期与书写报告日期。

（6）检查的时间（主要用于 ICU、CCU 病人），以标明同一病人一天内做的多个检查。

（7）报告主题。

2. 检查过程及材料　在报告中应包括检查过程的描述及所用的任何对比剂（对比剂名称、浓度、体积、病人反应等）、药物、导管及器械。

3. 检查所见　应用准确的解剖及放射学术语来精确描述检查所见。

4. 影响检查的因素　可能出现的、可鉴别的限制检查敏感性与特异性的因素。这些因素可包括技术方面的和病人解剖结构方面的，如肠道排空不彻底，腕舟骨检查。

5. 临床问题　报告应提及或回答临床检查申请所涉及的问题。例如，排除气胸，"未见气胸征象"；排除骨折，"未见骨折征象"。不建议用否定性的诊断结论，如"乳腺摄影检查不能排除肿瘤可能"。

6. 数据的比较　与以前检查及报告对比为影像检查会诊的一部分，并可选择性地作为结论的一部分。

7. 结论

（1）每一检查都必须包括结论部分。

（2）尽可能地明确诊断。

（3）做出恰当的鉴别诊断。

（4）在必要的情况下，建议随访或进一步检查来明确诊断结论。

第二节　获得性免疫缺陷综合征

一、概　　述

获得性免疫缺陷综合征（acquired immune deficiency syndrome，AIDS）是由人类免疫缺陷病毒（HIV）感染所导致的继发性免疫缺陷病，HIV-1 及 HIV-2 是存在于 T 淋巴细胞 CD4 表面的简单带状 RNA 病毒。在反转录酶的作用下，病毒的 RNA 基因组复制到 DNA 上，然后整合到宿主的 DNA。

（一）流行病学

截至 2005 年，全世界共有报道 4030 万人感染 HIV，在美国超过 30 万人死亡。

1. 高危人群

（1）男同性恋、男两性恋，占 60%。

（2）经静脉吸毒，占 25%。

（3）输血，占 3%。

（4）AIDS 阳性母亲的后代。

（5）异性恋女性：增长最快的人群，其性伴侣常为静脉吸毒者。

2. 目前所知的 HIV 传播途径　血液传播、性传播、母婴传播、接触性传播。

（二）临床表现

AIDS 临床特点有淋巴结肿大；机会感染；淋巴瘤、卡波西肉瘤；其他表现如淋巴间质性肺炎、自发气胸、脓毒血症栓塞。

（三）支持 AIDS 临床检查

CD4 计数<200 个/mm^3，免疫功能失调与 CD4 计数倒置有关；肺孢子虫病（PCP）：CD4<200 个/mm^3，MAI：CD4<500 个/mm^3；每年发生细菌性肺炎超过 1 次。

（四）机会感染

（1）肺孢子虫病，占 70%。

（2）分枝杆菌感染，占 20%，CD4 计数常小于 50 个/mm^3。

（3）细菌感染，占 10%（金黄色葡萄球菌，嗜血杆菌）。

（4）真菌感染，<5%。

（5）奴卡放线菌属，<5%：空洞性肺炎。

（6）巨细胞病毒性肺炎（尸检常见）。

二、胸　　部

（一）概述

50% AIDS 病人伴有肺部感染或肺部肿瘤；胸片正常不能排除肺孢子虫病可能；巨细胞病毒尸检常见，但不影响死亡率，几乎所有病人 CMV 抗体滴度都升高。

AIDS 病人胸部 CT 的应用：有症状的 AIDS 病人，虽胸片正常，但常首先行痰液检查、支气管镜检查，或试验性治疗肺孢子虫病；确诊有疑问的胸片；发现局部病灶、淋巴结肿大、结节。

（二）胸部表现

1. 结节　卡波西肉瘤（常有皮肤病变）；脓毒血症性梗死（体积迅速增大）；真菌感染：隐球菌、曲霉菌。

2. 大片模糊影　实变肿块；出血、NHL、肺炎。

3. 线样影或间质模糊　肺孢子虫病；不典型分枝杆菌感染；卡波西肉瘤。

4. 淋巴结肿大　分枝杆菌感染；卡波西肉瘤；淋巴瘤；过度增生，胸部少见。

5. 胸腔积液　卡波西肉瘤；分枝杆菌、真菌感染；脓胸。

三、肺孢子虫感染

影像学表现：间质性表现占 80%。平片：双侧肺门周围或弥漫性改变。高分辨率 CT：发生在上叶的毛玻璃样改变,其间可见囊性改变;数天内可发展为肺实变;肺部孢子虫感染可表现为胸片正常,占 10%;多发的肺上叶充气囊肿或肺气肿,占 10%(图 4-13,图 4-14)。原因:气胸、支气管胸膜瘘。

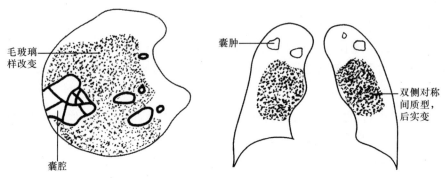

图 4-13　肺囊虫感染示意图(断层)　　　图 4-14　肺囊虫感染示意图(前后位)

肺孢子虫病易累及上叶,是因为治疗肺孢子虫病的药物喷他脒气雾剂不易到达上叶,这种表现类似于结核,但结核易并发胸腔积液和淋巴结肿大,此两种表现在肺孢子虫病不常见。

不典型表现形式:单侧性病变;局灶性病变,空洞结节。

由于采取了有效的预防措施,肺孢子虫病作为 AIDS 的一种表现正在减少。

四、微生物感染

结核多于细胞内伤寒杆菌感染,CD4 细胞计数小于 50 个/mm³。

影像学表现:常见肺门、纵隔淋巴结肿大,淋巴结坏死表现为中间密度减低,呈边缘强化,结核菌的坏死较伤寒杆菌多见,卡波西肉瘤或淋巴瘤的淋巴结呈均质强化;胸腔积液;其他的表现和普通结核表现相同(上叶实变,空洞形成)。

五、真 菌 感 染

真菌感染在 AIDS 病人中不常见(<5%);最常见为隐球菌病,90% 中枢神经系统受累;组织胞浆菌病:结节或粟粒结节常见,35%胸片正常;球孢子菌病:弥漫间质改变,薄壁空洞。

六、卡波西肉瘤

AIDS 最常见并发肿瘤:卡波西肉瘤(15%)发生率在下降,男∶女=50∶1;淋巴瘤<5%。

卡波西肉瘤的肺部表现(几乎都早于皮肤黏膜受累):结节 1~3cm,单发或多发,通常伴有皮肤损害;由肺门伸向外周的粗线样影;胸腔积液(浆膜源性),40%;淋巴结肿大;淋巴瘤转移(图 4-15,图 4-16)。

七、艾滋病相关性淋巴瘤

非霍奇金淋巴瘤(NHL,通常侵犯 B 淋巴细胞)的发病多于霍奇金淋巴瘤(HL),预后较差。表现为单发或多发肺肿块伴或不伴空气支气管征(25%);艾滋病相关性淋巴瘤典型表现为肺外表现,如中枢神经系统、消化道、肝脏、骨骼,淋巴结肿大并不是最突出的;常见胸腔积液。

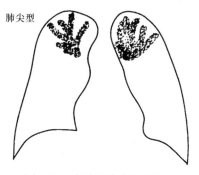

图 4-15　卡波西肉瘤示意图

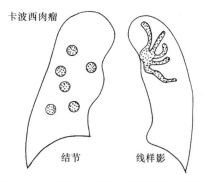

图 4-16　卡波西肉瘤淋巴结受累示意图

八、淋巴性间质性肺炎

弥漫间质性浸润包括淋巴细胞、浆细胞、组织细胞。

影像学表现:弥漫性网格样改变。诊断的确立有赖于穿刺活检,此种表现还可发生于非 AIDS 的病人,如系统性红斑狼疮。

这种表现在儿童 AIDS 病人中常见。

第三节　气管、支气管疾病

一、慢性支气管炎

慢性支气管炎是由于感染或非感染因素引起的气管、支气管黏膜及其周围组织的慢性非特异性炎症。本病临床诊断标准:慢性、进行性咳嗽连续 2 年以上,每年连续咳痰、咳嗽至少 3 个月;排除具有咳嗽、咳痰、喘息症状的其他疾病(如肺结核、肺尘埃沉着症、肺脓肿、心脏病、心功能不全、支气管扩张、支气管喘息及慢性鼻咽疾病等)。本病尤以老年人多见,随着病程迁延和病情发展,多数病人并发慢性阻塞性肺气肿、肺大疱、炎症甚至继发肺源性心脏病。影像学检查的目的是排除心、肺等其他疾病及发现并发症,CT/HRCT 检查主要用于肺间质性及弥漫性病变的鉴别诊断(除外肺癌)。

【病理与临床】

其病理特点是支气管腺体增生、黏液分泌增多。病人因支气管黏膜受炎症的刺激及分泌黏液的增多而出现咳嗽、咳痰的症状。痰液一般为白色黏液泡沫状,在急性发作期,咳嗽加剧,并出现黏液脓性或脓性痰。支气管的痉挛或狭窄及黏液和渗出物阻塞管腔常致喘息。双肺听诊可闻及哮鸣音,干、湿啰音。某些病人可因支气管黏膜和腺体萎缩(慢性萎缩性气管炎),分泌物减少而痰量减少或无痰。小气道的狭窄和阻塞可致阻塞性通气障碍,此时呼气阻力的增加大于吸气,久之,使肺过度充气,肺残气量明显增多而并发肺气肿。临床出现有连续 2 年以上,每持续 3 个月以上的咳嗽、咳痰或气喘等症状。早期症状轻微,多在冬季发作,春暖后缓解;晚期炎症加重,症状长年存在,不分季节。疾病进展又可并发阻塞性肺气肿、支气管肺炎、支气管扩张、间质纤维化、肺源性心脏病等并发症,严重影响劳动和健康。

【影像学表现】

1. X线 慢性支气管炎的X线表现无特异性。即使临床已确诊者,其胸部X线片也可以正常。常见的异常征象如下。

(1)肺纹理改变:由于支气管,特别是小支气管壁的慢性炎症、增厚、分泌物增加及炎性渗出,支气管周围慢性炎症及纤维化等病理改变,导致两肺纹理增多、增粗、扭曲及边缘模糊,可以呈网状或条索状,以两下肺为重(图4-17)。

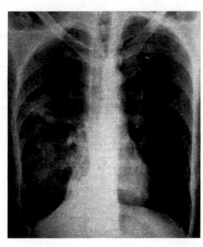

图4-17 慢性支气管炎、肺气肿并发感染
双肺纹理粗乱,肺野透亮度增加,肺肌低平,肋间隙增宽,右肺斑片状影,边缘模糊

(2)轨道征:有时沿支气管走行方向见到互相平行的线状结构(增厚的支气管壁)形成管状透亮影,此即"轨道征",多见于右下肺心缘旁。

(3)剑鞘状气管:此系气管软骨前弓狭窄致胸内段气管呈剑鞘状,其冠状径变小,不足同层面气管矢状径的2/3,管壁无增厚,但可见气管软骨钙化;上述所见是慢性支气管炎病人(尤其有吸烟史者)常见的X线表现。

(4)并发症:慢性支气管炎常伴发多种并发症。

1)肺内急、慢性炎症:表现为两肺内多发斑片状影,以下肺多见;右中叶慢性炎症致肺叶实变、体积缩小——瘢痕性肺不张(边缘性中叶综合征)。

2)阻塞性肺气肿:是慢性支气管炎常见并发症,病变蔓延至细支气管和肺泡壁,致终末细支气管远端气腔过度充气,并伴有气腔膨胀、破裂。X线表现为肺容积增大和肺野透亮度变化。前者可有肋骨前段趋于水平、肋间增宽、膈低平或呈波浪状,心脏呈垂位型,胸廓前后径和横径增大形成桶状胸;后者是在肺容积增大的基础上出现肺野透亮度增加、肺血管纹理变细,更重要的是呼气相、吸气相肺野透亮度变化不大及横膈运动幅度减小(图4-17)。

3)肺大泡:又称疱性肺气肿或称气肿性大疱,见于严重的肺气肿病人;是许多肺泡膨胀破裂并互相融合所形成的薄壁空腔,空腔直径>1cm,大者可占据一侧胸腔,可单发亦可多发;大泡壁由其周围被压缩的肺组织构成,壁薄如毛发状恒定可见,厚度<1mm;合并感染后肺大泡内可出现气-液平面。肺大泡可以独立存在,大泡破裂可形成自发性气胸。

4)支气管扩张:引起继发性支气管扩张的基本因素是支气管-肺的反复感染和支气管阻塞,两者互为因果。所以慢性支气管炎可合并有支气管扩张,如细支气管扩张表现为支气管末端小囊状扩大。

5)肺动脉高压及肺源性心脏病(肺心病):肺心病是慢性支气管炎并发阻塞性肺气肿的必然结果;X线表现为右下肺动脉干扩张、横径≥15mm,肺动脉段明显突出,肺动脉的外围分支细小,称为"肺门残根"或"肺门截断",右心室增大(图4-18)。

2. CT 本病X线与CT表现的病理基础相同,其影像学表现也基本一致,只是CT横断面影像显示慢性支气管炎的各种影像学征象较X线检查更准确可靠。

(1)支气管改变:支气管管壁增厚,当支气管走行方向与CT扫描平面平行时可见到互相平行的线状结构(炎性增厚的支气管壁)形成管状透亮影,此即"轨道征",以两下肺多见;

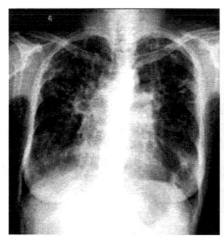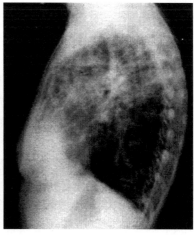

图 4-18 慢性支气管炎伴肺心病、肺纤维化
X 线片,双肺纹理增多、增粗、紊乱,且见广泛纤维条索状影,心影呈梨形,肺动脉段凸出,双膈如常

当支气管走行方向与 CT 扫描平面垂直或近似垂直时,则显示支气管断面影像,因管壁增厚则显示厚壁小环形影,邻近尚有肺动脉分支影伴行,MSCT/MPR 有可能显示纵行走向的"轨道征";因支气管黏膜肿胀、管腔内充盈大量分泌物不易排出,则可在下肺野显示条状或棒状影(近似水平方向走行支气管)或点状高密度影(近似垂直方向走行支气管),亦可能提示一定程度的支气管扩张存在;有时可见明确的支气管扩张影像,表现为厚壁环形影,管腔直径大于伴行的肺动脉分支直径,多在中、内带出现,提示 3~4 级支气管扩张。

(2)剑鞘状气管:胸内段气管呈剑鞘状,其冠状径变小不足同层面气管矢状径的 2/3,或气管指数(冠状径与矢状径之比)≤0.5;气管管壁无增厚,前部呈弓形狭窄,两侧壁内陷、后壁前突,气管横断面积减小;可见气管软骨钙化;胸廓入口平面以上气管正常。

(3)阻塞性肺气肿:肺气肿是指终末细支气管远端气腔的持久性异常增大,伴有壁的破坏而无明显纤维化者;临床上主要见于慢性支气管炎病例。病理及影像学上可分为小叶中心型肺气肿、全小叶型肺气肿及间隔旁型肺气肿。CT 发现肺气肿较 X 线检查更为敏感,对早期肺气肿的检出和分类较 X 线检查更为准确。HRCT 确定轻度肺气肿优于肺功能检查,对于诊断小叶中心型肺气肿有较高的价值。

(4)肺大泡(泡性肺气肿或称气肿性大疱):肺大泡通常位于胸膜下区或接近肺表面。胸膜下肺大泡是间隔旁型肺气肿的一种表现形式,经常多发,还可与全小叶型或小叶中心型肺气肿共存。肺大泡内可有纤细的间隔,合并感染时可见气-液平面,大泡破裂是自发性气胸的原因,CT 检查可发现 X 线检查难以发现的少量气胸。肺大泡可以独立存在,但多数是肺气肿或肺纤维化末期的组成成分。

(5)肺内急、慢性炎症:CT 显示肺内炎症病变优于 X 线检查。右中叶是慢性炎症好发部位,常有肺叶实变、体积缩小等变化,特称为瘢痕性肺不张(边缘性中叶综合征)。

(6)肺间质纤维化:慢性支气管炎合并肺间质纤维化,CT 表现为蜂窝状和网线状影及支气管扩张影像,往往位于肺外围的"皮质部"。

(7)肺动脉高压:CT 可清楚显示中心肺动脉显著扩张,右下肺动脉干横径≥15mm,肺中内带肺动脉增粗、扭曲,肺动脉的外围分支细小,称"肺门残根"或"肺门截断"。

【鉴别诊断】

慢性支气管炎的主要病理改变是支气管壁的慢性炎症,病变蔓延至细支气管和肺泡壁,形成肺组织结构的破坏或纤维组织增生,进而发生阻塞性肺气肿和肺间质纤维化。慢性支气管炎的 X 线片表现无特异性。CT/HRCT 显示:支气管管壁增厚——"轨道征",以两下肺多见;3~4 级支气管扩张多在下肺野中、内带出现;剑鞘状气管;阻塞性肺气肿、肺大泡;慢性支气管炎合并肺间质纤维化,表现为蜂窝状和网线状影及支气管扩张影像,往往位于肺外围;肺动脉高压形成"肺门残根"征象。上述征象是慢性支气管炎影像学诊断及鉴别诊断要点。

1. 寻常型间质性肺炎/特发性肺纤维化(UIP/IPF) IPF 病人在开胸或经胸腔镜肺活组织检查的组织学标本上表现为 UIP。

网状及蜂窝囊肿影、牵拉性支气管、细支气管扩张等为 IPF 常见的影像学表现,并以下肺野外带胸膜下区分布为主。慢性支气管炎合并肺间质纤维化时,亦可出现蜂窝状、网线状及支气管扩张征象,多位于肺外围,两者影像学表现类似,应注意鉴别。

UIP/IPF 病人可有细支气管扩张,其直径约为 1mm,HRCT 显示为微细蜂窝状影;此外,UIP/IPF 病人还可见粗糙胸膜面或胸膜下浸润,支气管壁增厚及肺血管不规则增粗等支气管血管束间质纤维性增厚改变,主要分布在肺外围,也可见于肺中央部。

一般认为,位于下叶的蜂窝囊肿影和位于上叶的线状影是鉴别 IPF 和其他临床与之相似者最可靠的征象。除蜂窝囊肿外,UIP/IPF 病人不具备慢性支气管炎的其他影像学表现。

UIP/IPF 病人发病高峰年龄为 40~60 岁,以劳累性气喘、干咳及进行性加重的呼吸困难为最常见的症状。肺功能检查几乎总是显示特征性的限制性通气功能障碍和(或)气体交换功能降低,伴 TLC、FRC、RV 减少,DLco 亦减少。本病虽经皮质类固醇和免疫抑制药物治疗,呼吸困难仍进行性加重,肺内病变仍呈持续进展,病人预后不良。结合 UIP/IPF 病人的临床及影像学表现,应仔细与慢性支气管炎合并肺间质纤维化鉴别。

2. 干燥综合征(SS) 本病肺部表现为慢性间质性肺炎。多数病人呈 UIP/IPF 的典型表现,仅少数病人呈淋巴细胞型间质性肺炎(LIP)改变。影像学上,SS 与慢性支气管炎的多种并发症可有类似的表现。HRCT 上,SS(即 LIP)最常见的表现是磨玻璃样密度影,其次为双肺多发囊状影,典型的囊状影具有薄壁,且主要分布在下肺野,位于肺实质内较深部位。与慢性支气管炎合并肺间质纤维化时,蜂窝囊肿主要分布在肺外围胸膜下区截然不同;与慢性支气管炎合并的小叶中心型及全小叶型肺气肿也可以鉴别。

临床上,本病 90% 的病人系中年女性,其临床体征与症状也具有一定特点。所以结合临床特征及影像学表现,本病不难与慢性支气管炎鉴别。

二、支气管扩张

支气管扩张是支气管内腔的异常增宽。少数病人为先天性。多数支气管扩张为支气管反复感染的继发改变,或因肺内的严重纤维化病变牵拉而引起。主要发病机制:①慢性感染引起支气管壁组织破坏;②支气管内分泌物淤积与长期剧烈咳嗽,引起支气管内压增高;③肺不张及肺纤维化对支气管壁产生的外在性牵引。上述三个因素互为因果,促成并加剧支气管扩张;可在两肺弥漫性分布,亦可局限于一侧肺、一叶肺或一个肺段。

【病理】

支气管扩张好发于支气管的 3~6 级分支。先天性支气管扩张的病理改变为支气管壁的软骨及平滑肌发育欠缺或薄弱,加上出生后呼吸动作影响。支气管感染引起的支气管扩张在病理上为支气管上皮脱落、管壁的炎细胞浸润及支气管周围的纤维组织增生。支气管肺部慢性炎症导致管壁结构破坏,周围肺组织慢性炎症及纤维化可牵拉支气管扩张,好发于3~4级支气管,主要累及双肺下叶,左下叶尤为多见,可能系肺动脉造成左侧支气管生理性狭窄所致;而且左下叶病变总是伴有左上叶舌段支气管受累,右下叶病变伴有右中叶及右上叶前段支气管受累。肺结核纤维组织增生牵引支气管扩张,好发于上叶尖、后段及下叶背段的3~5级支气管,称此为结核继发支气管扩张,可伴有卫星灶、纤维、增殖性病灶及钙化灶。持久的支气管结核导致管腔瘢痕性狭窄及其远端的支气管扩张,主要累及2~3级支气管,称此为结核性支气管扩张,邻近肺野尚有结核性渗出性病变;肺内严重纤维化病变牵拉引起邻近的支气管发生扩张。如肺结核、肺尘埃沉着症的进行性块状纤维化或严重的胸膜增厚等,多位于两肺中、下部胸膜增厚附近。

在大体病理形态上支气管扩张分为:①柱状扩张:扩张支气管的内径宽度远端与近端相似。②静脉曲张型扩张:扩张支气管的内径粗细不均,管壁有多个局限的收缩,形似静脉曲张。③囊状扩张:扩张的支气管末端呈囊状。④混合性扩张:上述改变的混合。扩张的支气管内或其末梢分支内常有黏液潴留。

【临床表现】

支气管扩张多于儿童和青少年时期发病,仅少数为先天性支气管扩张;主要的临床表现为咳嗽、咳痰,常有较多量的脓痰。咯血较常见,可有较多量的咯血。有的病人病史较长,儿童时期有支气管感染的病史,或有引起肺内严重纤维化疾病的病史,如肺结核、胸膜炎、肺尘埃沉着病或肺间质纤维化等。体检少数病人有杵状指,听诊肺内可有啰音。

【影像学表现】

影像学检查可明确扩张支气管的部位、类型、程度及病变范围,为临床制订手术方案提供客观依据。

1. X线　早期病人胸部X线片可无异常,经支气管造影或CT检查发现病变。较明显者X线片可以发现某些直接或间接征象。

主要的X线表现为肺纹理增粗紊乱或呈网状。扩张而含气的支气管可表现为沿肺纹理走行的两条平行的线状阴影,称为"轨道征"。扩张而充满分泌物的支气管则表现为不规则的杵状致密影,称之为杵状纹理;囊状扩张者可表现为多个薄壁空腔,其中可有液平。囊状支气管扩张形成多发的囊状阴影,呈蜂窝状。合并感染时有液平。病变区常有肺叶或肺段不张,典型者在不张的三角形致密阴影中可见到肺纹理聚拢,多见于中、下叶。合并肺内炎症时在增多紊乱的纹理中可伴有小斑片状模糊影。

2. 支气管造影　可显示支气管的柱状、静脉曲张状及囊状扩张的形态。具有肺内纤维化的病例,支气管扩张发生在纤维化病变之内或其周围。①柱状扩张:见于较大分支,呈柱或杵状扩大,管径大于同级正常支气管一倍以上;②囊状扩张:见于较小分支,呈葡萄串或蜂窝状,造影剂可大量进入多数支气管扩张的囊腔内,使整个囊腔都充盈造影剂,若造影剂部分充盈囊腔,可在囊内形成液平;③混合性扩张:柱状、囊状扩张同时存在;④局限性梭形扩张:支气管局部扩张,其远、近端可正常;⑤常伴有慢性支气管炎的造影表现。

3. CT　CT检查在常规扫描的基础上,采用1.5mm或2mm的薄层或HRCT扫描。诊断支气管扩张的敏感性与特异性已达到替代支气管造影并可以明确诊断的程度,MSCT/HRCT是支气管扩张的最佳检出方法。此前,支气管造影一直是诊断支气管扩张症最关键的成像手段。

　　根据支气管扩张形态分为柱状支气管扩张、囊状支气管扩张、静脉曲张型支气管扩张。①柱状支气管扩张：根据扩张支气管与扫描层面的关系可形成柱状、环状或椭圆状的管状结构。管内充满黏液时，则形成高密度影与血管伴行。管内充盈气体时，扩张的支气管与其伴行血管断面可形成"印戒征"。②囊状支气管扩张：多数呈散在或簇状分布的囊腔，外面光整，其内可见液平面，多发时可呈葡萄串状分布。合并感染时，可见其周围有炎性实变影。③静脉曲张型支气管扩张：扩张的支气管轮廓不规则，呈波浪状或串珠状且呈迂曲表现。支气管扩张部位的支气管血管束聚拢、推移及扭曲，支气管管壁增厚，表现为"轨道征"。支气管扩张邻近可见代偿型肺气肿或炎性实变（图4-19～图4-21）。

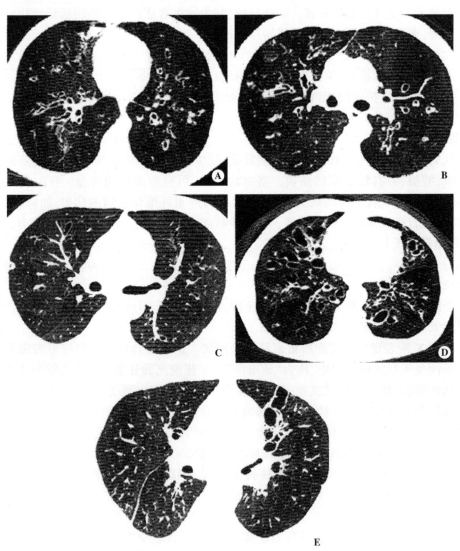

图4-19　支气管扩张

A、B. 双肺柱状支气管扩张呈轨道征、印戒征；C. 柱状支气管扩张，见轨道征；D. 双肺下叶囊状支气管扩张，呈葡萄串征，左下囊腔内见气液平；E. 静脉曲张型支气管扩张，扩张的支气管轮廓不规则，呈波浪状且呈迂曲表现

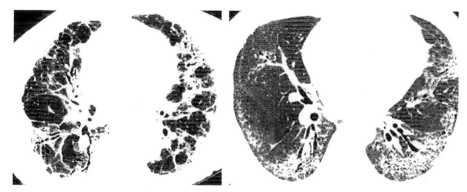

图 4-20　间质纤维化致牵拉性支气管扩张

两肺血管支气管束增粗、间隔增厚呈网格状,内见扩张的支气管呈串珠状或"轨道征"

【诊断与鉴别诊断】

本病的支气管造影及 CT 所见具有特征性的表现。

X 线检查对本病的诊断有限度。具有反复咯血及肺部感染的病人 X 线片有两下肺纹理增重或囊状阴影应当考虑到本病的可能。需行支气管造影或 CT 检查确定诊断。CT 诊断支气管扩张的敏感性为 63.9% ~ 97%,特异性为 93% ~ 100%。HRCT 上,支气管扩张可表现为柱状、囊状、静脉曲张型、混合型支气管扩张,以及"双轨征""印戒征"等多种典型的影像学征象;支气管扩张病变在肺内分布具有一定的规律性,但不具有对称性。如支气管肺部炎症引起者主要累及

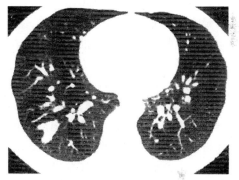

图 4-21　支气管扩张

两肺气管扩张,气道内浓缩的分泌物取代了空气,表现为管状、结节状、分支状结构,密度较低,很大时可误为血管

双肺下叶,左下叶尤为多见;而且左下叶病变总是伴有左上叶舌段支气管受累,右下叶病变伴有右中叶及右上叶前段支气管受累。结合临床资料考虑,不难与具有类似影像学表现的其他疾病鉴别。经过反复或严重的继发感染后,肺叶体积可以缩小直至肺叶不张。

支气管扩张病人多因慢性咳嗽、咳大量脓性痰及反复咯血而就诊,发病的高峰年龄为儿童和青少年;或确诊时已有较长的病史,往往可追溯到儿童时期。

1. 先天性多发性肺囊肿(蜂窝肺)　囊状支气管扩张需与多发肺囊肿相鉴别。多发肺囊肿的囊腔相对较大,囊壁相对较薄,较少有液平。

2. 肺气囊　需与囊状支气管扩张相鉴别。肺气囊多见于金黄色葡萄球菌肺炎,呈多个类圆形薄壁空腔,变化快,常伴有肺内浸润病灶或脓肿,且常随炎症吸收而消退。

3. 肺淋巴管肌瘤病(LAM)　HRCT 影像上,LAM 特征性表现是无数薄壁囊状影在两侧正常肺实质中呈弥漫性、均匀性及对称性分布。囊状影直径界于 0.2 ~ 5cm,大多数直径<10mm,仅少数>5cm,大多数囊壁厚度<1mm,且均匀。囊状影内不伴有气-液平面。临床上,本病仅见于女性,绝大多数病人为 17 ~ 50 岁生育期妇女,常伴有乳糜胸腔积液及反复出现的自发性气胸等。这些都是囊状支气管扩张所不具备的临床及影像学特征,应视为两者之间的鉴别诊断要点。

4. 肺朗汉斯巨细胞组织细胞增多症（PLCH） 又称为肺嗜酸细胞肉芽肿，肺部病变呈双侧中、上肺野分布为主的特点，两肺底及膈肋角区相对正常。HRCT 上本病最基本的特征是囊状影，囊状影内不伴有气-液平面。而在大多数病例中还同时可见小结节影（肉芽肿性病变），通常直径<5mm，从几个至无数个不等。这些都是支气管扩张所不具备的影像学特征。本病平均发病年龄为 32 岁，60%的病人肺部单独受累，合并骨骼病变或内脏异常者约各占 20%。

5. 干燥综合征（SS） 肺部表现为慢性间质性肺炎。多数病人呈 UIP/IPF 的典型表现，仅少数呈淋巴细胞型间质性肺炎（LIP）改变，与支气管扩张可有类似的影像学表现。HRCT 上，SS 可表现为双肺多发囊状影，典型的囊状影薄壁，且主要分布在下肺野，位于肺实质内较深部位，囊状影内不伴有气-液平面。单凭影像学表现两者不易鉴别。临床上，本病 90%的病人系中年女性，其临床体征与症状也具有特点。

6. 特发性肺纤维化（IPF） HRCT 上，IPF 以蜂窝囊肿影为主要影像学所见，表现为圆形或多边形含气空腔，直径0.5～1cm，其壁清晰、壁厚 1～3mm，囊状影内不伴有气-液平面，几个蜂窝囊肿倾向于拥有共同的壁，主要分布于中、下肺野外带胸膜下。

蜂窝囊肿常伴有肺纤维化的其他表现，如微细蜂窝状影、粗糙胸膜面或胸膜下浸润、叶间裂隙增厚及"界面征"，以及牵引性支气管扩张等。临床上，病人呈进行性呼吸困难、干咳，可有发绀、杵状指；肺功能检查呈限制性通气障碍伴肺容量减少和弥散功能异常。

7. 过敏型支气管-肺曲菌病（ABPA） 本病支气管黏液嵌塞（边缘清楚的 V 形、Y 形、葡萄串状或指套状影），黏液栓咳出后遗留近侧支气管柱状或囊状扩张，而远端支气管仍属正常为特征；病变通常累及上叶支气管，几乎总是位于肺段或亚肺段支气管；其远侧肺组织可因相邻肺段之间的侧支通气发生空气潴留。若有支气管哮喘或有接触含真菌粉尘病史者，上述影像学特征可考虑为过敏型支气管-肺曲菌病的后遗症。

8. 小叶中心型肺气肿 HRCT 上，轻、中度小叶中心型肺气肿的特征性表现为直径仅几毫米的小圆形低密度（气肿）区、无可见的壁，聚集在小叶中心部位，多发生于上叶尖、后段和下叶背段肺的非周围部。低密度（气肿）区无可见的壁可与多发性囊状支气管扩张相鉴别。

9. 先天性肺叶发育不全 肺叶发育不全的影像学表现与多数囊状支气管扩张合并肺叶不张者很相似，应注意鉴别。多发性囊状支气管扩张合并肺叶不张者，其肺叶体积缩小程度远不如肺叶发育不全者严重。而且左下叶病变总是伴有左上叶舌段支气管受累，右下叶病变伴有右中叶及右上叶前段支气管受累，除囊状扩张外尚可合并有柱状支气管扩张。肺叶发育不全者其肺叶支气管变细（支气管造影），肺叶动脉发育不全、分支细小、数量减少（CECT、CTA、DSA）。根据临床及影像学表现，以资鉴别。

三、先天性支气管囊肿

先天性支气管囊肿是较少见的先天性肺发育异常。胚胎发育期，因气管、支气管异常的萌芽或分支异常发育所致。病变可发生在支气管分支的不同部位和显示不同的发育阶段。囊肿常为多房性，也可为单房性。囊壁多具有小支气管壁结构，内层有纤毛柱状上皮，外层可见散在小片软骨，壁内可见到平滑肌束和纤维组织。囊状病变结构内层可见不同的皮层细胞，有柱状、立方形和圆形上皮细胞，这显示出支气管树分支发育不完全的不同程度。有些具有分泌黏液的柱状细胞，腔内充满黏液。囊内可为澄清液或血液。小的支气管囊肿在临床上不呈现症状,仅在胸部X线检查或尸检时才被发现。一旦囊性病变与小支气管沟通,引起继发感染或产生张力性气囊肿、液囊肿,液-气囊肿或张力性气胸等压迫肺组织、心脏、纵隔和气管移位时,就可出现症状。临床常见症状为咳嗽、咳痰、咯血、胸痛,感染时可发热、咯脓痰,囊肿小者可无症状。

【影像表现】

1. X线

(1)含液囊肿:①位于肺内或纵隔内,呈圆形、卵圆形或分叶状;②边缘光滑锐利,周围肺组织清晰;③密度均匀一致,出血者可钙化,有时囊壁可呈弧形钙化;④呼吸气相囊肿大小形态可改变;⑤邻近胸膜无改变。

(2)含气囊肿和液气囊肿:①囊壁内外缘光滑,壁薄而均匀一致(图4-22A、B);②囊内常存在液平(图4-23);③囊内有时有线样间隔,此时囊肿外形常呈分叶状;④透视或呼吸气相摄片,囊肿大小形态可改变;⑤周围肺组织无卫星病灶;⑥感染后囊壁增厚,可与急性肺脓肿相似,但抗感染治疗后可恢复囊肿原貌(图4-24),反复感染者,囊壁纤维化,其表现与慢性肺脓肿不易区别;⑦若引流支气管活瓣阻塞,可形成张力性囊肿,囊肿极度增大,囊壁变薄,甚至可形成纵隔疝。

(3)多发性肺囊肿:①可位于一叶、一侧或双侧肺,以一侧者多见;②可为多数薄壁环形透光区,如为无数大小不等的薄壁环形透光区相互重叠,占据整侧肺,状为蜂窝者,称为蜂窝肺或囊性肺;③一般为气囊肿,但少数囊内可有较小的液平面;④囊壁薄,边缘锐利,感染后囊壁可增厚而模糊;⑤常有胸膜增厚。

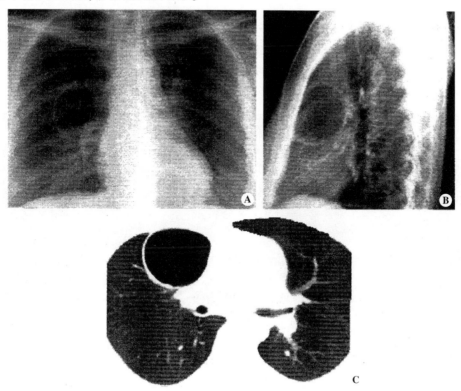

图4-22　先天性支气管囊肿

A、B、C. 同一病人正侧位X线片及肺窗CT,右肺中叶含气囊肿,囊壁薄,光整

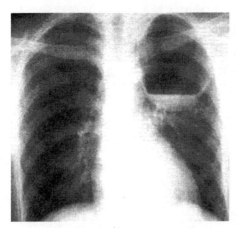

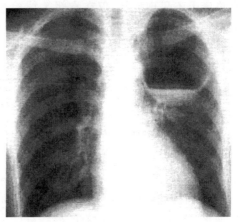

图 4-23　先天性支气管囊肿

左肺上叶液-气囊肿,内见气-液平

图 4-24　肺囊肿并发感染

16 岁,右肺下叶囊肿,壁较厚,内见气液面,周围片
絮状影。抗感染治疗半个月炎症消失,囊壁变薄

2. 支气管造影　①造影剂一般不能进入囊腔;②囊周支气管可稀少,囊肿大者,囊周支气管受压移位;③有时可伴有先天性支气管扩张。

3. CT　先天性肺囊肿 X 线与 CT 表现的病理基础相同,其影像学表现基本一致。

(1)含液囊肿:表现为圆形或椭圆形高密度灶,边缘光滑、轮廓规整,多房囊肿可有分叶状轮廓;含液囊肿密度均匀,CT 值为 10Hu 左右,有的 CT 值可高一些,增强扫描无强化(图 4-25)。

(2)含气囊肿:表现为肺内单发或多发、大小不一的薄壁空腔,壁厚≤1mm、厚度均匀(图 4-22C);反复感染可致囊壁增厚或囊内出现液平,有的表现为肺叶或肺段实变影中的单发或多发空腔;合并支气管、肺发育不全者,可在一叶或一侧肺实变影像中显示多发空腔,后者尚可见患侧胸廓狭小,纵隔向患侧移位等征象。

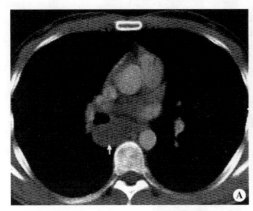

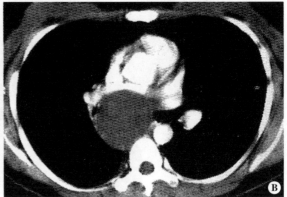

图 4-25　先天性支气管囊肿

A. 纵隔窗 CT 平扫,右中间段支气管含液囊肿,病灶密度均匀,CT 值 19Hu,壁光整、清晰(箭头);B. CT 强化纵隔窗,
支气管囊肿,边缘清晰,无强化

【诊断与鉴别诊断】

先天性肺含液囊肿基本影像学表现是肺内单发或多发结节或肿块影,其边缘光滑锐

利、轮廓规整、密度均匀。大多数肺(含液)囊肿 CT 值为-10Hu 左右,少数者 CT 值可升高。透视下观察,病人做 Valsalva 试验时结节或肿块影变小,做 Müller 试验时可轻度增大,提示病变为囊性。先天性肺(含气)囊肿基本影像学表现是肺内单发或多发薄壁空腔,壁厚≤1mm,厚度均匀。

肺囊性病变较多,需要与下列疾病鉴别。

1. 先天性肺含液囊肿与肺野内单发、多发结节或肿块影的鉴别

(1)叶间积液:X 线片表现为肺内叶间裂处的梭形影或球形影,后者因积液张力高所致并见于水平叶间胸膜处。梭形或球形影密度均匀、边缘光滑、轮廓规整,其两端带有三角形密度增高影与叶间胸膜相延续。近似球形的叶间积液又称为"假性或可消失性肺肿瘤",可见于充血性心力衰竭病人;伴随心力衰竭治疗好转短期内"肿瘤"可以消失,唯再次发生心力衰竭时,在同一部位可有发生包裹积液的倾向。根据上述叶间积液发生部位及本身影像学特征可与先天性肺含液囊肿相鉴别。

(2)局限(良)性胸膜间皮瘤:良性胸膜间皮瘤通常起自脏胸膜,因而可位于叶间裂内,但多数情况下肿瘤累及壁胸膜。肿瘤边缘光滑,典型者与胸壁成锐角相交,似肺内肿瘤。CT 检查可证明为实性肿块;带蒂者可在胸膜腔内移动,随体位变化而改变其位置及形态;位于叶间裂者呈分叶状或哑铃形,肿瘤两端与叶间裂延续处呈"鸟嘴"或"棘"状。根据上述局限(良)性胸膜间皮瘤发生部位及本身影像学特征可与先天性肺含液囊肿相鉴别。

(3)肺棘球蚴病:影像学上,未破裂的包虫囊表现为肺内单发(多见)或多发肿块影,与先天性肺(含液)囊肿无法鉴别。病人居住地对鉴别诊断有意义,本病是牧区很常见的一种人畜共患性肺部寄生虫病,病人与狗、羊等动物有密切接触史。实验室及免疫学检查,约半数病人血中嗜酸粒细胞增加,卡松尼(Casoni)皮内试验及酶联免疫吸附试验(ELISA)均有助于鉴别诊断。囊肿破裂与支气管相通,影像学上出现"镰刀征""双镰刀征"伴有囊内液平、"水上浮莲征"等特征性表现,或在病人的痰液、胸腔积液中发现囊虫碎片、子囊及头节(原头蚴)等均可明确诊断。

(4)肺动静脉瘘(PAVF):平片上,PAVF 表现为圆形结节或团块影(异常交通血管的瘤样扩张)或伴浅分叶、边缘光滑锐利,单发者约占 2/3,余者可表现为多发病灶;多位于肺门附近的肺内带,上述平片表现难与先天性肺(含液)囊肿相鉴别。

临床上,于相应病灶的胸壁上可听到传导性、连续性血管杂音;右、左分流量大者可有发绀,瘘囊可能破入支气管或胸腔内,引起大咯血和血胸。上述临床症状和体征均提示 PAVF 诊断。透视下嘱病人做 Müller 和 Valsalva 试验时肺内阴影大小可变,若能观察到结节或团块影明显扩张性搏动,则提示血管性病变。上述征象显然不同于先天性肺(含液)囊肿影像学表现。

MSCT 增强扫描、CTA 两种检查方法均可准确、清晰显示 PAVF 的各组成部分,可较准确地诊断单发或多发肺动静脉瘘。

(5)肺内良、恶性结节或肿块病变:平片上,一些肺内实性结节或肿块与先天性肺含液囊肿有相似或相同的 X 线表现,如结节或肿块边缘光滑、轮廓规整、密度均匀,周围肺野清晰等,但缺乏可明确诊断的征象。进一步的鉴别诊断必须结合病人的病史、症状和体征、实验室检查结果及流行病学史。

MSCT、HRCT 等项检查如能证实为实质性病变(必要时须行增强扫描),可排除先天性肺含液囊肿诊断。

以上所述肺内结节、肿块病变可见于支气管肺癌、单发肺转移瘤、良性肿瘤、炎性假瘤、结核球及创伤性肺血肿等多种疾病。

2. 先天性肺含气(气-液)囊肿与肺野内单发、多发空腔或空洞(可伴有液平)影的鉴别

(1)叶间包裹性液气胸:叶间积液向支气管穿通后可形成伴有液平的空腔性病变;其壁仅由叶间胸膜构成,形状可近似圆形或为梭形,似肺内薄壁囊状影。但其位置及梭形影的长轴方向恒定与叶间胸膜一致;若形状近似圆形,其两端带有三角形密度增高影(腔内液体多)或腔内气体与叶间胸膜相延续,上述征象则不难与先天性肺气-液囊肿相鉴别。

(2)胃和(或)肠管经膈疝入胸腔:胃和(或)肠管经膈的食管裂孔、胸腹裂孔、Morgagni孔或外伤性膈破裂孔疝入胸腔,影像学上与先天性肺含气(含气-液)囊肿可有类似的表现,但是两者可以鉴别。胃和(或)肠管经膈的食管裂孔、胸腹裂孔、Morgagni孔或外伤性膈破裂孔疝入胸腔,可在肺野内形成单发或多发薄壁囊状影伴或不伴有液平。薄壁囊状影恒定与膈下相连,尤多见于左下肺野或右侧心膈角附近区域;有时患侧膈缘不清楚,囊腔的形态可具有多变性。胃肠钡餐造影检查可明确诊断。MSCT/MPR影像可直接显示胃和(或)肠管经上述胸、腹腔之间的通道疝入胸腔这一具有诊断价值的征象。上述征象可与肺隔离症相鉴别。

(3)薄壁囊肿样肺癌:影像学上,薄壁囊肿样肺癌与先天性肺含气(含气-液)囊肿、肺大泡很相似,应注意鉴别。癌性空洞壁厚1~4mm,螺旋HRCT/MPR显示洞壁厚薄不均,在壁厚处可见突入囊腔之结节,称为壁结节;空洞周围肺组织有肺癌的特征性表现;动态观察癌性空洞可渐进性扩大。薄壁囊肿样肺癌性空洞主要见于成人。上述影像学表现可与先天性肺含气(气-液)囊肿相鉴别。

(4)肺结核薄壁空洞:包括所谓"张力性空洞"和"净化空洞"在内,有些肺结核空洞壁厚仅1~2mm,内、外壁光滑,状似薄壁囊肿。

肺结核薄壁空洞多位于双肺上叶尖后段及下叶背段,空洞周围肺野往往还有渗出性、增生性等其他结核病灶,净化空洞周围往往有较广泛的胸膜增厚和(或)肺纤维化,有别于先天性肺含气囊肿,两者可以鉴别。少数结核薄壁空洞周围肺野无其他的结核性病灶,或位于非结核好发部位,则与先天性肺含气囊肿或其他囊肿性病变不易鉴别。

(5)肺脓肿空洞:肺脓肿经有效的抗感染治疗后临床症状消失,偶尔在肺部残留一个薄壁囊腔性病变,壁厚1~2mm、边缘光滑整齐,可伴有浅短气-液平面,有人称之为感染后囊肿或肺脓肿残腔。影像学上与先天性肺含气(或含气-液)囊肿不易鉴别;但肺脓肿残腔一般可逐渐缩小,甚至完全闭合,再结合临床病史可资鉴别。

(6)金黄色葡萄球菌(金葡菌)肺炎:小儿金葡菌肺炎以肺气囊(肺大泡)形成为特征,在双侧肺野内形成广泛分布的薄壁囊腔(壁厚仅1mm左右),可伴有气-液平面,巨大者可占据一侧胸腔。影像学上虽与先天性多发肺含气(含气-液)囊肿的表现相似,但也具有一定特征,两者可以鉴别。金黄色葡萄球菌肺炎起病急,病人临床症状重,肺内病变具有多形性,即可同时有浸润性病灶(致囊腔外缘比较清楚或模糊)、肺脓肿、肺气囊及脓胸等征象;具有易变性,在短期(数小时或数日)内肺气囊的大小及数目可有明显变化,肺炎吸收后短时间内可消失或残留数日。

(7)肺棘球蚴病:包虫囊破裂与支气管相通,囊肿内容物全部咳出后则在肺内遗留有薄壁环形透亮影,影像学上与先天性肺含气囊肿很相似,但肺棘球蚴病的薄壁环形透亮影最终可消失。病人居住地对鉴别诊断有意义,本病是牧区很常见的一种人、畜共患性肺部寄生虫病,病人与狗、羊等动物有密切接触史,卡松尼皮内实验阳性等,有助于鉴别诊断。

(8)肺吸虫病:可表现为肺野内的单房或多房囊状影及与之相连的放射状索条影,或多个囊状影聚集在一起状似蜂窝;以右肺中、下野内、中带分布居多,但病变亦可遍及全肺。与先天性肺含气囊肿有类似的影像学表现。肺吸虫病流行具有明显的地方(区域)性特点,约90%的病人咳烂桃(黏稠果酱)样血痰为本病临床特征;在痰中除查到虫卵外,还可见到嗜酸粒细胞和夏科-莱登晶体。根据上述临床、影像学表现及实验室检查结果,本病一般诊断不难,可与先天性肺含气囊肿鉴别。

(9)多发性囊状支气管扩张:有人认为,多发性囊状支气管扩张和多发性肺含气囊肿均属于肺部先天性囊肿性病变;也有人认为,前者中的一少部分病例可能是真正的先天性多发性肺囊肿(又称蜂窝肺);还有人将广泛多发蜂窝状肺囊肿称为先天性囊状支气管扩张,而且常合并有支气管-肺发育不全。目前很多人认为这是两种不同性质的疾病。影像学上,支气管扩张表现为多个薄壁囊状透亮影,合并感染时囊腔内可出现液平;若多个囊腔聚集在一起,则状似一串葡萄,尤其多见于不张的肺叶中。多发性囊状支气管扩张与先天性多发性肺囊肿不易鉴别,应从两者的发病机制、年龄、临床及影像学表现等多个方面加以考虑。

多发性囊状支气管扩张(前者)病例中仅少数系先天性因素所致,病变在出生时即已存在;或虽在出生后发生但有先天异常因素存在,如先天性纤毛不能运动综合征、先天性免疫球蛋白(如IgA)缺乏及肺囊性纤维化等。多数病人为后天发生,婴幼儿时期支气管肺炎或肺不张为其最主要的致病因素。先天性多发性肺囊肿(后者)系胚胎期支气管肺组织发育异常所致。

前者多因慢性咳嗽、咳大量脓性痰及反复咯血而就诊,发病的高峰年龄组为儿童和青少年;或确诊时已有较长的病史,往往可追溯到儿童时期。而后者除非反复感染一般无明显症状,可能系偶然发现;发病的高峰年龄较前者偏大,多数病人<30岁。

前者病变较局限,一旦支气管扩张出现在肺的某一部位便固定在该部位,除非出现新的感染或肺不张,否则病变范围不会扩大;病变分布也具有一定的规律性,如支气管肺炎引起的支气管扩张主要累及双肺下叶,左下叶尤为多见,可能系肺动脉造成左侧支气管生理性狭窄所致;而且左下叶病变总是伴有左上叶舌段支气管受累,右下叶病变伴有右中叶及右上叶前段支气管受累;囊状透亮影大小较为一致。而后者可发生在一个肺段、肺叶,也可在一侧或两侧肺内弥漫分布,但无规律性可循;囊状透亮影大小不等,可相差悬殊,自樱桃大至核桃大;分布密集者互相重叠,各个囊腔边缘仍然锐利,状如蜂窝,故称蜂窝肺。

前者除囊状扩张外尚可合并有柱状支气管扩张,但对肺叶发育影响不大;而后者很少伴有柱状支气管扩张,却常合并有支气管-肺发育不全。

经过反复或严重的继发感染后,在两者病变周围均可出现斑片或大片片状实变影,其内密度不均,肺叶体积可以缩小直至肺叶不张(多见于支气管扩张),使两者的鉴别诊断更加困难甚至成为不可能。

支气管造影检查对二者的鉴别意义较大。前者支气管分布一般正常,造影剂可大量进入多数支气管扩张的囊腔内,使整个囊腔都充盈造影剂;除囊状扩张外尚可合并有柱状支气管扩张;下叶病变可同时有左上叶舌段或右中叶支气管受累。而后者,仅部分囊腔内可有少量造影剂进入,或涂抹囊壁内缘或仅充盈囊腔底部而不是整个囊腔内都充盈造影剂;反复感染者,囊肿周围支气管可有粗细不均、扭曲、分离或聚拢,以及支气管扩张表现。

(10)肺隔离囊肿(肺隔离症):反复继发感染者,隔离肺与正常支气管相通,囊腔内容物排出并有气体进入。影像学上则与先天性多发性肺含气囊肿有相似之处。肺隔离症绝大多数位于下叶后基底段尤以左侧多见,靠近脊柱并恒定地与横膈邻接(但少数亦可位于胸腔内其他部位)。肺隔离症唯一特征性表现是证实有来自体循环的异常动脉供血血管,并经下肺韧带进入隔离肺。

(11)肺气肿:是指终末细支气管远端气腔的持久性异常增大,伴有壁的破坏而无明显纤维化者。

1)小叶中心型肺气肿:HRCT 显示轻、中度小叶中心型肺气肿的特征性表现为直径仅几毫米的小圆形低密度(气肿)区、无可见的壁,聚集在小叶中心部位,多发生于上叶尖、后段和下叶背段肺的肺周围部。大部分病人均有长期、大量的吸烟史并合并慢性支气管炎,低密度(气肿)区无可见的壁可与先天性多发性肺含气囊肿相鉴别。

2)全小叶型肺气肿:CT 特点是全小叶肺结构一致性破坏,形成较大范围的无壁低密度区,且大小和形态多不规则,以下叶多见;严重病例则形成弥漫性"简化"肺。此型肺气肿中的某些病人有家族史,并有 α1-抗胰蛋白酶缺乏。

3)间隔旁型肺气肿:本型肺气肿典型 CT 表现是肺周围部、小叶间隔旁的局限性低密度区,或与全小叶型、小叶中心型肺气肿共存。病人多无症状,但容易产生自发性气胸。因此,本型肺气肿可与先天性多发性肺含气囊肿相鉴别。

4)瘢痕旁型或不规则型肺气肿:常见于肺实质内局限性肺瘢痕(如肺结核)、弥漫性肺纤维化、肺尘埃沉着症融合性团块和进行性大块纤维化病灶附近。因此,本型肺气肿易与其他类型肺气肿和先天性多发性肺含气囊肿相鉴别。

(12)肺大泡:是许多肺泡膨胀、破裂、互相融合形成大的薄壁空腔,是一种局限性肺气肿。空腔直径>1cm,壁厚<1mm,如毛发状恒定可见。肺大泡可以独立存在,但多数是弥漫性肺气肿或肺纤维化末期的组成部分。

1)胸膜下肺大泡:特征性地位于胸膜下区,其壁为小叶间隔,实为直径>1～2cm 的间隔旁型肺气肿,经常多发,多位于右侧主干支气管后的奇静脉-食管隐窝、邻接左心室或靠近前联合线等部位,还可与全小叶型或小叶中心型肺气肿共存。

2)脏胸膜内大泡:又称肺表面大泡,是脏胸膜内含气空腔,无肺组织破坏。CT 影像上经常是孤立所见,通常位于肺尖、前上部肺表面,总是与胸膜相连,不合并感染、腔内不会有液平出现;大泡破裂是年轻成人自发性气胸的原因。

3)泡性肺气肿或称气肿性大泡:见于严重的肺气肿病人,是肺实质破坏融合区形成的肺大泡,大泡壁由其周围被压缩的肺组织构成;合并感染时可伴有气-液平面。

(13)肺气囊:是肺内感染性疾病的重要并发症,是由于小支气管腔内炎性渗出物不完全阻塞所致的多数肺泡扩大、破裂、融合后所形成的肺透明区——肺大泡;也有人认为肺气囊继发于脓肿,若脓肿与气道相通,空气进入脓肿腔内形成肺气囊。肺气囊可形成活瓣性阻塞而引起张力性改变,巨大者可占据一侧胸腔而类似气胸。肺气囊尤多见于金黄色葡萄球菌肺炎,约占80%,而且常为多发,可伴有气-液平面。肺气囊可迅速出现或大或小的变化,在较短时间内(自数周至数月)自然消失等为其特征。

(14)创伤性肺囊肿:严重的胸部闭合伤可引起肺组织撕裂,较大的撕裂伤可致肺组织破裂,气体或血液进入撕裂肺组织则形成创伤性肺囊肿和(或)肺血肿。影像学上,创伤性肺囊肿表现为肺外围胸膜下一个或多个、单房或多房类圆形薄壁空腔,囊内可有气-液平面。

明确的闭合性胸部创伤或伴有肋骨骨折史,或火器穿通伤史等,是影像学诊断肺撕裂、创伤性肺囊肿和(或)肺血肿的关键。创伤性肺囊肿、肺血肿同时存在更有诊断意义。可同时合并有其他创伤性病变。病理学检查囊壁未见支气管组织结构,可与先天性肺囊肿鉴别。

四、先天性气管、支气管狭窄

(一)先天性气管狭窄

先天性气管狭窄少见,是气管本身的狭窄。软骨性狭窄系气管软骨环发育异常所致;纤维性狭窄可能与胚胎原肠的前肠分割为气管和食管过程中出现异常(如分割不均)有关,常伴有气管腔内隔膜形成。先天性气管狭窄最基本的形态特征是管腔狭窄、内壁光滑、管壁无明显增厚。临床上,狭窄轻者可无症状,较重者于出生后即有呼吸困难、喘鸣及上呼吸道反复感染为其突出特点。

【影像学表现】

1. X 线　侧位平片、体层摄影或正位高千伏摄影(一般不用造影检查)可明确气管狭窄的部位、程度及范围,但不能显示气管软骨和气管周围的情况。纤维性狭窄或大血管畸形致气管外压性狭窄者病变范围局限;后者食管造影可有局限性压迹。软骨性狭窄者病变范围较长,呈漏斗状;可为对称性,亦可为偏侧性狭窄。先天性气管狭窄双肺可有肺气肿表现。

2. CT　软骨发育异常所致狭窄者,其病变范围较广,呈渐进性(漏斗状)狭窄;气管软骨呈全环 O 形最多见,亦可见软骨呈不规则碎片状、软骨钙化或部分缺如。纤维性狭窄者病变范围较短,常位于气管下端,HRCT 扫描显示气管腔内隔膜呈半月形或环状。MSCT 及其先进的后处理技术(如 MPR 影像)可清楚地显示狭窄部位、程度及范围,排除气管外肿物或畸形血管所致外压性狭窄之可能。

【鉴别诊断】

引起气管狭窄的原因多数是外在性压迫致气管移位同时伴管腔狭窄,且主要表现为移位而非单纯性狭窄,与气管本身狭窄的表现截然不同,如纵隔肿瘤、纵隔内淋巴结转移癌、大血管畸形及主动脉瘤等。

先天性气管狭窄的共同特征是管腔内壁光滑、管壁无明显增厚,可与气管其他病变致管腔狭窄(可同时伴有管壁增厚)相鉴别,如剑鞘状气管,淀粉样变,复发性多软骨炎,骨软骨形成性气管支气管病,气管良、恶性肿瘤,气管支气管结核,气管硬结(病)及婴幼儿急性喉炎等。

1. 气管支气管结核　几乎均伴有肺内结核性病变,气管远端结核总是作为气管支气管结核病的一部分而很少单独存在,气管远端结核病变累及范围>3cm。干酪坏死性病变期,主要表现为管腔不规则狭窄、管壁增厚伴强化;纤维增生性病变期病变以气道光滑狭窄伴或不伴管壁增厚为主要影像学表现。

2. 气管良、恶性肿瘤　均可导致管腔局限性偏心性狭窄,同时伴有管壁增厚。良性肿瘤通常<2cm、边缘光滑,恒定地位于管腔内;软骨瘤和错构瘤等软骨性肿瘤内常见钙化。原发性气管恶性肿瘤中鳞状细胞癌和腺样囊性癌占 90% 以上;35% ~ 40% 的原发恶性肿瘤发生在气管下 1/3 段,其中尤以鳞癌最多见。气管近端是鳞癌第二个好发部位,亦是其他原发恶性肿瘤的最好发部位。肿瘤起自气管的后壁和侧壁,向管腔内生长,30% ~ 40% 的肿瘤穿

过气管壁包绕纵隔结构。

（二）先天性支气管狭窄

先天性支气管狭窄罕见，原因不明。狭窄常自主支气管近端（气管隆嵴下）开始，狭窄程度不同；有的病人仅有肺叶支气管狭窄。可合并食管狭窄及气管-食管瘘。主要临床表现：患儿常有呼气和吸气时喘息、反复发生的下呼吸道感染。

【影像学表现】

1. X 线片 主支气管狭窄可引起患侧肺阻塞性肺气肿；狭窄累及肺叶支气管（多见于上叶和右中叶）开口时可致长期存在的肺叶不张或反复出现的炎性实变阴影。

2. 支气管造影 支气管造影可直接显示狭窄部位和程度。

3. CT MSCT 及其先进的后处理技术不但可清楚显示狭窄部位和程度，还可排除管腔外压迫致支气管狭窄。

【鉴别诊断】

1. 原发型肺结核 约 90% 原发型肺结核有淋巴结肿大，支气管旁组淋巴结肿大可引起支气管外压性狭窄；支气管体层摄影、MSCT/MPR 影像可明确诊断。

2. 支气管结核 几乎均伴有肺内结核性病变，结核病变累及较长一段支气管为其突出特征。干酪坏死性病变期，主要表现为管腔不规则狭窄、管壁增厚伴强化；纤维增生性病变期病变主要累及左侧主支气管，以气道光滑狭窄伴或不伴管壁增厚为主要影像学表现。两期病变均可显示管腔闭塞，但是狭窄或闭塞支气管周围无软组织肿块影是本病另一个突出特征。

五、气管、支气管异物

气管、支气管异物多见于儿童。常见的异物为植物性异物，如花生、谷粒、瓜子，其他如义齿、金属制品等。支气管异物多发生在右侧支气管。

气管、支气管异物引起的病理改变有气道的机械性阻塞和炎症。较大的异物可使支气管完全阻塞，引起阻塞性肺炎及肺不张。较小的异物引起呼气性活瓣性阻塞，即吸气时支气管增宽，气体可通过异物部位，呼气时气道变细，气体不易排出，发生阻塞性肺气肿。由于异物的刺激，支气管黏膜充血、水肿，长期病变引起纤维组织增生。有些植物性异物对支气管黏膜可有较大刺激性，引起的炎性病变较为严重。

异物进入气管内引起刺激性呛咳、呼吸困难、青紫、气喘等。继发阻塞性肺炎时有发热和白细胞计数增高。

【影像学表现】

1. X 线 不透 X 线的异物如金属制品、义齿等在胸部 X 线片上可显示（图 4-26）。正位及侧位投照有助于异物的准确定位。经较窄声门进入气管内的扁形金属异物（如钱币），其窄面常与人体矢状面方向一致，在后前位 X 线胸片上显示为纵行条状致密影，侧位胸片则显示异物宽面，这一特点可与食管内同类异物相鉴别。密度低的异物，在高千伏摄影及支气管体层片上可引起气道透明影中断。

异物引起的气道阻塞征象，可用以推测可透 X 线异物的位置。异物引起气管的呼气性活瓣性阻塞时，在透视时或拍摄呼气相、吸气相的两张照片比较，两肺发生阻塞性肺气肿，肺内含气量增多，肺野透明度变化不大，但心影在呼气相时反比吸气相时小；此种反常现象对气管内可透 X 线异物的诊断有重要意义。

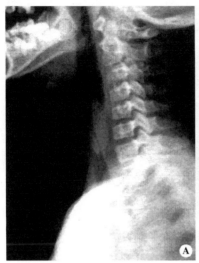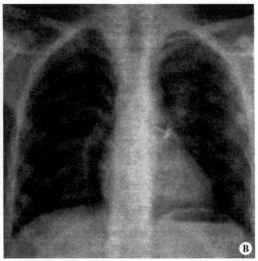

图 4-26 不透 X 线的气道异物

A. X 线侧位片示声门下区异物(瓜子);B. 左主支气管异物(图钉)

主支气管内异物可引起下述 3 种间接征象:①阻塞性肺气肿,见于一侧主支气管呼气性活瓣阻塞,呼气相同侧肺内空气潴留(肺透明度增高、肺血管纹理变细)(图 4-27),常同时伴有纵隔摆动。②纵隔摆动(正常呼吸时纵隔无左、右摆动现象),系一侧主支气管异物导致部分性阻塞所致,呼、吸气相两侧胸腔压力失去平衡,致使纵隔随呼吸左、右摆动,同时伴有横膈的矛盾运动。如为吸气性活瓣阻塞,深吸气时健侧胸腔内压力增高,纵隔向患侧摆动,呼气时健侧胸腔内压力随气体呼出迅速下降,牵引纵隔恢复原位;如为呼气性活瓣阻塞,呼气相患侧肺内空气潴留、胸腔内压力不减,而健侧胸腔内压力随气体呼出迅

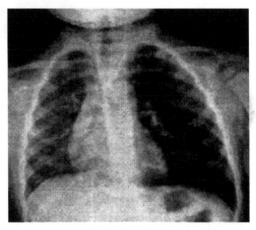

图 4-27 透光异物间接征象——阻塞性肺气肿

误吸花生 1h,X 线透视时,患侧(左侧)肺部透亮度增加,膈肌下降,活动度较差

速下降,则纵隔向健侧摆动,吸气时健侧胸腔内压力增高推移纵隔恢复原位(图 4-28)。纵隔摆动及横膈的矛盾运动对于发现阻塞性肺气肿及指示病变的部位至关重要;如果只注意两侧肺野透明度存在差别,可能将患侧看作"肺野清晰"而将透亮度相对较低的健侧误认为异常表现。③阻塞性肺炎、肺不张,起因于异物存留时间较久,致使相应肺叶发生肺炎(渗出性实变、边缘模糊)甚至发生肺脓肿,形成含有气-液面的空洞;异物完全阻塞支气管,导致一侧肺或某个肺叶、段的不张(肺实变伴肺叶、段体积缩小)。

2. CT CT 检查可发现 X 线片不能显示的密度较低的异物。透 X 线异物 CT 表现为气道透明影中断(图 4-29、图 4-30)。

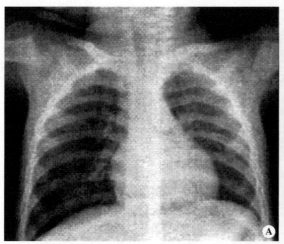
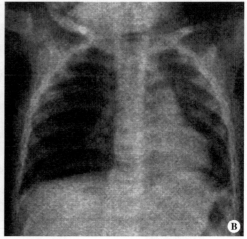

图 4-28　透光异物间接征象——纵隔摆动

男,1 岁,喘息 1 个月。A. 吸气相;B. 呼气相

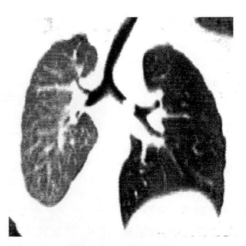

图 4-29　透光异物

CT 冠状位多平面重建图显示位于左支气管内的异物,左肺阻塞性肺气肿

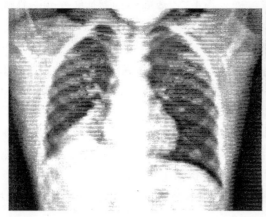
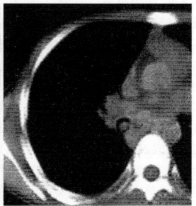

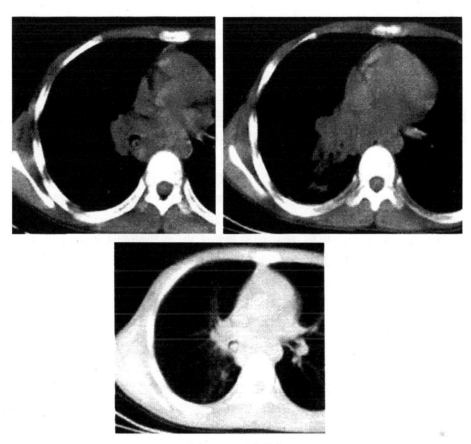

图 4-30 透光异物
病人,14 岁,咳嗽、间断发热 2 年,透光异物继发肺不张及肺炎,异物为笔帽

【诊断】

病人有异物吸入病史并结合典型的临床表现可确定诊断。X 线检查用于确诊及异物定位。对于可透 X 线异物的 X 线检查有困难。CT 具有较高的密度分辨能力,有助于发现密度较低的异物。对于长期的阻塞性肺炎或肺不张的病人,CT 可用于除外支气管异物的诊断。

【鉴别诊断】

1. 气管内异物 气管内可透 X 线异物引起的间接征象多表现为呼气性活瓣阻塞。呼、吸气两相肺野透明度变化不大,提示两肺内空气潴留,以致心影在呼气相时反比吸气相时小;此种反常现象对气管内可透 X 线异物的诊断有重要意义。临床上病程短,有明确的异物吸入史等均有助于鉴别诊断。

(1)弥漫性阻塞性肺气肿:气管、支气管异物也偶见于成人,弥漫性阻塞性肺气肿与气管内可透 X 线异物均表现为呼气性活瓣阻塞。尽管两者阻塞部位不同,但其影像学表现相似,应注意鉴别。

前者多为慢性支气管炎、哮喘性支气管炎的并发症,临床上大多数病人有长期咳嗽、咳痰史,逐渐加重的呼吸困难或哮喘反复发作,影像学上,虽然双肺野透亮度普遍增高,但其增高程度不一定均匀一致,往往以肺野外围或下肺野,特别是肋膈角区域透亮度增高比较明显;严重的阻塞性肺气肿常合并有肺大泡,CT 检查可准确显示肺大泡的形态特征、大小、数目、部位及周围肺组织受压情况。

(2)毛细支气管炎:即婴幼儿急性间质性肺炎,仅见于 2 岁以下的婴幼儿。本病与气管、支气管异物病人不但发病年龄接近,而且影像学表现亦非常相似,鉴别诊断必须结合临床体征。前者最常见的发病原因是呼吸道病毒感染,如呼吸道合胞病毒、腺病毒、副流感病毒等,致小支气管及细支气管广泛受累,临床上喘憋症状非常显著。影像学上,除双肺弥漫性阻塞性肺气肿(几乎见于全部病人)外尚可见广泛的粟粒结节影、肺泡性肺炎及肺纹理增粗。

2. 一侧主支气管异物 一侧主支气管内可透 X 线异物引起的间接征象常为单侧性呼气性活瓣阻塞,呼气相时同侧肺内空气潴留(阻塞性肺气肿)形成单侧透明肺,并同时伴有纵隔向健侧摆动,吸气相时纵隔恢复原位,与此同时横膈出现矛盾运动。单侧透明肺,纵隔摆动及横膈矛盾运动,临床病程短、明确的异物吸入史、剧烈的刺激性咳嗽等,对于一侧主支气管内可透 X 线异物的诊断及鉴别诊断至关重要。

单侧透明肺不是特指某一疾病的名称。X 线片上,若一侧或一叶肺较正常肺组织透亮度高者均可称为透明肺。单侧透明肺常见的原因:①肺泡腔内含气量增多,如阻塞性或代偿性肺气肿、先天性大叶性肺气肿、巨大肺大泡及先天性张力性肺囊肿。②肺血灌注量减少,如 Swyer-James 或 MacLeod(SJM)综合征(同时伴有患肺空气潴留)、一侧肺动脉未发育或发育不全、一侧肺动脉狭窄、栓塞。③胸壁吸收 X 线量减少,如一侧乳腺癌根治术后、一侧胸大肌缺乏或萎缩。除一侧主支气管异物所致单侧透明肺(常为呼气性活瓣性阻塞性肺气肿)伴有纵隔摆动及横膈矛盾运动外,其他原因,如管腔内的良恶性肿瘤(内塞)、纵隔肿瘤及纵隔淋巴结增大(外压)等,引起的单侧阻塞性肺气肿均不伴有纵隔摆动及横膈矛盾运动,可资鉴别。

(1)阻塞性肺气肿:单侧阻塞性肺气肿是一侧主支气管阻塞性病变(管腔内阻塞、管腔外压迫)早期影像学表现。此系吸气时管腔略扩张,气体容易进入,呼气时管径变小,气体不易呼出以致患肺内因空气潴留而逐渐增多、肺泡膨胀、形成单侧性阻塞性肺气肿。成人单侧性阻塞性肺气肿往往是中心型肺癌早期影像学表现。CT 成像,特别是 MSCT/MPR 影像可准确显示阻塞性肺气肿的程度及其形成原因。

(2)代偿性肺气肿:由于一部分肺的严重纤维化、肺不张或手术切除等原因,余肺膨胀代偿其胸腔内失去的体积所致。其性质属于局限性非阻塞性肺气肿。若两肺上叶发生不张且体积显著缩小时,X 线片上不张的肺叶紧靠纵隔面以上纵隔影轻度增宽;右上叶发生不张其外缘整齐,左侧者外缘模糊;而整个肺野除了透亮度增高、血管纹理稀疏外,再看不到其他异常阴影。患侧肺门上移,气管向透明肺一侧移位有助于代偿性肺气肿诊断;下叶肺不张时,X 线片显示高度收缩的肺叶于下肺野内侧形成三角形阴影;右侧者位于心膈角区,左侧者则隐藏在心影后,容易诊断。CT 成像可准确显示代偿性肺气肿的程度及其形成原因。

(3)Swyer-James 或 MacLeod(SJM)综合征:SJM 综合征是特指继发于婴幼儿时期小气道感染的闭塞性细支气管炎,在影像学上表现为透明肺,可为单侧透明肺(可伴有纵隔摆动),病变亦可局限于一侧肺的 1 个或 2 个肺叶,或同时累及双肺。透明肺的形成不是因为受累肺(叶)内气体量增多,而是因为肺血流灌注量减少及空气潴留所致。透明肺容积通常减少或为正常大小。比较呼气位和吸气位 CT 扫描,透明肺的体积、亮度均无变化提示有空气潴留;病侧肺门影小,外围肺血管细小、稀少,以及呼气时空气潴留等最具典型性;以单侧透明肺表现最为明显。透明肺内末梢小支气管扩张,可为柱状、囊状或静脉曲张型支气管扩张。

透明肺容积通常减少(或为正常大小)伴呼气时空气潴留,其内同时显示末梢小支气管扩张及肺血管影细小、稀少等征象;若为单侧透明肺(可伴有纵隔摆动)不但肺野内血管影细小、稀少,而且同侧肺门影亦减小,上述征象具有鉴别诊断意义。

(4)一侧肺动脉主干栓塞或发育异常:一侧肺动脉血液灌注量减少或中断所致肺野透明度增高时患侧胸腔不扩大或缩小;如系先天性单侧肺动脉发育异常所致,患侧胸腔缩小、肺纹理细小、肺门影变小或缺如;如系肺动脉主干栓塞所致肺野透明度增高,肺容积减小(与肺表面活性物质减少有关,多在 18~72h 后发生),其外围纹理细小、肺门血管扩张(即"肺门截断"征象)。

(5)胸壁吸收 X 线量减少:胸壁异常常见于一侧胸大肌缺乏或萎缩,肺野透明度增高是其唯一 X 线表现,肺门影、血管纹理及肺容积大小均无变化。一侧胸大肌缺乏可能是一种先天性病变;若为后天性,可继发于小儿麻痹症、各种原因的失用性肌萎缩、上肢截肢术后及乳腺癌根治术后等。

第四节　肺部肿瘤

肺肿瘤分为良性及恶性肿瘤。恶性肿瘤包括原发性和转移性肿瘤。支气管肺癌是最常见的肺部原发性恶性肿瘤。最常见的肺部良性肿瘤为错构瘤,少数为支气管腺瘤。

一、良性肿瘤

肺内良性肿瘤相当少见,包括支气管腺瘤、平滑肌瘤、纤维瘤、脂肪瘤、乳突状瘤、硬化性血管瘤等。错构瘤不属于真正的肿瘤,而是肿瘤样病变,在肺内的良性肿瘤及肿瘤样病变中最常见。

肺部良性肿瘤临床上多无症状,影像学表现相似,根据发生部位亦分为周围型和中央型,以前者常见。通常表现为肺内孤立性肿块或结节,有如下特点。

1. 大小形态　肺良性肿瘤多表现为圆形或椭圆形肿块,直径常在 4cm 以下。

2. 边缘轮廓　边缘特征是鉴别肿块良恶性的要点之一。肺良性肿瘤由于生长缓慢,且为膨胀性生长,因而边缘多光滑锐利,没有毛刺,亦很少有分叶,即使有亦为浅分叶。

3. 内部结构　肺良性肿瘤通常均为密度均匀的软组织肿块,有其他成分如脂肪、钙化存在时,则密度不均匀。若于 X 线片或 CT 上发现钙化和(或)脂肪成分,则高度提示错构瘤。脂肪瘤则于 CT 上表现为具有特征性均匀脂肪密度的软组织肿块,CT 值一般在 -50Hu以下。

4. 生长速度　此征亦为判断肿块良恶性的指标之一。肺良性肿瘤通常生长缓慢,其倍增时间多在 18 个月以上。

5. 与邻近血管、支气管及胸膜的关系　与肺癌不同,肺内良性肿瘤不会对周围的血管、支气管产生侵蚀包绕,形成所谓的支气管血管集束征,肿块较大时,可挤压周围的血管、支气管使其移位。另外,肺良性肿瘤亦很少产生胸膜改变。

6. 强化特征　肺良性肿瘤通常为少血供肿瘤,因而 CT 增强扫描时,多呈轻度强化,CT值增加一般在 15Hu 以下。

总之,通过综合分析肺内良性肿瘤的影像表现,一般较易与肺恶性肿瘤相鉴别,但是,由于肺良性肿瘤的临床和影像学表现相似,因而相互间的鉴别单纯依靠影像学很难明确,最后的确诊需借助于病理检查。

(一) 错构瘤

错构瘤是内胚层与间胚层发育异常而形成的肿瘤样病变。在组织结构上主要由纤维组织、平滑肌、软骨和脂肪等成分构成。发生于肺段及肺段以上支气管的错构瘤称为中央型错构瘤;位于肺段以下支气管及肺内的称为周围型错构瘤。以周围型错构瘤较多见。中央型错构瘤在支气管内形成肿块,阻塞支气管,引起阻塞性肺炎和肺不张。周围型错构瘤在肺内形成结节及肿块。中央型错构瘤引起的阻塞性肺炎可有咳嗽、发热、咳痰及胸痛。周围型错构瘤较小时无任何症状,在体检时偶然发现。较大的肿瘤可引起气短等压迫症状。

【影像学检查】

1. X 线　中央型错构瘤引起阻塞性肺炎或肺不张阴影。阻塞性肺炎表现为斑片状模糊影,阻塞性肺不张表现为肺叶、肺段的实变及体积缩小。周围型错构瘤表现为肺内孤立结节或肿块阴影,以 2~3cm 多见,边缘光滑清楚,无明显分叶,也可呈波浪状。部分可见钙化,典型的钙化为爆米花样钙化。

2. CT　中央型错构瘤的 CT 表现为大支气管腔内的结节状病变,边缘光滑清晰。结节附着处的支气管壁无增厚,肺段支气管的错构瘤仅表现为支气管的截断。病变远端肺组织内有阻塞性肺炎或肺不张影像。周围型错构瘤呈结节或肿块状,直径多在 2~3cm 以下,较大的肿瘤可达 5cm 以上。瘤体内可有斑点状或爆米花样钙化。可具有脂肪密度,CT 值为 $-90~-60$Hu,此征象亦为本病的特征性改变。亦有不典型者,仅表现为肺内密度较均匀的孤立性结节或肿块。错构瘤的边缘清楚,多数病变边缘光滑(图 4-31),也可有轻度凹凸不平状或不规则状。增强扫描绝大多数病灶时间-密度曲线无明显上升改变,少数轻度上升,其强化值增加多在 15Hu 以下。HRCT 检查有助于显示病变内的密度及边缘形态。

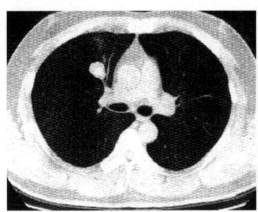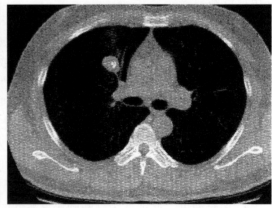

图 4-31　周围型错构瘤

右肺上叶前段病灶边界清晰、光整,结节内见爆米花样钙化

【诊断、鉴别诊断】

X 线及 CT 诊断中央型错构瘤困难,需用支气管镜确定诊断。周围型错构瘤边缘光滑、清楚,有钙化及脂肪密度,尤其是脂肪密度有重要诊断意义。

在鉴别诊断上,中央型错构瘤无肺门肿块,也无淋巴结转移,与中央型肺癌不同,但不易与早期中央型肺癌区别。周围型错构瘤须与周围型肺癌、肺结核球等肺内孤立结节病变鉴别。无钙化及脂肪的错构瘤不易与肺癌区别,需采用经皮穿刺活检技术。

1. 周围型肺癌 临床上通常有咳嗽、咳痰带血及胸痛等症状,X线胸片和CT上多表现为有明显的分叶、毛刺的肿块或结节影,CT上还可有胸膜凹陷、空泡征、血管集束等征象,多有肺门、纵隔淋巴结肿大,很少有钙化。增强扫描时,肺癌多明显强化,强化值增加明显,多在40Hu以上,有一定的鉴别意义。

2. 结核球 一般年轻人多见,有结核病史或结核中毒症状;病变大多位于肺的上部,如上叶尖后段或下叶背段。X线片和CT上多呈边界清楚的圆形或椭圆形病灶,内部多有钙化,以层状、弧形或同心圆状为特征,病灶周围常有小卫星灶。增强扫描多呈环状强化。另外,结核球强化的时间-密度曲线亦较有特征性,呈轻度上升并维持较低的平台水平,与肺癌及其他炎性结节不同,有一定的鉴别意义。

3. 周围型肺类癌 典型性类癌,其X线和CT表现为周边肺野的孤立性肿块或结节,边缘光整,可有分叶,但很少有钙化。CT增强扫描时,肿块明显强化,可与错构瘤鉴别。两者鉴别困难时,通常需行肺穿刺活检。

平片检查可发现中央型错构瘤的阻塞性肺炎和肺不张,显示支气管内病变需用支气管体层或支气管造影。目前多采用CT扫描。平片可显示周围型错构瘤的结节或肿块病变,定性诊断困难。CT检查是与其他肺内孤立结节及肿块鉴别的重要方法。对于2cm以下的病变需用HRCT检查,有的病例应用CT增强及CT导向经皮肺穿刺活检术。

(二)硬化性血管瘤

硬化性血管瘤是一种特殊的肺良性肿瘤,较少见。以往被认为是炎性假瘤的一个亚型,目前多数学者倾向于它是一种良性的神经内分泌肿瘤,多无临床症状。

【影像学表现】

1. X线 多表现为周围肺组织内单发或多发的圆形或类圆形的肿块或结节影,大小在2~4cm,边缘光整锐利,可有分叶、密度均匀。

2. CT CT平扫多表现为周围肺野内孤立性肿块或结节影,圆形或类圆形,边缘光滑锐利,边界清晰,密度均匀,部分病灶内可有小斑片状钙化而表现不均匀(图4-32)。另有报道部分病例的肿块内可见"含气新月征",即肿瘤内的裂隙状气泡影,但本征在结核、包虫囊肿亦可见到,故为非特征性表现。CT增强扫描时,肿块可有明显强化,均匀或不均匀。

【鉴别诊断】

硬化性血管瘤的X线和CT表现没有特征性,与其他肺内良性肿瘤如纤维瘤、软骨瘤等不易鉴别。鉴别须借助于经皮肺穿刺活检及病理检查。

(三)其他肺良性肿瘤

肺内其他良性肿瘤均少见,可发生于大支气管和肺内。一般无明确临床症状,较大肿瘤可引起胸闷、气短等肿瘤压迫症状。位于支气管内的肿瘤可有咳嗽、咯血、发热等症状。

【影像学表现】

发生于主支气管及肺叶、肺段支气管的肿瘤引起阻塞性肺炎和肺不张。CT显示支气管内的结节影。肺内的肿瘤呈孤立结节影,圆形或类圆形,边缘光滑清晰,可有浅分叶。软骨瘤可有钙化。

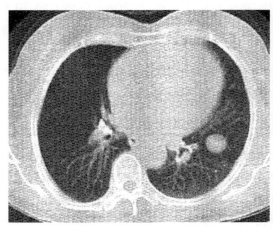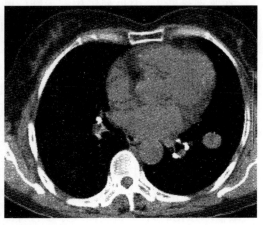

图 4-32 肺硬化性血管瘤

CT 表现左肺下叶圆形结节病灶,边缘光整、密度较高似有钙化倾向,病灶中央可见片状低密度区,至病灶外围呈厚环形较高密度,病灶周围可见少量纤维条索状影;手术病理:硬化性血管瘤

【诊断与鉴别诊断】

肺内的良性肿瘤需与周围性肺癌等鉴别。肺癌的边缘模糊、分叶征、胸膜凹陷征及生长速度快等特点可与其鉴别。发生于支气管内的肿瘤与中央型肺癌鉴别困难,需支气管镜检确诊。

二、支气管肺癌

支气管肺癌简称肺癌,是指原发于支气管上皮、腺上皮或肺泡上皮的恶性肿瘤,是最常见的恶性肿瘤,发病率逐年增高。其早期诊断和治疗均比较困难,5 年生存率低于 15%。肺癌的影像学方法有 X 线片、CT、MRI、血管造影及介入性放射学等。影像学检查的目的是发现病变和鉴别诊断、判断病变的严重程度(TNM 分期)、进行介入性治疗、评价临床治疗效果及判断预后。

【病理】

(1)肺癌有 4 种常见的病理组织类型:①鳞状细胞癌,又称表皮样癌;②小细胞癌,包括燕麦细胞癌、中间细胞癌、混合燕麦细胞癌;③腺癌,分为腺泡样腺癌、乳突样腺癌、细支气管肺泡癌和黏液样癌;④大细胞癌。其中鳞状细胞癌及腺癌的发病率分别为 30%～50%,小细胞癌的发病率为 20%～30%,大细胞癌的发病率为 10%～15%。

(2)肺癌在大体病理形态上分为中央型、周围型和弥漫型。中央型肺癌发生于肺段或肺段以上的支气管,主要为鳞状上皮癌、小细胞癌和大细胞癌。部分腺癌也可为中央型。

1)中央型肺癌依据病变发生部位分为中央管内型、中央管壁型及中央管外型。①中央管内型:瘤体呈息肉状突入管腔,肿瘤可只侵犯支气管黏膜层,局限于支气管内壁一侧。肿瘤也可侵犯黏膜下层,此型以鳞癌多见。②中央管壁型:肿瘤在支气管壁内以直接蔓延方式和淋巴蔓延方式扩展,其中主要为淋巴蔓延,如肿瘤组织在支气管壁的软骨层以内沿支气管的长轴蔓延,此时间质反应往往较弱,为管壁表浅浸润,如肿瘤向支气管壁深层浸润,在支气管内形成结节病灶,此时间质反应较强,支气管的网织纤维与胶原纤维大量增生,使管壁成倍增厚,管腔因而狭窄至完全梗阻,为深在的管壁浸润,可以造成较明显的阻塞征象。此种表现鳞癌多见,也可见其他组织类型。③中央管外型:肿瘤组织不仅在支气管内以直接蔓延和淋巴蔓延的方式扩展生长,而且突破支气管壁的外膜层向肺内浸润。此型肺癌多发生于肺段支气管,这是因为肺段支气管的管壁结构较薄弱,肿瘤较容易侵入周围肺组织而形成肿块,此种表现多见于小细胞癌。中、晚期的肺癌可有上述两种或所有改变。

中央型肺癌引起支气管狭窄或阻塞后发生阻塞性改变:阻塞性肺气肿为支气管活瓣性阻塞的结果。阻塞性肺炎是因支气管狭窄而继发的感染,在病变支气管范围内发生小叶、小叶融合、肺段或肺叶炎症。阻塞性支气管扩张为肿瘤远端支气管内黏液潴留及内径增宽。支气管阻塞后肺内气体吸收而发生肺不张。

2)周围型肺癌是指发生于肺段以下的支气管,见于各种组织学类型的肺癌。病理形态为肺内结节或肿块。

周围型肺癌的形态发生:周围型肺癌的生长是由于肿瘤细胞不断地经孔氏孔从一个肺泡侵入另一个肺泡,在肺泡内为充填或匍匐生长,并通过淋巴蔓延、气道蔓延及直接蔓延等方式从一个小叶扩展到另一小叶。瘤体之所以呈分叶状与肿瘤的增长方式、瘤体各部的生长速度和局部播散方式有关。首先,周围型肺癌的瘤体前端部分主要在肺小叶的肺泡内增长,由于小叶间隔增殖性间质性反应,在一定程度上可限制肿瘤进一步浸润,因而其形态带有小叶的特点。其次,肿瘤在各个方向的增长速度不一致,增长较快的几个小叶可合并在一起,因而瘤体在该处呈大分叶状突出。最后,瘤体周围由于局部淋巴蔓延而且卫星病灶不断增长并与瘤体融合,这是肿瘤构成分叶轮廓的另一重要因素。肿瘤较小可无明显分叶,随着肿瘤增大,其边缘可呈明显的分叶,而另一些肿瘤的边缘原为小分叶,在动态观察过程中成为大分叶,还有一些肿瘤本来有明显分叶,在发展过程中部分分叶可变得不明显。肿瘤内可形成瘢痕或坏死。肿瘤内的坏死组织液化后经支气管排出形成空洞,具有较大空洞者称为空洞型肺癌。发生在肺尖部的周围型肺癌为肺上沟瘤,或称为肺尖癌。

3)弥漫型肺癌一般为细支气管肺泡癌及腺癌。肿瘤可为多发结节、斑片状,或为一叶、数叶及两肺多发的肺实变。癌组织主要沿肺泡壁蔓延则呈肺炎样,主要沿淋巴管蔓延形成多发小结节或粟粒状。

(3)早期肺癌:早期中央型肺癌是指肿瘤局限于支气管腔内,或在肺叶,或在肺段支气管壁内浸润生长,未侵及周围的肺实质,并且无转移者。在病理上分为原位癌、腔内型和管壁浸润型。早期周围型肺癌是指瘤体直径为2cm或2cm以下并且无转移者。中、晚期肺癌的肿瘤体积较大,有转移。

(4)肺癌转移:肺癌转移到肺门及纵隔淋巴结引起淋巴结肿大,转移到肺内形成单发或多发结节,转移到胸膜引起胸膜积液和胸膜结节,转移到胸壁引起胸壁肿块及肋骨破坏,转移到心包引起心包积液。最常见的远隔转移位置为淋巴结、肾上腺、肝脏、脑、骨和对侧肺脏。

【临床表现】

主要临床表现为咯血、刺激性咳嗽和胸痛。其中间断性出现的痰中带有少量血丝为早期肺癌的常见表现。中央型肺癌的临床症状比周围型出现较早。周围型肺癌往往在胸部X线体检时偶然发现。当肿瘤发生转移后出现多种症状和体征。弥漫型肺癌临床上多有咳大量白色泡沫样痰的病史。胸膜转移产生大量的胸腔积液,引起憋气、呼吸困难和胸痛。肋骨转移引起胸部疼痛。上腔静脉阻塞综合征出现气短、头颈部水肿和颈静脉怒张。喉返神经受侵引起声音嘶哑。心包转移引起心悸、胸闷。肿大淋巴结压迫食管引起吞咽困难。

肺上沟瘤侵犯臂丛神经出现肩背部和上肢疼痛及运动障碍;迷走神经受侵时出现同侧软腭瘫痪、咽喉感觉丧失,呼吸及吞咽困难;交感神经受侵可使汗腺分泌减少或无分泌,颈上交感神经受损伤后可产生霍纳(Horner)综合征。脑转移引起头痛及相应的定位体征。小细胞癌可引起内分泌症状,如皮质醇增多症、甲状腺功能亢进。

【影像表现】

1. 中央型肺癌

(1)X线:早期中央型肺癌在胸片上可无异常发现,或表现为支气管狭窄的继发改变。肺含气量不足表现为局部的密度增高,阻塞性肺不张表现为肺体积缩小、密度增高,阻塞性肺炎引起斑片状阴影,阻塞性支气管扩张引起条索状阴影,局限性肺气肿表现为局限性密度减低及肺纹理稀疏。

中、晚期肺癌表现为肺门肿块及支气管阻塞改变。阻塞性肺炎及肺不张表现为肺叶、肺段或一侧肺的密度增高阴影。肺门肿块使肺不张阴影的肺门侧密度增高及有肿块突出。右上叶肺不张与肺门肿块形成"横S征"。

(2)CT:早期肺癌CT可显示支气管有轻度狭窄、管壁增厚或腔内结节。CT对支气管阻塞的继发改变的显示比X线片敏感。

中、晚期中央型肺癌的直接征象是支气管的异常及肺门肿块。支气管的异常包括狭窄、梗阻、管腔内结节及管壁增厚。支气管狭窄范围较局限,管腔不规则。支气管阻塞表现为突然截断,狭窄段远端阻塞(图4-33、图4-37)。在狭窄、梗阻部位的支气管壁常有不规则增厚。支气管内软组织结节常合并管壁增厚。肺门肿块可位于某一肺叶支气管的周围或附近,边缘比较清楚,外缘光滑或有浅分叶(图4-36)。支气管继发的阻塞改变为中央型肺癌的间接征象。阻塞性肺炎表现为小叶或小叶融合范围的影像(图4-35),也可为肺段、肺叶或一侧肺的实变。肺体积常缩小,肺门区密度增高或有肿块。阻塞性肺不张在肺门区有肿块突出肺不张的外缘(图4-34、图4-38)。增强扫描可见肺不张内的肿块轮廓,其密度较肺不张增强的密度低。阻塞性支气管扩张为柱状或带状高密度影像,从肺门向肺野方向分布。阻塞性支气管扩张常合并炎症或轻度肺不张。螺旋CT的气管、支气管的多平面重建及三维立体重建图像可使气管支气管树清楚显示。可显示支气管狭窄的程度、范围及狭窄远端的情况,并可了解肿瘤向管腔外侵犯的范围。CT仿真支气管内镜为无创性的检查支气管内腔的技术,可观察支气管腔内的病变形态。但此法不能反映早期及细微的大体病理形态。

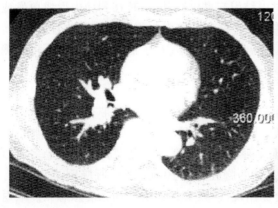
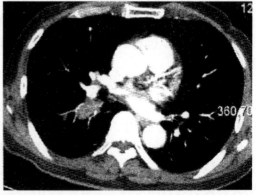

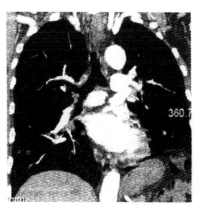

图 4-33　中央型肺癌

右肺门肿块,有强化;冠状位重建:右下叶支气管狭窄,周围有肿块

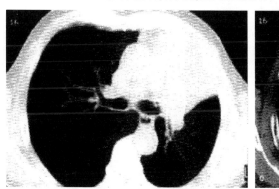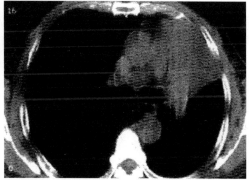

图 4-34　中央型肺癌

左肺上叶支气管局部肿块致支气管闭塞,左肺上叶不张

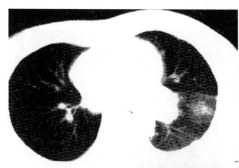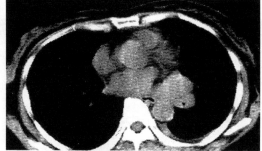

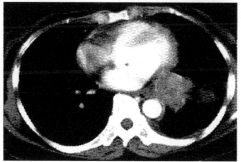

图 4-35　左侧中央型肺癌

肺窗示左肺下叶见不规则稍高密度肿块影,大小约 8.5cm×6.5cm,病灶边缘见不规则斑片状模糊影;纵隔窗
示肿块密度较均匀,其内可见充气支气管,管腔狭窄,纵隔内可见多个肿大淋巴结;增强扫描病灶明显强化

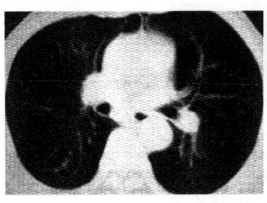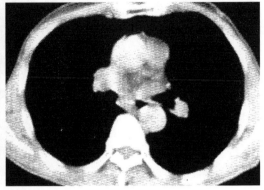

图 4-36　右侧中央型肺癌

右肺门肿块,边界清晰,轻度分叶;支气管镜检确诊为腺癌

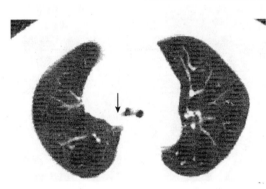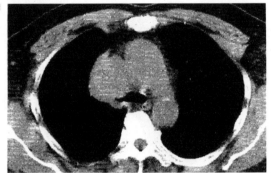

图 4-37　中央型肺癌

右肺上叶肺门肿块,支气管狭窄闭塞(箭头)

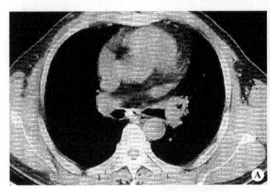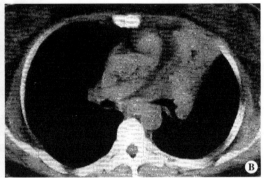

图 4-38　中央型肺癌

A. 左主支气管阻塞,管壁增厚;B. 左上叶支气管阻塞,伴左上肺不张

2. 周围型肺癌

(1)X 线:早期周围型肺癌中结节阴影占 80% 以上,呈分叶状轮廓,边缘模糊,有胸膜凹陷征。少数病例为浸润阴影、空洞阴影及条索状表现。

中、晚期周围性肺癌的肺内肿块多在 3cm 以上。较大的肿块可能有分叶或无分叶,边缘模糊或清楚(图 4-39)。有空洞者多为厚壁空洞,内缘凹凸不平,常合并淋巴结肿大。

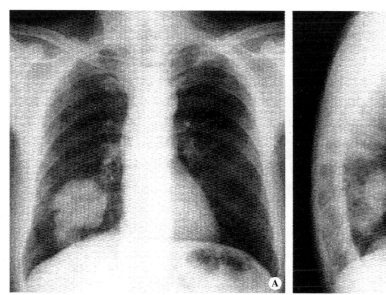
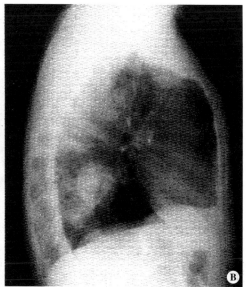

图 4-39　右肺周围型肺癌

A. 正位；B. 侧位，右下肺分叶状肿块，外部有阻塞性肺炎表现为斑片状影

　　（2）CT：早期周围型肺癌的 CT 表现包括肿瘤的密度、边缘及周围征象三个方面。①瘤体密度：根据统计，周围型小肺癌 80% 为结节形状，17% 为浸润样病灶，其余为小空洞。瘤体密度与肺癌增长方式、肺泡壁增生、肺泡萎缩及肺泡含气量有关。磨玻璃密度结节为肿瘤细胞沿肺泡壁匍匐生长，肺泡结构不被破坏，肺泡含气，在高分辨 CT 为均匀磨玻璃密度结节。肿瘤细胞增殖，中心肺泡萎缩，灶性成纤维细胞增生，病灶可呈不均匀磨玻璃密度结节。实性高密度结节是癌细胞在肺泡腔内充填生长，病变部位肺组织被肿瘤组织代替，病灶中心密度均匀或不均匀，组织类型多为腺癌。②肿瘤边缘：肿瘤边缘形态与肿瘤生长方式、瘤周癌细胞浸润及癌细胞浸润产生的间质性反应有关。肺泡癌因癌细胞沿肺泡壁匍匐生长，瘤体边缘多呈不规则锯齿状，不平整，与正常肺移行，有的边缘模糊，较难与炎症鉴别。周围型腺癌在肺泡内充填性生长，瘤体边缘较清楚，凹凸不平，有的边缘见密集毛刺（图 4-40）。③含气支气管征及空泡：主要见于腺癌、肺泡癌，特别是呈磨玻璃密度的分化好的腺癌，而在其他组织类型罕见，肿瘤中缺乏支气管充气征及空泡征，提示肿瘤增长迅速。④肿瘤的周围征象：肿瘤的周围征象中，胸膜凹陷是肿瘤与胸膜之间的线形或三角形影，腺癌和细支气管肺泡癌多见。有的肿瘤周围血管向肿瘤集中，在肿瘤处中断或贯穿肿瘤，称"血管集束征"，累的血管可为肺动脉或肺静脉。⑤增强效果：对于 20mm 及 20mm 以下的周围型小肺癌，增强 CT 扫描对于诊断有时有些帮助。一般测量病灶一点或一个感兴趣区 CT 值与平扫比较，CT 值变化大于 20Hu 可见于炎症与周围型小肺癌。平扫与增强测量部位不同则无法比较。有些研究表明，孤立结节增强模式，需要多层螺旋 CT 设备和必需的计算机软件。恶性结节的大动脉强化值及灌注值可鉴别恶性结节与活动性炎症结节。⑥肿瘤体积增长一倍的时间，称为倍增时间。周围型肺癌的倍增时间一般为 120 天左右。较长者可达 490 天。

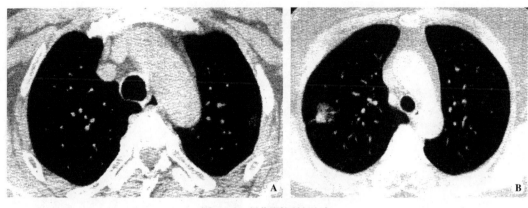

图 4-40　早期周围性肺癌

A. 左肺上叶磨玻璃密度结节；B. 右肺混合密度结节，边缘毛糙

　　周围型肺癌螺旋 CT 的三维重建影像可显示结节有无分叶征、胸膜凹陷征、卫星灶、结节与血管的关系和结节向胸膜的侵犯，可较全面地提供结节与周围结构的立体关系及计算倍增时间。

　　中、晚期周围型肺癌：①瘤体的密度。多数肿瘤的密度较均匀。较大的肿瘤可有钙化。肿瘤坏死后可形成空洞，多为厚壁空洞，洞壁厚薄不均，内壁有结节。②瘤体边缘。多数肿瘤具有分叶征。在肿块与支气管、血管相连处及胸膜陷入的部位可形成明显的凹陷。部分肿块边缘呈浅分叶状或光滑。肿瘤的边缘较毛糙，但也可边缘清楚（图 4-41）。

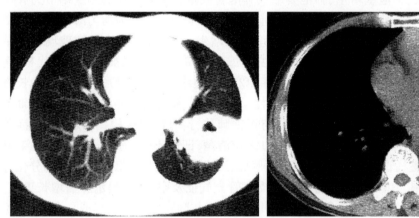

图 4-41　周围型空洞型肺癌

左肺下叶前外底段肿块，边缘分叶、毛糙，内见偏心空洞（白箭头）

　　3. 弥漫型肺癌　弥漫型肺癌以细支气管肺泡癌多见。细支气管肺泡癌 CT 表现多种多样，以磨玻璃影、实变和多发结节三种影像混合存在为特征，磨玻璃影最常见。病理上磨玻璃影及蜂窝影反映了肺泡腔内大量低密度黏蛋白或肺泡癌沿肺泡间隔伏壁式生长而肺泡腔不完全充填的结果，磨玻璃影及蜂窝影的存在常提示早期肺泡癌，随病变进展其可转为实变。肺泡癌的实变呈肺段或肺叶分布，可见支气管充气征呈枯树枝状，实变区内密度不均，内可散在分布小囊腔或相对较低密度区，其远处呈现蜂窝征象（图 4-42～图4-44）。弥漫型细支气管肺泡癌的结节常沿支气管血管周围呈小叶中心性分布（图 4-45），病灶周围常有

磨玻璃影,40%的肺泡癌结节内 CT 扫描可见空洞或小囊腔,其形成机制为结节中央缺血性坏死和因肿瘤生长支气管阻塞后扩张所致,且随病程进展可演变为实变。CT 增强扫描肺叶及肺段实变影中出现血管强化影,称为血管造影征。

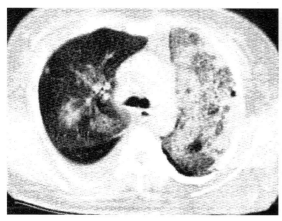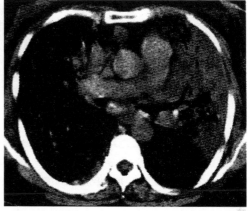

图 4-42 弥漫型细支气管肺泡癌

两肺弥漫分布大片状磨玻璃样、网格状改变及小结节影,其间见有大小不等的空洞及蜂房样密度减低改变,并有充气支气管征呈枯树枝状;气管后、上腔静脉前及支气管分叉前有比较明确的淋巴结肿大,右侧后胸壁可见条带状水样密度影

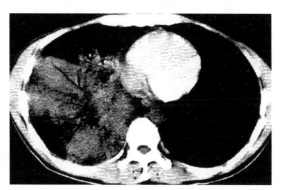

图 4-43 弥漫型细支气管肺泡癌

右肺弥漫分布大片状密度增高影,充气支气管征呈枯树枝状

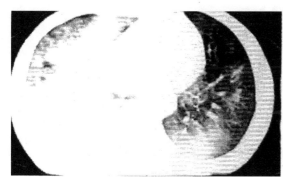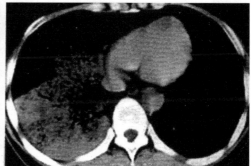

图 4-44 弥漫性肺泡癌

两肺弥漫实变及磨玻璃影,右肺病灶内见蜂窝影及枯树枝状充气支气管;病理检查:肺泡癌

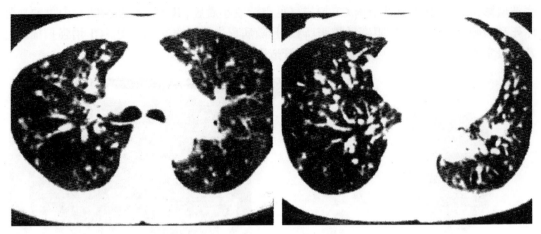

图 4-45 肺泡癌

两肺多发大小不等结节状影及斑片状影,结节影密度基本相等

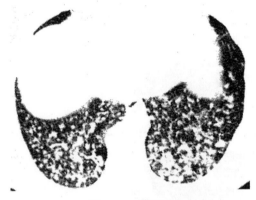

图 4-46 肺泡癌

78 岁,进行性喘憋,两肺弥漫分布的边界不清的结节,
以小叶中心分布,支气管镜检为肺泡癌

两肺多发病灶及肺段、肺叶的实变影像。两肺多发病灶为结节或斑片状影像,结节大小不等,其密度相似,以两肺中下部分较多,HRCT 有助于病变形态、分布的显示(图 4-46)。

4. 肺癌胸部转移 肺癌胸部转移的影像分为肺内转移、胸内淋巴结转移、纵隔大血管受侵及胸膜、胸壁受侵。

(1)肺内转移:表现为肺内多发小结节影像(图 4-47)。

(2)胸内淋巴结转移:纵隔淋巴结肿大一般是指淋巴结短径超过 15mm,肺门淋巴结肿大的标准一般为淋巴结短径超过 10mm。X线表现为肺门增大、肿块,纵隔增宽及肿块。

CT 及 MRI 可确定纵隔淋巴结的分区。

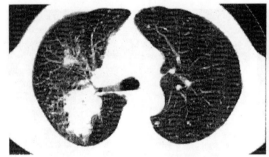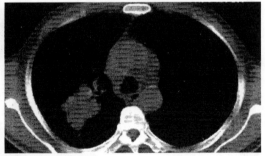

图 4-47 右肺上叶周围型肺癌肺内转移

右肺上叶肿块有分叶,边缘毛糙;两肺广泛转移呈弥漫小结节影

(3)纵隔大血管受侵:螺旋 CT 增强扫描可显示轴位的薄层影像及多平面成像(MPR),较准确地评价血管受侵及肿瘤与血管的关系(图 4-48)。MRI 由于有良好的组织对比及能

够采用多平面及 MRA 显示组织结构和血管,在确定肿瘤对心脏大血管侵犯上有较大意义。

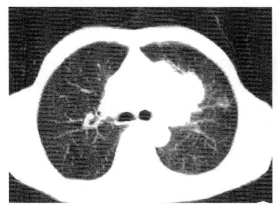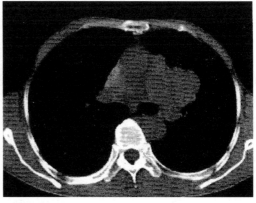

图 4-48 中央型肺癌纵隔受侵

左肺门肿块形态不规则,部分侵入纵隔

(4)胸膜、胸壁受侵:癌转移到胸膜引起胸腔积液及胸膜结节。邻近胸膜的肺癌可直接侵及胸膜。肿瘤侵及胸壁引起胸壁肿块及肋骨破坏。MRI 可清楚显示胸壁肿瘤及脂肪和肌肉等结构,对于肿瘤侵犯胸壁的显示效果较好。

【诊断、鉴别诊断】

中央型肺癌:当在胸部影像上发现肺不张、阻塞性肺炎、支气管扩张伴黏液潴留、肺气肿均提示中心型肺癌的可能。其中若大叶实变病变内的支气管充满黏液,则肺癌引起支气管阻塞的可能性很大;若大叶实变病变内见含气支气管影,也不能完全排除支气管阻塞,应进一步行支气管镜检查以期发现支气管病变,为影像诊断提供可靠根据。

1. 中央型肺癌影像诊断应注意的问题

(1)当肺内的阻塞性变化轻微时,影像上仅表现为肺叶内少许索条或斑片状病灶,往往容易忽略对支气管病变的考虑而导致误诊。若临床伴有咳嗽、痰中带血时,则应高度怀疑支气管癌变,此时对支气管的进一步检查非常重要。中心型肺癌时,肺内病变范围往往要低于发生病变的支气管级别,如病变为肺段实变影像,手术及支气管镜检查证实多为肺叶支气管病变。

(2)中央型肺癌的癌组织浸润浅表,未引起支气管明显狭窄时,胸部影像,包括螺旋 CT 薄层扫描、三维重建、仿真内镜,甚至支气管镜检查均可能报告支气管正常,此种表现多见于小细胞癌。若临床症状明显,应短期重复检查以避免漏诊。

(3)胸部 CT 横断面影像检查对于两下叶支气管狭窄的观察有一定限度。两下叶支气管分出背段支气管后,在行程约 1cm 后才分出下叶肺段支气管,而且两下叶肺段支气管分支点有很大变异。肺下叶支气管分支平面与中叶(左舌叶)支气管在一个平面上,由于下叶支气管与分出肺段支气管在解剖上的关系,使下叶支气管狭窄在胸部 CT 横断面影像上较难明确显露,螺旋 CT 三维重建对于诊断有帮助。

2. 中央型肺癌的鉴别诊断

(1)支气管结核:CT 上,结核引起的支气管病变常较广泛,可有多段支气管受累,且受累支气管狭窄扭曲,局部没有肿块,可见钙化,不张的肺叶体积明显缩小并在其内见到含气支气管影有助于支气管内膜结核的诊断。肺门、纵隔淋巴结肿大很少见,即使有,其分布亦与淋巴引流区无明显相关性。而中央型肺癌通常病变较局限,仅侵犯单一的支气管,其增厚狭窄多为偏侧性,可见向腔内、外生长的肿块,常伴相应引流区的肺门、纵隔淋巴结肿大。另外,结核病人通常好发于青年人,并常有结核中毒症状,如乏力、盗汗、午后低热等,而肺癌则好发于 40 岁以上成年人,多无结核中毒症状。

(2)中央型肺类癌:亦可导致阻塞性肺炎和肺不张。CT 则能较清楚地显示病变的部位、形态及支气管的改变。中央型类癌是低度恶性肿瘤,生长缓慢,因而病程一般较长,以肺叶以上支气管为好发部位,并多表现为支气管腔内边缘光滑清晰的软组织肿块影,支气管壁很少受侵而出现增厚、狭窄等,肺门及纵隔淋巴结肿大很少见(非典型性类癌例外)。

非典型性类癌病程一般较短,常见于吸烟男性病人,多发生于肺叶以下支气管,据报道,60% ~ 80% 发生于段以上支气管内,20% ~ 40% 涉及叶支气管,多有支气管壁增厚、管腔狭窄或梗阻,且肺门肿块边缘多模糊,有分叶、毛刺等征象,并可有邻近组织如大血管、纵隔等的浸润,多伴肺门、纵隔转移性淋巴结肿大。当两者鉴别困难时,常需借助于纤维支气管镜和病理检查才能确诊。

(3)起源于支气管内的良性肿瘤:包括错构瘤、平滑肌瘤、血管瘤、脂肪瘤、软骨瘤、纤维瘤及乳头状瘤等。表现为突向腔内、边缘光滑的结节状病灶,螺旋 CT 三维重建可显示肿瘤与支气管关系,支气管壁很少受侵,纵隔及肺门淋巴结肿大也很少见。而肺癌则不同。

(4)中央型肺癌的阻塞性肺炎应与一般肺炎或浸润型肺结核鉴别:肺癌所致的阻塞性肺炎经抗感染治疗不易吸收,或在同一位置病灶反复出现。CT 检查时可以显示支气管腔形态及有无肺门、纵隔的淋巴结肿大。

(5)中央型肺癌引起的肺不张应与结核及慢性肺炎的肺不张区别:结核性肺不张内有含气支气管影,并常见支气管扩张,有钙化,周围有卫星灶,结核及慢性肺炎合并肺不张均无肺门肿块,支气管通畅。肺癌的支气管狭窄较局限,而支气管结核的狭窄范围较长,可累及主支气管及叶、段支气管。

由于影像检查方法的进步和经验积累,较典型的肺癌表现容易使我们做出正确的诊断。但是,由于肺癌的某些表现与其他疾病的影像表现相似,造成肺癌与其他疾病鉴别诊断有时比较困难。中央型肺癌引起的肺内改变往往是发现中央型肺癌的先导,进一步发现支气管病变是影像诊断较重要的根据。多层螺旋 CT 三维重建、仿真支气管内镜有助于观察支气管病变,最后确诊需要支气管镜活检后的病理诊断。

3. 周围型肺癌　在胸部 X 线片发现孤立肺结节时需行 CT 检查,进一步明确结节的形态。肺癌的特点是有空泡征,边缘毛糙,有分叶征、血管集束征和胸膜凹陷等。需要与周围型肺癌鉴别的常见肺内孤立肺结节有结核球、错构瘤及炎性假瘤等。

(1)肺结核球:临床上常有咳痰、咯血及胸痛等,多伴有结核中毒症状如低热、盗汗、乏力等,结核菌素实验常呈阳性。

X 线片常表现为结节或肿块影,多数边缘较光滑,轮廓较规整,多发生于上叶尖后段或下叶背段,病灶周围伴有卫星灶时易诊断,孤立结节影与周围型肺癌鉴别较困难。结核球多有钙化,呈边缘性分布,而肺癌的钙化发生率为 4% ~ 7%,呈不规则状分布。结核球若伴空洞,其形状规则,壁厚均匀,痰查结核菌阳性是结核空洞确诊的根据。

CT 平扫较平片能更清楚地显示病灶内部结构(如钙化、坏死及空洞)和边缘轮廓征象。增强扫描病灶中心不强化,而周边部强化者多见于结核球。病灶与胸膜间的粘连带与周围型肺癌引起胸膜凹陷鉴别较困难,但伴胸膜局限性肥厚时多提示为感染性病变,再结合病灶特点较易与肺癌鉴别。

肺内孤立结节或肿块位于肺的后部,轮廓规整,边缘清楚,病灶内伴有钙化灶、中心性空洞,或病灶密度不均匀(病灶中央较周围密度低)及病灶周围有卫星灶,增强扫描时病灶呈环形强化等为CT诊断结核球的主要依据。

(2)炎性假瘤:临床上多无症状,亦可有咳嗽,但痰中带血少见。由于在形成炎性假瘤前无明确肺炎阶段,临床诊断较困难。其影像表现亦无特征性。病变可发生于肺的任何部位,以2~4cm多见,典型者肿块边缘光滑,轮廓规整,但可有分叶征、血管集束征和毛刺征,易误诊为周围型肺癌。胸部CT可见炎性假瘤病灶中央较周围密度低,少数炎性假瘤可见钙化,增强扫描时可见肿块周边强化。行CT增强扫描对炎性假瘤良恶性鉴别有一定的意义。

(3)局限型机化性肺炎:常发生于老年人,多伴有糖尿病、慢性支气管炎、不同病原及治疗不当和吸气障碍等病因。在影像上易与周围型肺癌相混淆。一般将其分为三型:类圆形、支气管血管束浸润型及沿胸膜带状阴影型。其CT表现为以小叶间隔为界,病灶边缘一部分向病灶内侧凹陷,可见胸膜凹陷征及含气支气管影,这种征象在周边型肺癌少见。本病有时与周围型肺癌鉴别困难,须穿刺或胸腔镜检查。类圆形病灶,一侧边缘凹陷,支气管壁增厚及支气管扩张等征象对机化性肺炎有诊断意义。

(4)慢性肺炎:50岁以上男性多见,咳嗽、胸痛,常有痰中带血,白细胞总数大多数在正常范围内,临床表现不易与肺癌鉴别。来诊病人中诊断不明者居多,多以不能除外肺癌就诊,可分为局限型及弥漫型。

局限型慢性肺炎在胸片上呈肺段、肺叶分布或形成肿块影,以肿块和肺段阴影较多见,边缘可清楚可模糊,多不光滑,肿块与胸膜间可见粘连带,胸片上不易与肺癌鉴别。

CT上慢性肺炎多为肺段或肺叶阴影,可见支气管扩张,多无支气管狭窄或阻塞,很少有周围型肺癌典型边缘征象(分叶征、边缘毛刺),但亦有例外,鉴别非常困难,须CT引导下穿刺,或胸腔镜进一步鉴别。

(5)肺错构瘤:好发于周围肺实质内,X线片和CT显示典型的钙化和(或)脂肪征象,一般不易与肺癌混淆。错构瘤边缘光滑,很少有分叶,即使有亦为浅分叶。CT增强扫描肿块无明显强化。而肺癌通常有明显的分叶、毛刺、胸膜凹陷及血管集束等征象,并有肺门、纵隔淋巴结肿大,很少有钙化,CT增强扫描肿块可有明显强化,CT值增加多在40Hu以上,通常较易鉴别。

(6)肺类癌:主要包括典型性类癌和非典型性类癌。前者好发于肺实质内,表现为肺内孤立性结节,亦可有纵隔淋巴结肿大,因而不易与周围型肺癌相鉴别。类癌为低度恶性肿瘤,生长缓慢,边缘较光整,可有分叶,但很少有毛刺、胸膜凹陷等肺癌常见征象。有学者认为非典型性类癌病灶内坏死多见,肿瘤于短期内迅速增大可作为与肺癌鉴别的征象。另外,若病人出现面部潮红、面部和上肢水肿等类癌综合征表现时,有助于二者的鉴别。尽管如此,单纯依靠影像学表现鉴别类癌与肺癌仍较困难,最后的定性通常依赖穿刺活检或手术后病理检查。

在诊断中要仔细发现病灶所具有的X线和CT征象,做综合分析。要参考以往的影像资料,如肿瘤倍增时间小于30天或大于490天者一般为良性结节病灶。此外,影像诊断应与病人的年龄、临床症状相结合。CT增强扫描对周围型肺癌的鉴别有意义,肺癌的增强值大于15Hu,不强化或轻度强化的结节良性可能大。

4. 弥漫型细支气管肺泡癌

(1)肺结核:弥漫型细支气管肺泡癌有时呈多结节,分布较均匀,易与粟粒型肺结核相混淆,粟粒型肺结核病人常见于青年,发热、盗汗等全身毒性症状明显,抗结核药物治疗可改善症状,病灶逐渐吸收。查痰可查到结核菌。肺结核病灶呈多形性,常有明显纤维化。弥漫型细支气管肺泡癌病灶结节较均匀,且外肺野较明显。

(2)肺间质纤维化:实变型细支气管肺泡癌蜂窝征有以下几个特点。蜂窝内 CT 值接近水密度而非气体密度,只显示于纵隔窗,而肺窗不能显示。肺间质纤维化,则恰恰相反。实变型肺泡癌蜂窝形态不规则,间隔不规则增厚或厚薄不均,而肺间质纤维化则多较为均匀、规则增厚;实变型肺泡癌蜂窝状阴影位于实变区之内、实变区体积无收缩变小,其周围无索条状阴影和支气管、肺血管分支受牵拉移位、变形等纤维化表现。

(3)大叶性肺炎或阻塞性肺不张:炎症型细支气管肺泡癌主要与肺炎、阻塞性肺不张相鉴别。大叶性肺炎多有明显发热、咳嗽、咳铁锈色痰病史;实变型细支气管肺泡癌多伴枯树枝征,大叶性肺炎则无此征。肺炎病变性质单一,虽然也可见到含气支气管影,但支气管黏膜光滑,抗炎治疗效果好。而炎症型细支气管肺泡癌多分布在肺外围,很少有空洞形成,渗出或实变影内见含气支气管影,且支气管黏膜增厚、僵硬,表面不光滑是其特征表现,CTA表现病变强化不明显。多数学者认为大叶性细支气管肺泡癌可有 CT 血管造影征,大叶性肺炎或阻塞性肺不张则无此征。另外,阻塞性肺不张时,叶间裂多有移位,实变肺段体积缩小,支气管有明显狭窄,而细支气管肺泡癌则无此表现。

(4)浸润型肺结核:炎症型细支气管肺泡癌主要与浸润型肺结核相鉴别。浸润型肺结核多分布于两上肺尖后段与肺背段,结核中毒症状明显,在 HRCT 上虽可见蜂窝状影,但在渗出或实变影内无充气支气管影。而炎症型细支气管肺泡癌分布于肺外围,很少有空洞形成,渗出或实变影内见含气支气管影,且支气管黏膜增厚、僵硬,表面不光滑是其特征表现,CTA 表现病变强化不明显,CT 值较低,但血管影清晰。

胸部 X 线检查用以发现病变。肺癌的影像学诊断主要靠 CT 检查。HRCT 用于显示支气管的异常及 2cm 以下结节的形态特点。对于 CT 诊断困难的中央型肺癌病例,应做支气管镜及活检。经皮肺穿刺活检用于周围型肺癌 CT 诊断困难的病例,由于经皮穿刺活检方法安全可靠,在肺内孤立结节鉴别诊断上应用日益广泛。支气管动脉造影用于肺癌的介入治疗。

对于首次检出的肺内孤立结节,首先要从形态学角度分析结节的轮廓边缘、密度及周边征象,并结合强化特点,尽量给出一个良恶性的参考意见。难以判别良恶性时,应根据肿瘤的大小给予指导性建议,即对于直径 10mm 及以上的结节,尽量采用细针活检、经胸腔镜或手术切除等方式取得组织学诊断,以利于选择适当的治疗方法。对于 10mm 以下结节要密切随访观察,一般间隔 3、6、12、18、24 个月各复查 1 次,若无变化可不再复查,发现增大时应及时采取措施。

三、肺其他原发恶性肿瘤

肺癌以外的其他肺恶性肿瘤极为罕见,主要有起源于各种间叶组织的肉瘤、恶性纤维组织细胞瘤、肺母细胞瘤、肺原发性恶性淋巴瘤及恶性神经鞘瘤等。

(一)肺肉瘤和癌肉瘤

大多数病人常因无症状或症状轻微就诊时间较晚,其发病率仅占肺原发性恶性肿瘤的

2%。病理上,原发性肺肉瘤可有纤维肉瘤、平滑肌肉瘤、横纹肌肉瘤、软骨肉瘤、神经纤维肉瘤、脂肪肉瘤、淋巴肉瘤及血管肉瘤多种类型,其中以纤维肉瘤、平滑肌肉瘤及淋巴肉瘤多见,其生物学行为与原发肺癌相似,不易鉴别。癌肉瘤组织有双相性,由癌和肉瘤共同组成,恶性成分以鳞癌、腺癌多见,也可为大细胞癌;肉瘤成分组织类型多,有单一组织,也有几种组织并存,最多见为纤维肉瘤,有的见异质性恶性成分,如骨肉瘤、软骨肉瘤、横纹肌肉瘤等。

【影像学表现】

肺肉瘤和癌肉瘤分为中央型和周围型,以后者多见。X线片和CT上,中央型肺肉瘤表现为肺门肿块,可伴有阻塞性肺炎和肺不张。周围型肺肉瘤则好发于两肺下叶肺实质内,可贴近纵隔、膈、胸壁或叶间裂。肿块多在5~10cm,边界光整,可有分叶,少有毛刺,肿瘤中心可见低密度坏死灶,偶见钙化。病变较大可造成肺组织、气管受压移位,进一步可累及胸壁和胸膜,见少量积液,肺门和纵隔淋巴结很少肿大。CT增强扫描肿块明显强化,均匀或不均匀。

癌肉瘤的CT表现显示具有肺癌和肉瘤的双重特征,肉瘤的边界大多清晰、边缘相对光整,而癌肉瘤边界大多不甚清晰、边缘不光整,具有癌肿的边缘征象,如分叶、毛刺等周边浸润征象。增强扫描显示癌肉瘤具有类似肉瘤的强化表现,如较厚的环状强化、肿块中央常为不规则的密度减低区。

【鉴别诊断】

肺肉瘤和癌肉瘤有时较难与肺癌相鉴别,常需借助于病理才能明确诊断。一般而言,肺肉瘤常见于年轻病人,肿瘤多位于肺周边部,直径多在5cm以上,边缘光整,密度均匀,易有局部胸膜侵犯,但少有肺门及纵隔淋巴结转移。而肺癌则多见于40岁以上病人,以中央型多见,肿块多不规则,边缘多不光整,有分叶,有明显的支气管壁增厚、狭窄及阻塞性改变,多有邻近器官的侵犯和肺门、纵隔淋巴结的转移。

肺内圆形或椭圆形较大肿块,增强扫描肿块呈不规则环状强化,中央显示不规则密度减低区,酷似肉瘤的CT表现,而其边界不甚规则,边缘不光整,有分叶、毛刺等浸润表现时,应考虑为癌肉瘤的可能。

(二)肺原发性淋巴瘤

肺淋巴瘤分为原发性和继发性两种,两者的区别在于除了肺内的局限性病灶,是否同时存在纵隔、肺门和其他部位的淋巴瘤病变。原发性肺淋巴瘤非常少见,以非霍奇金淋巴瘤多见。临床上多无症状。

【影像学表现】

X线、CT均能发现肺内病变,但CT能更好地显示病灶的密度、内部结构及病变的侵犯程度。

原发性肺淋巴瘤临床症状少,故发现时肺内病灶通常已较大,表现为肺内肿块或沿叶(段)分布的片状影,其内常可见含气支气管影。病变可跨叶间裂,侵犯胸膜,但胸腔积液出现较晚。

【鉴别诊断】

肺淋巴瘤的临床和影像表现均缺乏特征性。

1. 肺癌　表现为肿块时,需与肺癌相鉴别,通常肺癌病灶多不规则,边缘有分叶、毛刺及胸膜凹陷等征;而肺淋巴瘤通常边缘光整,可见支气管充气征,肺门、纵隔淋巴结肿大出现得早而且重。

2. 肺内炎症 若表现为片状影时,则要与肺内炎症性病变鉴别,此时,临床病史、实验室检查及病程等的综合分析则有助于鉴别。必要时,可行肺穿刺活检帮助鉴别。

四、肺 转 移 瘤

肺是转移瘤的好发脏器。原发于头颈部、乳腺、消化系统、肾、睾丸、骨等部位的恶性肿瘤易转移到肺部。

肺转移瘤的转移途径主要有血行和淋巴道转移。血行转移最为常见,到达肺小动脉及毛细血管的瘤栓浸润并穿过血管壁,在周围间质及肺泡内生长,形成转移瘤灶。淋巴道转移是肺小动脉及毛细血管的瘤栓侵入支气管血管周围淋巴管,在淋巴管内形成多发的小结节病灶,淋巴道转移发生在支气管血管周围间质、小叶间隔及胸膜下间质,并通过淋巴管播散向肺部。肿瘤向肺内直接转移的原发病变为胸膜、胸壁及纵隔恶性肿瘤。

临床上病人一般先有原发肿瘤的临床表现,也有些病人在临床上无特殊表现。较大及较广泛的病变引起咳嗽、呼吸困难、胸闷、咯血和胸痛等。

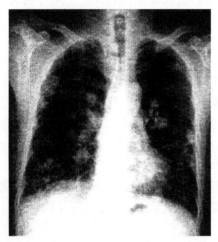

图 4-49 肺转移瘤
两肺多发大小不等结节及肿块影

【影像学表现】

1. X 线 血行转移为肺内单发或多发结节及肿块阴影(图 4-49),多见于两肺中下野。大小自 1cm 至 10cm 以上。病变边缘清楚。较大的肿块可有空洞。也可表现为两肺粟粒结节阴影。小结节及粟粒病变多见于甲状腺癌、肝癌、胰腺癌及绒毛膜上皮癌转移;多发及单发的较大结节及肿块见于肾癌、结肠癌、骨肉瘤及精原细胞瘤等的转移。成骨肉瘤及软骨肉瘤的肺转移可有钙化。肺内转移瘤出现空洞及钙化改变的多见于鳞癌及黏液性腺癌。淋巴道转移为网状及多发细小结节阴影,多见于两肺中下肺野。

2. CT 血行转移为单发、多发结节或粟粒结节病变(图 4-50 ~ 图 4-52)。结节病灶的边缘清楚光滑,以中下肺野多见。结节并发出血时出现"晕轮征",即结节周围有模糊影像环绕。病变有钙化常见于骨肉瘤转移。CT 易于显示空洞病变,多为鳞癌转移(图 4-50)。粟粒性转移结节的密度较为一致,但大小不均匀。淋巴道转移在 HRCT 上显示结节位于小叶中心、小叶间隔、支气管血管束及胸膜,表现为支气管血管束增粗,并有结节,小叶间隔串珠状改变或增粗,小叶中心有结节灶,并有胸膜下结节。病变多局限于肺脏的局部,以中下肺多见,常合并胸腔积液。约半数病人有纵隔及肺门淋巴结肿大。

【诊断与鉴别诊断】

影像诊断要点:①血行转移常见,多见于双侧中下肺。典型表现为肺内单发或多发棉花团状,也可呈结节状,边缘清楚。②淋巴道转移 CT 显示较好,表现为支气管血管束增粗,并有结节;小叶间隔串珠状改变或增粗,小叶中心有结节灶,可有胸膜下结节。

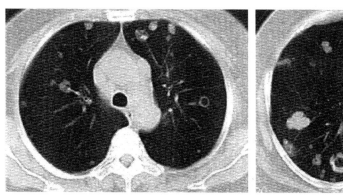
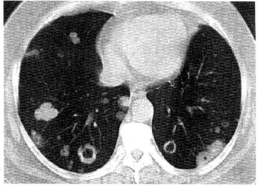

图 4-50　子宫内膜癌双肺转移

双肺内多发大小不一转移瘤,瘤体可见空洞及钙化

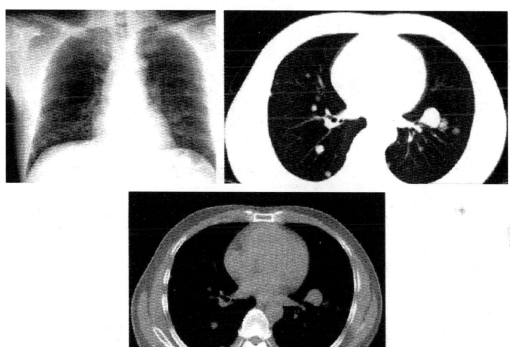

图 4-51　软骨肉瘤双肺转移

右前臂腺泡状软组织肉瘤术后 1 年;双肺多发散在棉花团状影,边缘光滑、清晰

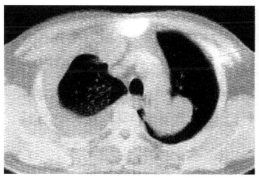
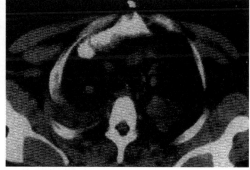

图 4-52　纤维肉瘤术后肺转移

左肺转移灶呈团块状,右侧见胸膜转移

具有原发恶性肿瘤的病人肺内出现结节影或间质改变时诊断不难。结节状肺转移瘤需与肺结核、肺炎、霉菌病、肺尘埃沉着症、结节病等鉴别。转移瘤单发者不易与周围型肺癌鉴别,原发瘤病史对诊断有帮助,必要时需穿刺活检。肺淋巴道转移的支气管束均匀增粗需与间质性肺水肿鉴别,支气管血管束及小叶间隔的结节状增粗需与结节病、肺尘埃沉着症相鉴别。

1. 弥漫性间质性肺疾病　肺淋巴道转移的支气管束均匀增粗须与弥漫间质性肺病相鉴别。小叶间隔、支气管血管周围间质及叶间胸膜结节状增厚,但小叶结构无变形;或合并弥漫分布结节,或有明确的恶性肿瘤病史等,则有助于肺淋巴道转移诊断。

2. 肺尘埃沉着症　其结节多位于肺上叶的后方,1~10mm,且有粉尘接触史。

3. 血性播散型肺结核　均有结核中毒症状和相关的化验结果支持。

第五节　肺部肿瘤 CT 诊断

一、肺　　癌

肺癌是我国最常见的恶性肿瘤之一,其 CT 诊断占有十分重要的地位。

由于 CT 图像密度分辨率高,影像无重叠,能检出微小早期病变,能发现纵隔肿大的淋巴结,确定肿瘤侵犯胸膜的范围,确定肿瘤与周围大血管关系等诸多优点,现已越来越广泛地用于肺癌的诊断。随着 CT 技术的不断开发,扫描设备的不断改进及在肺癌 CT 诊断方面经验的不断积累,CT 在肺癌的诊断上将发挥更重要的作用,它在肺癌的早期诊断、病期的确定,临床治疗效果的观察方面具有重要价值。

【病理】

(1)组织学分类:可分为五种类型,①鳞癌;②未分化癌,又可分为大细胞癌与小细胞癌;③腺癌;④细支气管肺泡癌;⑤还有以上这几种类型的混合型,如腺鳞癌。

1)鳞癌:在支气管肺癌中发生率最高,鳞癌较多发生于大支气管,常环绕支气管壁生长,使支气管腔狭窄,亦可向腔内凸出呈息肉样,其空洞发生率较其他类型高。鳞癌生长较慢,病程较长,发生转移较晚。鳞癌的发展趋向于直接侵犯邻近结构。

2)未分化癌:未分化癌的发生率仅次于鳞癌,约占40%,发病年龄较小,其生长速度快,恶性程度高,早期就有淋巴或血行转移。未分化癌大多向管壁外迅速生长,在肺门区形成肿块,较少形成空洞。

3)腺癌:腺癌的发生率仅次于鳞癌和未分化癌,占10%左右,腺癌较多发生于周围支气管,亦能形成空洞,但较鳞癌少见,腺癌较易早期就有血行转移,淋巴转移也较早,较易侵犯胸膜,出现胸膜转移。

4)细支气管肺泡癌:它起源于终末细支气管和肺泡上皮,其发生率占2%~5%,分为孤立型、弥漫型与混合型,细支气管肺泡癌生长速度差异很大,有的发展非常迅速,有的病例发展非常缓慢,甚至可多年保持静止。

(2)根据肺癌的发生部位可分为中央型、周围型和弥漫型。根据肿瘤形态可分为六个亚型,即中央管内型、中央管壁型、中央管外型、周围肿块型、肺炎型及弥漫型。

1)中央管内型:是指癌瘤在支气管腔内生长,呈息肉状或丘状附着于支气管壁上。肿瘤侵犯黏膜层或(与)黏膜下层,可引起支气管不同程度阻塞,产生肺不张、阻塞性肺炎、支气管扩张或肺气肿。

2）中央管壁型：是指肿瘤在支气管壁内浸润性生长，也可引起支气管腔的不同程度狭窄。

3）中央管外型：是指肿瘤穿破支气管壁的外膜层并在肺内形成肿块，可产生轻度肺不张或阻塞性肺炎。

4）周围肿块型：表现为肺内肿块，其边缘呈分叶状或规整，瘤肺界面可有或无间质反应，也可有一薄层肺膨胀不全圈。肿块内可形成瘢痕或坏死，当肿瘤位于胸膜下或其附近时因肿瘤内瘢痕收缩，肿瘤表面胸膜可形成胸膜凹陷，肿瘤坏死经支气管排出后，可形成空洞。

5）周围肺炎型：肺癌可占据一个肺段大部，一个肺段或一个以上肺段，有时可累及一个肺叶。其病理所见与大叶性肺炎相似，肿瘤周边部与周围肺组织呈移形状态，无明显分界。此型多见于细支气管肺泡癌。

6）弥漫型：弥漫型肺癌发生于细支气管与肺泡上皮。病灶弥漫分布于两肺，呈小灶或多数粟粒样病灶，亦可两者同时存在，此型多见于细支气管肺泡癌。

【临床表现】

肺癌在早期不产生任何症状，多数在查体时才发现病变。最常见的症状为咳嗽，多为刺激性呛咳，一般无痰，继发感染后可有脓痰，其次为血痰或咯血，为癌肿表面破溃出血所致，一般多是痰中带有血丝。

肺癌阻塞较大的支气管，可产生气急和胸闷，当支气管狭窄，远端分泌物滞留，发生继发性感染时可引起发热。

肿瘤侵犯胸膜或胸壁可引起胸痛，当胸膜转移时，如产生大量胸腔积液，可出现胸闷、气急。

肺癌常转移至脑，其临床表现与原发脑肿瘤相似。纵隔内淋巴结转移，可侵犯膈神经，引起膈麻痹，侵犯喉返神经可引起声音嘶哑。上腔静脉侵犯阻塞后，静脉回流受阻，可引起脸部、颈部和上胸部的浮肿和静脉怒张。尚可引起四肢长骨、脊柱、骨盆与肋骨转移，往往产生局部明显的疼痛及压痛。有的病人可引起内分泌症状。肺上沟癌侵犯胸壁，可产生病侧上肢疼痛，运动障碍和浮肿。

【CT表现】

1. 中央型肺癌　CT能显示支气管腔内肿块（图4-53），支气管壁增厚（图4-54），支气管腔狭窄与阻断（图4-55，图4-56），肺门区肿块等肺癌的直接征象，继发的阻塞性肺炎与肺不张，以及病灶附近和（或）肺门的淋巴结肿大等。CT对于显示右上叶前段、后段、右中叶，左上肺主干与舌段支气管，以及两下肺背段病变较常规X线片和断层为优，CT可显示支气管腔内和沿管壁浸润的早期肺癌（图4-57）。

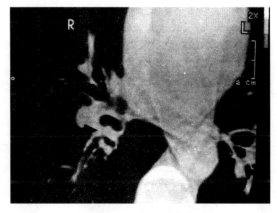

图4-53　中央型肺癌

右肺下叶背段支气管开口处有一小丘状软组织密度结节影，直径7mm，向下叶支气管腔内突入，使之变窄。病理证实为下叶背段低分化鳞癌

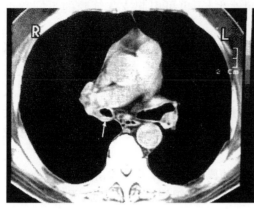

图 4-54　中央型肺癌

右中间段支气管变窄,后壁增厚(白箭头),
病理证实为鳞癌

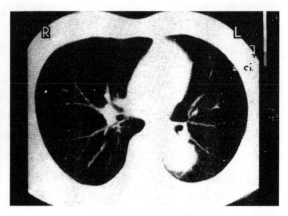

图 4-55　中央型肺癌

左肺下叶背段支气管变窄,其远端有一类圆形肿块,病理
证实为结节型黏液腺癌

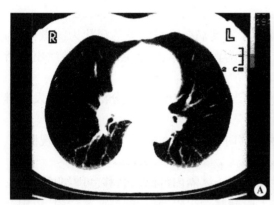

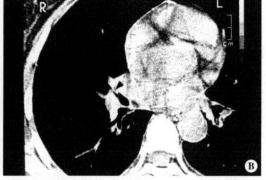

图 4-56　中央型肺癌

女,55 岁,痰中带血一个月,伴胸闷气短,痰中发现腺癌细胞。A. CT 平扫右中叶支气管层面,肺窗示右中叶支气管
腔显示不清;B. 相应层面纵隔窗示右中叶支气管狭窄;手术病理证实为腺癌

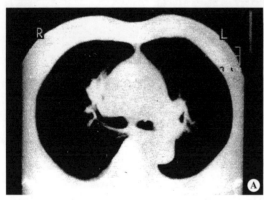

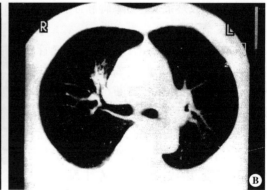

图 4-57　早期中央型肺癌

男,61 岁,病人因肺部感染住院。A. 示右上肺前段片状密度增高影;B. 经治疗后右上肺片影吸收,但示前段支气
管狭窄,壁厚僵硬,普通 X 线检查阴性,手术病理证实为早期鳞癌

2. 周围型肺癌　周围型肺癌在 CT 上显示有一定特征,即使小于 2.0cm 的早期肺癌,也

有明确的恶性 CT 征象。

（1）形态：多为圆形和类圆形的小结节（或肿块），但也有的可呈斑片状或星状（图4-58，图 4-59）。

（2）边缘：多不规则，有分叶切迹，多为深分叶，可见锯齿征，小棘状突起与细毛刺（图 4-60，图 4-61），肺癌的毛刺多细短，密集，大小较均匀，密度较高。病理上为肿瘤的周围浸润及间质反应所致。

（3）内部密度：大多数肿瘤密度较均匀，部分密度不均匀，可见空泡征，空气支气管征（图 4-62，图 4-63），以及蜂窝状改变，病理上为未被肿瘤侵犯的肺组织，小支气管或细支气管的断面，以及乳头状突起之间的气腔。上述 CT 征象多见于细支气管肺泡癌与腺癌。钙化少见，可为单发，小点状，位于病变中央或偏心，其病理基础可以是肺癌组织坏死后的钙质沉着，亦可能是原来肺组织内的钙化病灶被包裹所致。病变的 CT 值对诊断帮助不大。

（4）血管支气管集束征：肿块周围常可见血管与小支气管向病变聚集（图 4-64），一项包含 97 例直径 3cm 以下的肺癌的研究发现，其中 68 例（70%）有此征象。

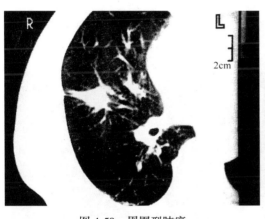

图 4-58　周围型肺癌

右中叶外侧段病变，外形不规则，呈星状

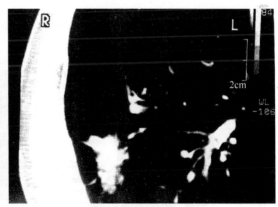

图 4-59　周围型肺癌

右下肺外基底段斑片状密度增高影，边缘不规则，毛糙、密度不均匀，术前诊断为肺结核，病理证实为细支气管肺泡癌

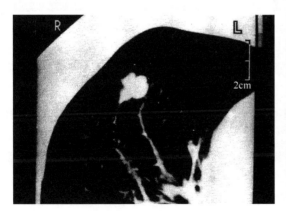

图 4-60　周围型肺癌

右肺中叶外侧段结节状密度增高影，大小为 1.6cm×2.0cm，边缘不规则，有深分叶改变，病理证实为腺癌

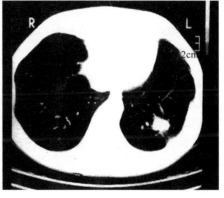

图 4-61　周围型肺癌

左下肺后基底段结节影，边缘有细短毛刺

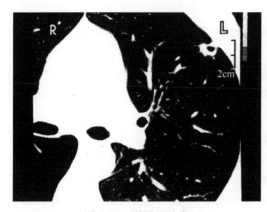

图 4-62　周围型肺癌

左上肺前段胸膜下小结节影大小约0.9cm×1.0cm,内
有小圆形空气密度影—空泡征;病理证实为细支气管
肺泡癌

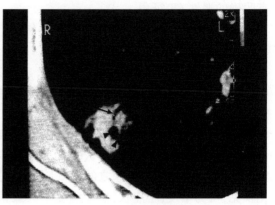

图 4-63　周围型肺癌

右上肺后段斑片状影,可见细支气管充气征(箭头)与空
泡征(▲),病理证实为细支气管肺泡癌

(5)病变远侧(胸膜侧)模糊小片影或楔形致密影:此为小支气管与细支气管阻塞的表现(图 4-65)。

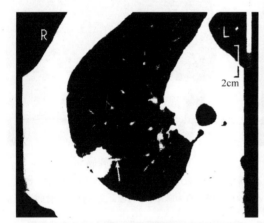

图 4-64　周围型肺癌

左下肺背段结节样病变,可见与血管(白箭头)与
细支气管相连接

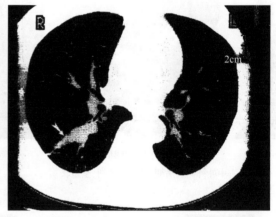

图 4-65　周围型肺癌

右下叶背段以气管外侧支中断,其远侧有一分叶状肿
块,略呈葫芦状,其胸膜侧有楔形密度增高影(白箭头)

(6)亚段以下支气管截断,变窄。

(7)空洞:肺癌的空洞形态不规则,洞壁厚薄不均,可见壁结节(图 4-66);多见于鳞癌,其次为腺癌。

(8)胸膜凹陷征:因肿瘤内瘢痕形成,易牵扯脏胸膜形成胸膜凹陷征(图 4-67),肺癌胸膜改变较局限。

上述周围型肺癌的征象于病变早期即显示十分清楚,明确。对于某一病人来说不一定具备所有这些征象,可能只出现2~3个征象。

周围型肺癌中需特别提出的是孤立型细支气管肺泡癌,在常规 X 线上常被误诊为结核或炎症或因病变较小而漏诊。而 CT 表现有一定特征,如能对它的 CT 表现有一定认识,一般能做出正确诊断。根据我院经手术病理证实的38 例细支气管肺泡癌的 CT 诊断分析,细支气管肺泡癌除有一般肺癌CT征象外,尚有以下几个特点:①病变位于肺野外周胸膜下。②形态不规则成星状或斑片状。③多数(约76%)病变有空泡征和(或)空气支气管征。④胸膜凹陷征发生率高。

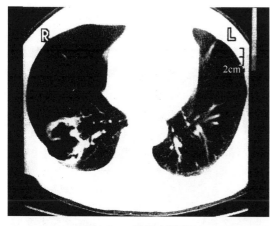

图 4-66　周围型肺癌

右下肺背段空洞性病变,其壁厚薄不均,内缘有壁结节,
病理证实为腺癌

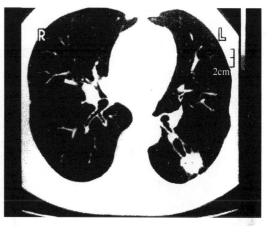

图 4-67　周围型肺癌

示胸膜凹陷征,空泡征,并见病变与血管连接,病理证
实为鳞癌

3. 弥漫型肺癌　见于弥漫型细支气管肺泡癌,有两种情况:①病变累及一个肺段或整个肺叶。②病变广泛分布于两肺。因其手术机会少,不易被证实。我院总结14例经手术和(或)病理证实的弥漫型细支气管肺泡癌的CT表现。根据病变形态可分为四个亚型:①蜂房型;②实变型;③多灶型;④混合型。可归纳为5个有特征性的征象:①蜂窝征,病变区内密度不均,呈蜂房状气腔,大小不一,为圆形及多边形(图4-68),其病理基础是癌细胞沿着肺泡细支气管壁生长,但不破坏其基本结构,而使其不规则增厚,故肺泡腔不同程度存在;此征与支气管充气征同时存在,有定性意义。②支气管充气征,与一般急性炎性病变不同,其特点是管壁不规则,凹凸不平;普遍性狭窄;支气管呈僵硬,扭曲;主要是较大的支气管,较小的支气管多不能显示,呈枯树枝状(图4-69);可与炎症性病变相鉴别。③磨玻璃征,受

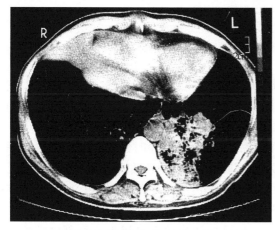

图 4-68　弥漫型细支气管肺泡癌

左下肺病变内显示蜂窝征

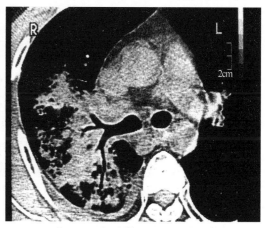

图 4-69　弥漫型细支气管肺泡癌

病变内显示支气管充气征与蜂窝征,前者呈枯树枝状

累肺组织呈近似水样密度的网格状结构,呈磨玻璃样外观,其病理基础是受累增厚的肺泡内充满黏蛋白或其他渗液。④血管造影征,增强扫描前可见病变以肺叶,肺段分布,呈楔形的实变,病变尖端指向肺门;外围与胸膜相连;密度均匀一致,边缘平直,亦可稍外凸或内凸,无支气管充气征(图 4-70);增强后可见均匀一致的低密度区内树枝状血管增强影。⑤两肺弥漫分布的斑片状与结节状影(图 4-71)。

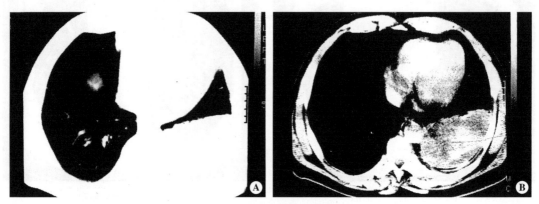

图 4-70　弥漫型细支气管肺泡癌

A. 肺窗;B. 纵隔窗,示左下叶实变,呈软组织密度,前缘稍外凸,病变内未见支气管充气征

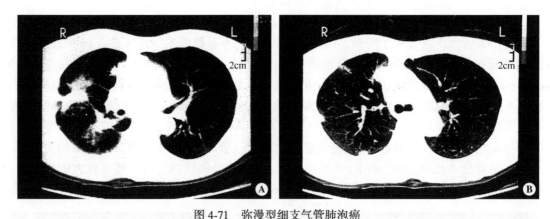

图 4-71　弥漫型细支气管肺泡癌

A. 经过左上叶支气管层面示右肺野内多发斑片状影,形态不规则,有胸膜凹陷改变;B. 经过气管隆突层面,于胸膜下与纵隔旁多个结节状影,手术病理证实为细支气管肺泡癌

4. 多发性原发性支气管肺癌(简称多原发性肺癌)　是指肺内发生两个或两个以上的原发性肺癌。肺内同时发生的肿瘤,称同时性;切除原发性肺癌后,出现第二个原发性肺癌,称异时性。其发生率,国外文献报道多在 1%～5%,自 1980 年以来,国内文献报道在 0.5%～1.6%,较国外报道明显偏低。多原发性肺癌的诊断标准:异时性,组织学不同;组织学相同,但间隔 2 年以上;需原位癌;第二个癌在不同肺叶;并且两者共同的淋巴引流部位无癌;诊断时无肺外转移。同时性:肿瘤大体检查不同并分开;组织学不同;组织学相同,但在不同段、叶或肺,并属原位癌或两者共同的淋巴引流部分无癌,诊断时无肺外转移。

5. 肺癌的临床分期与 CT 的作用　对肺癌进行分期的目的在于提供一个判定肺癌病变发展程度的统一衡量标准,从而有助于估计预后,制订治疗方案和评价疗效,目前通常所采用的是经 1986 年修改的 TNM 分类方法。T 表示肿瘤的大小与范围;N 是区域性淋巴结受累;M 为胸外远处转移。CT 在支气管肺癌临床分期中有很大作用,它是 TNM 放射学分类的最佳方法,与普通 X 线比较,在肺癌分类上 CT 有以下优点。

(1)CT 可显示肿瘤直接侵犯邻近器官:肿瘤直接侵入纵隔的 CT 表现为纵隔脂肪间隙消失(图 4-72),肿瘤与纵隔结构相连。纵隔广泛受侵时,CT 扫描分不清纵隔内解剖结构。

CT 可清楚显示肿瘤侵犯血管的范围与程度,对术前判断能否切除很有帮助。当肿瘤与主动脉接触,但两者间有脂肪线相隔时,一般能切除(图 4-73);当肿瘤与主动脉或肺动脉粘连时,CT 表现为肿瘤与大血管界线消失,文献报告肿瘤包绕主动脉,上腔静脉在周径 1/2 以上时一般均不易切除。

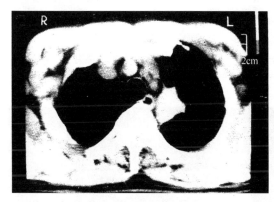 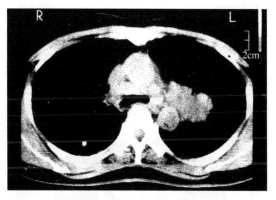

图 4-72 肺癌侵犯纵隔

左上肺尖后段有一不规则肿块影,密度均匀,病变侵犯纵隔内脂肪,其下邻近层面可见与主动脉弓顶后部紧贴

图 4-73 肺癌侵犯纵隔

左肺门有一不规则肿块影与降主动脉紧贴,但两者间有线状脂肪密度影相隔,气管隆突前方有数个结节状软组织密度影,气管隆突前缘受压变平。手术病理证实为右上肺鳞癌,纵隔淋巴结转移,肿块与降主动脉无粘连

邻近肿块处的心包增厚,粘连或心包积液表明肿瘤直接侵犯心包或心包转移。

(2)CT 能显示纵隔淋巴结肿大:有无淋巴结转移是肺癌临床分期中很重要的因素。即使肿瘤很小,如有淋巴结转移,就要归入到 Ⅱ 期或 Ⅲ 期;有无肺门或纵隔淋巴结转移是比原发肺肿瘤大小更重要的观察肺癌远期预后的指标。一般以直径大于 10~15mm 作为淋巴结转移的标准,CT 发现淋巴结增大的敏感性较高,达 70% 以上,但特异性较低,定性差、病因学诊断仍需组织学检查。CT 检查可指明肿大淋巴结的部位,以帮助选择最合适的组织学检查方法。如经颈或经支气管镜纵隔活检,胸骨旁纵隔探查术等。

原发性肺癌有一定的引流扩散途径,右肺癌一开始就有转移到同侧肺门淋巴结的趋向(10R),然后转移到右气管旁淋巴结(2R,4R),很少转移到对侧淋巴结(约 3%),但左侧肺癌在同侧淋巴结转移后常播散到对侧淋巴结。左上肺癌通常一开始转移到主肺动脉窗淋巴结,左上叶和左下叶的肺癌首先播散到左气管支气管区域(10L)淋巴结。右肺中叶和两下肺癌常在早期播散到隆突下淋巴结(图 4-74)。下叶病变也可扩展到食管旁,肺韧带和膈上淋巴结,熟悉这种引流途径有助于对纵隔、肺门淋巴结的性质做出评价;如右肺癌的病人很少可能只有主肺动脉窗淋巴结转移,此区域的孤立淋巴结肿大很可能系其他原因如结核性肉芽肿所致。

(3)CT 对肺癌侵犯胸膜的诊断价值:周围型肺癌直接侵犯胸膜及胸膜转移均可引起胸膜病变,CT 上表现为肿瘤附近局限性胸膜增厚,胸膜肿块及胸腔积液等胸膜转移征象(图 4-75),肿块附近胸膜增厚为肿瘤直接浸润。

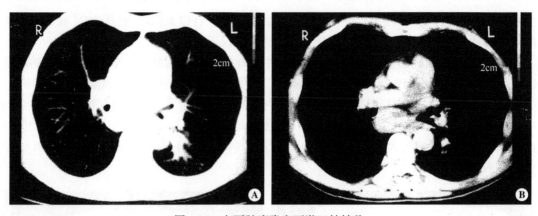

图 4-74　左下肺癌隆突下淋巴结转移

A. 肺实质像；B. 软组织像，左下叶背段结节状病变约：1.5cm×2cm 大小，左肺门增大，并不规则，隆突下有 4cm×
3cm 大小软组织密度肿块，病理证实为左下肺癌，左肺门及隆突下淋巴结转移

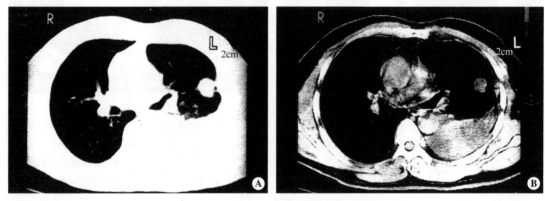

图 4-75　左上肺癌侵犯胸膜

A. 肺窗像；B. 纵隔窗像，左上肺外带胸膜下有一结节状病变，其外侧胸膜增厚并有凹陷，胸腔中等量积液，病理证实
为肺泡癌胸膜转移

　　（4）可以确定远处脏器转移：肺癌容易转移到肾上腺、脑、肝等远处脏器，尸检资料提示肺癌有 35%～38% 转移到肾上腺，以双侧转移多见。脑转移可以发生在原发肺癌之前。对于上述器官的 CT 扫描，对肺癌临床分期与确定能否手术很有必要。有些医院主张将肺癌病人的 CT 扫描范围扩大包括上腹部与肾上腺区。

　　此外，CT 还可显示肿瘤直接侵犯胸壁软组织与附近骨结构及骨转移的征象。肺癌可直接侵犯或转移至胸骨、胸椎、肋骨，引起骨质破坏与软组织肿块（图 4-76，图 4-77），CT 上骨质破坏表现为形状不规则、边缘不整齐之低密度，少数病灶可为成骨性转移，CT 显示为受累的骨密度增高。

【鉴别诊断】

　　1. 中央型肺癌　有典型的 CT 表现，一般诊断不难，但有时它所引起的支气管阻塞性改变与支气管内膜结核所引起的表现在鉴别上存在一定困难。支气管内膜结核可引起肺叶不张甚至一侧全肺不张，在 CT 上支气管腔显示逐渐变窄而呈闭塞，但不形成息肉样或杯口样肿块影；支气管内膜结核在狭窄的支气管周围很少形成明显的肿块影，通常没有明显的肺门或纵隔淋巴结肿大；如有淋巴结肿大一般较小，位于气管旁，通常可见钙化，在肺内常可见支气管播散病灶作为参考,支气管内膜结核多见于青年人。

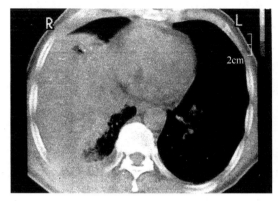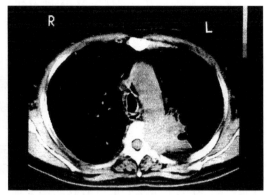

图 4-76　肺癌侵犯肋骨与心包
右下肺巨大软组织密度肿块影与心影相连,右侧心包影消失。后胸壁肋骨破坏消失并有胸壁软组织肿块影,为肺癌(鳞癌)侵犯胸壁、肋内及心包

图 4-77　肺癌直接侵犯椎体
左上肺尖后段椎旁不规则软组织密度肿块影,靠近胸椎椎体左缘骨质受侵蚀破坏

　　中央型肺癌尚需与引起肺门肿块的其他疾病相鉴别。这些疾病包括转移性肿瘤、淋巴瘤、淋巴结结核、结节病及化脓性炎症等,其中除淋巴结核外,肺门淋巴结肿大,大多见两侧,支气管腔无狭窄,无腔内肿块,有时有压迫移位,但内壁光滑,肿大淋巴结位于支气管壁外。

　　2. 周围型肺癌　肺内孤立型球形病变的病因很多,以肺癌与结核球多见,其他还有转移瘤、良性肿瘤、球形肺炎、支气管囊肿等,应注意鉴别。

　　(1)结核球:边缘多光滑,多无分叶毛刺,病灶内可见微细钙化,呈弥漫或均匀一致性分布,CT值多高于160Hu,可有边缘性空洞呈裂隙状或新月形;结核周围大多有卫星病灶,局限性胸膜增厚多见。

　　(2)转移瘤:有各种形态,一般病灶多发,大小不同,形态相似,由于转移瘤来自于肺毛细血管后静脉,因而病变与支气管无关系。

　　(3)良性肿瘤:病变密度均匀,边缘光滑,分叶切迹不明显,多无细短毛刺与锯齿征及胸膜皱缩,无空泡征与支气管充气征。错构瘤内可见钙化,其CT值可高于160Hu,也可见脂肪组织,CT值在-50~0Hu以下。

　　(4)支气管囊肿:含液支气管囊肿发生在肺内可呈孤立肿块性阴影;CT表现为边缘光滑清楚的肿块,密度均匀,CT值在0~20Hu,但当囊肿内蛋白成分丰富时,可达30Hu以上,增强扫描,无增强改变。

　　(5)球形肺炎:多呈圆形或类圆形,边缘欠清楚,病变为炎性且密度均匀,多无钙化,有时周围可见细长毛刺,周围胸膜反应较显著,抗感染治疗短期复查逐渐缩小。

　　(6)肺动静脉瘘或动静脉畸形:CT上为软组织密度肿块,呈圆形或椭圆形,可略有分叶状,边缘清晰,病灶和肺门之间有粗大血管影相连,增强动态扫描呈血管增强,有助于与非血管性疾病鉴别。

二、腺　瘤

　　支气管腺瘤发生于支气管黏膜腺体上皮细胞,以女性病人较多见。

【病理】

支气管腺瘤可分为两种类型,类癌型和唾液腺型,以前者多见,占 85%~95%。唾液腺瘤又可分圆柱瘤(腺样囊性癌)、黏液表皮样腺瘤和多形性腺瘤(混合瘤),约 3/4 的支气管腺瘤发生于大支气管为中央型,支气管镜检查可以看到肿瘤。中央型腺瘤常向支气管腔内生长呈息肉样,引起支气管腔的狭窄、阻塞,产生阻塞性肺炎、肺不张、支气管扩张等继发改变。

类癌型腺瘤是低度恶性的肿瘤,常常有局部侵犯,可累及支气管壁并向外生长,形成肺门肿块,可转移到局部淋巴结并可有远处转移。

【临床表现】

中央型腺瘤可引起支气管腔的阻塞,产生阻塞性肺炎、肺不张,引起发热、咳嗽、咳痰和咯血。类癌型腺瘤偶可产生类癌综合征,出现面部潮红、发热、恶心、呕吐、腹泻、低血压,支气管哮鸣、呼吸困难及心前区有收缩期杂音等。

【CT 表现】

中央型支气管腺瘤表现为支气管腔内息肉样肿瘤(图 4-78),支气管腔阻塞中断,断端常呈杯口状。其远侧可有阻塞性炎症或肺不张表现。反复感染发作可导致支气管扩张或肺脓肿。当肿瘤侵犯支气管壁并向壁外发展形成肺门肿块及转移到肺门淋巴结时与支气管肺癌难以鉴别。周围型支气管腺瘤 CT 表现为肺野内球形病变,通常轮廓清楚,整齐而光滑,密度均匀,不形成空洞,可有钙化,但很少见。CT 表现接近于良性肿瘤(图 4-79)。但有些腺瘤可有分叶征

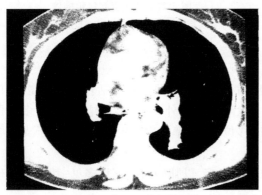

图 4-78　中央型支气管腺瘤

左下叶背段支气管开口处有一息肉样肿瘤(箭头)向下叶支气管腔内突出,背段支气管阻塞致肺段性不张与炎症

象,并可伴有细小毛刺影,使其与肺癌甚为相似(图 4-80)。

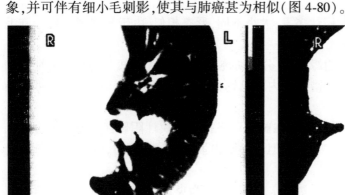

图 4-79　类癌

左下肺有一类圆形病变,直径约 2cm,轮廓清楚,密度均匀,边缘欠光整稍有分叶

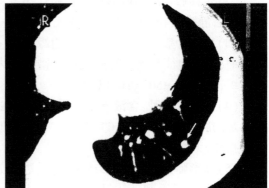

图 4-80　尖癌

左下肺外基底段小结节影(白箭头),直径约 0.7cm,轮廓清楚,外缘有分叶,手术病理证实为类癌

三、肺部其他肿瘤与肿瘤样病变

【肺部原发性良性肿瘤】

肺部原发性肿瘤比较少见,肿瘤类型很多,包括平滑肌瘤、纤维瘤、脂肪瘤、血管瘤、神

经源性肿瘤、软骨瘤等,错构瘤虽属发育方面的因素引起,但性质近似良性肿瘤,故归入本节叙述。这些肿瘤多数无任何症状,于胸部X线检查时才被发现。有些周围型肿瘤可有痰中带血。发生于大支气管者可以引起支气管腔的阻塞,产生阻塞性肺炎和肺不张的症状。

CT表现:大多数没有特征性的CT征象,不同类型的肿瘤CT表现相似,很难加以区别,发生于周围肺组织的肿瘤,通常表现为肺内球形肿块,边缘清楚,整齐而光滑,形态多为圆形或椭圆形,可以有分叶,但多为浅分叶(图4-81),多数密度均匀,但不少良性肿瘤可有钙化,错构瘤与软骨瘤的钙化更为多见。钙化通常为斑点状或结节状,可自少量至大量。错构瘤钙化可表现为爆米花样。脂肪瘤呈脂肪密度。含有脂肪组织的肿瘤密度部分下降,少数错构瘤有此征象(图4-82),其CT值常在-50Hu以下。空洞在良性肿瘤极少见,病变周围无卫星灶。良性肿瘤生长缓慢,无肺门及纵隔淋巴结肿大。

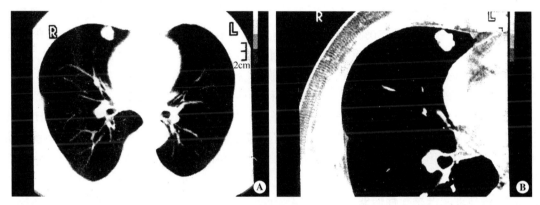

图 4-81 右肺中叶错构瘤

A. 肺窗;B. 纵隔窗,右肺中叶内侧段胸膜下结节影,轮廓清楚,边缘光滑,密度均匀,其内前缘有浅分叶,术前诊断为肺癌

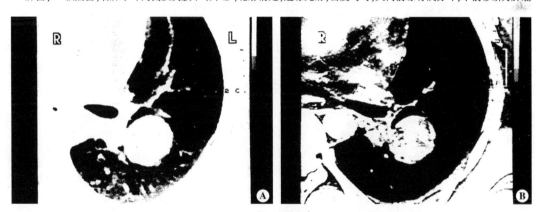

图 4-82 左下肺错构瘤

女,29岁。A. 肺窗像;B. 纵隔窗像,左下肺背段球形病变,轮廓清楚,边缘光滑无分叶,密度较低,CT值-90Hu

【肺炎性假瘤】

肺炎性假瘤是非特异性炎症细胞集聚,导致的肺内肿瘤样病变,但并非是真正的肿瘤,也不是另一些特异性炎症所引起的肿瘤样病变,如结核球,因此称为炎性假瘤。其发病率约为肺内良性球形病变的第二位。女性中较多见,发病大多为中年人。其病理分型尚不统一,根据细胞及间质成分之不同,可有多种名称,如纤维组织细胞瘤、黄色瘤样肉芽肿、浆细胞肉芽肿、纤维性黄色瘤、硬化性血管瘤等。肺炎性假瘤可有包膜或无包膜。

病人大多有急性或慢性的肺部感染病史,1/3 的病人无临床症状,或症状甚轻微。多数仅有胸疼、胸闷、干咳;少数病人痰中带血丝,一般无发热。

CT 表现:病灶多近肺边缘部,与胸膜紧贴或有粘连,呈圆形或卵圆形结节或肿块;直径自小于 1cm 至 10cm 以下,多为 2~4cm;边缘清楚,锐利。多无分叶,偶有小切迹,亦可呈不规则形,边缘较毛糙,肿块周围可有粗长条索血管纹理或棘状突起。密度多数均匀,但个别病例可有钙化或发生空洞。较大的病灶可有空气支气管征。纵隔内多无淋巴结肿大,这一点有利于良性病变的诊断。总之,本病在 CT 上具有良性病变的征象,但缺乏特征性表现。

四、肺 转 移 瘤

CT 扫描能发现绝大多数直径在 2~3mm 以上的小结节,肺内结节只要大于相应部位的肺血管在 CT 上就能发现;30% 的恶性肿瘤有肺部转移病变,而其中约有半数仅局限于肺部,胸部 X 线检查是转移瘤的重要检查手段,但其检出率远不如 CT,在常规 X 线片上,许多直径 0.5~1.0cm 的结节不易发现,尤其是胸膜下、肺尖、膈肋角的病变。

肺部转移瘤可分为血行转移与淋巴道转移两种,可有以下几种表现。

1. 两肺单发或多发结节或球形病灶 单个的肺内转移病变通常轮廓较清楚,比较光滑,但可有分叶征象(图 4-83),此与原发周围型肺癌鉴别较困难;一般说后者多有小棘状突起或锯齿征及细短毛刺。两肺多发结节病灶多分布在两肺中下部,边缘较清楚,呈软组织密度,病灶大小不一致,形态相似。

2. 两肺弥漫性粟粒样病变 直径为 2~4mm 的小结节,通常轮廓比较清楚,密度比较均匀。CT 能显示直径为 2mm 的胸膜下结节,其分布一般以中下肺野为多,较多见于血供丰富的原发肿瘤,如肾癌、甲状腺癌和绒毛膜上皮癌等恶性肿瘤。

3. 癌性淋巴管炎表现 淋巴性转移 CT 表现为支气管血管束结节状增厚,小叶间隔与叶间裂增厚;多角形线影及弥漫网状阴影(图 4-84)。其病理基础是由于支气管血管周围的淋巴管,小叶间隔淋巴管,胸膜下淋巴管及肺周围引向肺门周围的淋巴管内有癌结节沉积,继发淋巴管阻塞性水肿并扩张,导致出现间质性肺水肿及间质性肺纤维化。

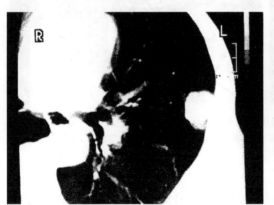

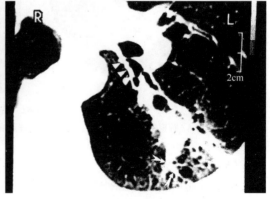

图 4-83　左上肺孤立性转移瘤

左上肺舌下段胸膜下类圆形结节,稍有浅分叶,边缘光滑,密度较均匀,手术病理证实为肾移行细胞癌肺转移

图 4-84　肺癌癌性淋巴管炎

左下肺背段空洞型腺癌,其周围主要是病变胸膜侧血管束呈结节状增厚(白箭头),支气管壁增厚(△△),肺纹理呈网格状改变

淋巴转移呈多灶性,常侵犯一个肺叶或肺段,支气管束不规则增厚,可呈串珠状或结节状阴影。小叶中心结构的增厚可造成次肺小叶中心的蜘蛛样改变,靠近横膈处可获得小叶之横切面,呈现 1~2cm 直径的增厚的多角形结构,此外可见胸膜增厚及胸腔积液。

肿瘤的淋巴管播散最多见于乳腺癌、胃癌、前列腺癌、胰腺癌和未知原发部位的腺癌,高分辨 CT 诊断淋巴管转移的准确性较高,可免去肺活检。

4. 单发或多发空洞 肺转移瘤可呈单发或多发空洞影,一般转移瘤引起的单发空洞壁厚度不均,但有的较均匀,可误认为化脓性炎症和结核。

第六节 肺 结 核

一、概 述

结核病是由结核分枝杆菌引起的慢性传染病,可侵及许多脏器,以肺部受累形成肺结核最为常见。排菌病人为其重要的传染源。人体感染结核菌后不一定发病,当抵抗力降低或细胞介导的变态反应增高时,才可能引起临床发病。本病的基本病理特征为渗出、干酪样坏死及其他增殖性组织反应,可形成空洞。除少数起病急骤外,临床上多呈慢性过程。表现为低热、消瘦、乏力等全身症状与咳嗽、咯血等呼吸系统表现。若能及时诊断,并予合理治疗,大多可获临床痊愈。从 20 世纪 80 年代中后期以来,肺结核的发病率有所上升,特别是在发展中国家更为明显。由于农村流动人口增加、老年人及糖尿病病人增多、免疫缺陷病毒感染患病率升高、脏器移植手术普遍开展及免疫抑制剂的使用,增加了肺结核的发病概率。在我国,过去和现在肺结核都是临床常见病之一,是当前一个突出的公共卫生问题,也是全国十大死亡病因之一。

临床症状、结核菌素试验(PPD)、聚合酶链式反应(PCR)、痰检及痰培养、影像检查、纤维支气管镜检查、纵隔镜检查及淋巴结、肺、胸膜穿刺活检是肺结核的诊断方法。在无创的检查方法中,临床症状和体征、痰检及痰培养、PPD、PCR 及影像检查是初步检查方法。若临床症状和体征不明显或不典型、痰菌阴性、PPD 一般阳性,此时就突出了影像诊断的重要性,对于免疫功能低下的病人尤为重要,因为这些病人临床症状均不典型。在有创检查过程中,有些病例得不到支持结核诊断的材料;有的经纵隔镜活检,病理报告为增殖性结核但不排除结节病,临床医师常希望从影像检查得到诊断结核病的支持。特别是对于老年人、糖尿病、AIDS、脏器移植及晚期肿瘤病人合并结核,常由于临床症状、影像表现不典型发生诊断困难。

胸部疾病的影像诊断中,一些疾病与肺结核的鉴别诊断是常常遇见的棘手问题。胸部 CT 对于肺结核的影像诊断及鉴别有很大帮助。

【病理】

1. 结核的病理改变 是影像诊断的基础。结核病的基本病理变化如下。

(1)渗出为主的结核病变:结核菌经呼吸道进入人体后,如果结核菌毒力强、数量多、病人机体免疫功能低下,处于变态反应状态时,可导致肺泡炎发生。表现为充血、水肿与白细胞浸润。早期渗出性病变中有嗜中性粒细胞,以后逐渐被单核细胞(吞噬细胞)所代替。在大单核细胞内可见到吞入的结核菌。病变可占据小叶、次肺段、肺段甚至肺大叶。渗出性病变通常出现在结核炎症的早期或病灶恶化时,亦可见于浆膜结核。当病情好转时,渗出性病变可完全消散吸收。

（2）增生为主的结核病变：开始时可有一短暂的渗出阶段。当大单核细胞吞噬并消化了结核菌后，菌的磷脂成分使大单核细胞形态变大而扁平，类似于上皮细胞，称"类上皮细胞"。类上皮细胞聚集成团，中央可出现朗汉斯巨细胞。后者可将结核菌抗原的信息传递给淋巴细胞，在其外围常有较多的淋巴细胞，形成典型的结核结节，为结核病的特征性病变，"结核"也因此得名。结核结节中通常不易找到结核菌。增生为主的病变多发生在菌量较少、人体细胞介导免疫占优势的情况下。

（3）变质为主的病变（干酪样坏死）：常发生在渗出或增生性病变的基础上。若机体抵抗力降低、菌量过多、变态反应强烈，渗出性病变中结核菌战胜巨噬细胞后不断繁殖，使细胞混浊肿胀后，发生脂肪变性，溶解碎裂，直至细胞坏死。炎症细胞死后释放蛋白溶解酶，使组织溶解坏死，形成凝固性坏死。因含多量脂质使病灶在肉眼观察下呈黄灰色，质松而脆，状似干酪，故名干酪样坏死。镜检可见一片凝固的、染成伊红色的、无结构的坏死组织。干酪性坏死被纤维组织包裹形成的球形病灶大于 2cm 时称为结核球或结核瘤。

人体免疫力及变态反应性、结核菌入侵的数量及其毒力，与结核病变的性质、范围，从一种病理类型转变为另一类型的可能性与速度均有密切关系。上述三种病变可同时存在于一个肺部病灶中，但通常有一种是主要的。例如，在渗出性及增生性病变的中央，可出现少量干酪样坏死；而变质为主的病变，常同时伴有程度不同的渗出与结核结节的形成。

2. 结核病变的转归　干酪样坏死病灶中结核菌大量繁殖引起液化，与中性粒细胞及大单核细胞浸润有关。液化的干酪样坏死物部分可被吸收，部分由支气管排出后形成空洞，或在肺内引起支气管播散。当人体免疫力增强及使用抗结核药物治疗，病灶可逐渐愈合。渗出性病灶通过单核-吞噬细胞系统的吞噬作用而吸收消散，甚至不留瘢痕，较小的干酪样坏死或增生性病变亦可经治疗后缩小、吸收，仅留下轻微纤维瘢痕。病灶在愈合过程中常伴有纤维组织增生，形成条索状瘢痕。干酪样病灶亦可因失水、收缩及钙盐沉着，最终形成钙化灶而愈合。

另外，还有空洞瘢痕性愈合和空洞净化愈合。新形成的薄壁空洞，其内容物排出后引流支气管闭塞，空洞内压下降、洞壁萎缩，经肉芽组织及纤维组织增生而愈合——空洞瘢痕性愈合。慢性纤维空洞难以闭合，一旦洞内细菌被消灭（多次痰检结核菌阴性），支气管上皮长入，此时则称之为净化空洞。

3. 结核病灶的播散与恶化　人体初次感染结核菌时，结核菌可被细胞吞噬，经淋巴管带至肺门淋巴结，少量结核菌可进入血循环播散至全身，但可能并无显著临床症状（隐性菌血症）。若坏死病灶侵蚀血管，结核菌可通过血循环，引起包括肺在内的全身粟粒型结核，如脑膜、骨、肾结核等。肺内结核菌可沿支气管播散，在肺的其他部位形成新的结核病灶。吞入大量含结核菌的痰进入胃肠道，亦可引起肠结核、腹膜结核等。肺结核可直接扩展至胸膜引起结核性胸膜炎。

结核病理改变的演变与机体全身免疫功能及肺局部免疫力的强弱有关。纤维化是免疫力强的表现，而空洞形成则常表示其免疫力低下。

【临床表现】

肺结核的常见临床表现有咳嗽、咯血及胸痛，但也有的病人症状不明显。常见的全身性症状可表现发热、疲乏、无力、食欲减退及消瘦等。痰中找到结核菌或痰培养阳性及纤维支气管镜检查发现结核性病变是诊断肺结核可靠的根据。结核菌素反应阳性对于小儿肺结核诊断有价值。

综合临床情况、痰菌检查和影像学表现对肺结核进行病程分期。肺结核分为三期。①进展期:新发现的肺内病变,病变的大小及形态在动态观察中有变化,病灶较前增大增多,出现空洞或原有空洞增大,痰检结核菌阳性。②好转期:病变较前缩小,空洞缩小或闭合,连续3个月痰菌转阴,每月至少一次涂片或集菌法检查均为阴性。③稳定期:病变无活动,空洞闭合,痰内结核菌连续检查6个月以上均为阴性。对于空洞未有吸收的病人痰内结核菌连续阴性1年以上。稳定期为非活动性肺结核,属临床治愈。再经过2年,如病变大小仍无变化,痰内结核菌持续为阴性,应视为临床痊愈。有空洞者需观察3年才能作为临床痊愈的判断。

自1978年起,国内采用肺结核的五大分类法,Ⅰ型:原发型肺结核,分为原发性综合征和胸内淋巴结结核。Ⅱ型:血行播散型肺结核,分为急性和慢性及亚急性血行播散型肺结核。Ⅲ型:浸润型肺结核。Ⅳ型:纤维空洞型肺结核。Ⅴ型:结核性胸膜炎。1998年提出新的中国结核病分类法,把Ⅲ型改为继发型肺结核,包括以增殖、浸润、干酪病变或坏死为主的多种病理改变。Ⅳ型为结核性胸膜炎。Ⅴ型为其他结核病,包括多种肺外结核。

结核病分为原发型和继发性,初染时多为原发型(Ⅰ型);而原发型感染后遗留的病灶,在人抵抗力下降时,可能重新感染,通过血循环播散或直接蔓延而致继发感染(Ⅱ~Ⅳ型)。

二、原发型肺结核

原发型肺结核(Ⅰ型)为初次感染结核,多发生于儿童,故又称为儿童型肺结核病,但也偶见于未感染过结核杆菌的青少年和成人。一般症状轻微,婴幼儿发病较急,可有高热,体温可达39~40℃。

病变从呼吸道感染。结核杆菌经呼吸道吸入后,经支气管、细支气管、肺泡管到肺泡,在肺实质内形成单发或多发的原发病灶,病理上为浆液性或纤维素性急性渗出性肺泡炎症。同时原发病灶内的结核杆菌沿淋巴管蔓延,至所属的肺门淋巴结,引起结核性淋巴管炎与结核性淋巴结炎。肺部原发病灶、淋巴管炎和淋巴结炎三者呈哑铃状,肺原发灶、结核性淋巴管炎与结核性淋巴结炎三者合称为原发性综合征。原发病灶可扩大、融合,甚至可累及整个肺叶。原发灶累及临近胸膜可形成纤维素性胸膜炎。

绝大多数(98%)原发型肺结核预后较好。原发病灶需0.5~2年时间才能完全被吸收清除,或经纤维化(其内仍有残存的结核杆菌存活)、钙化而愈合,少数病人还可形成结核球在肺内长期存在;淋巴结内干酪样坏死难以完全吸收,须逐渐经纤维化、钙化而愈合,有时仅部分愈合而成为体内潜伏的病灶。

少数原发型肺结核进展恶化:①原发病灶发生干酪样坏死、液化并经支气管排出,形成原发性空洞;或原发病灶干酪样坏死范围扩大,发展成为大叶性干酪性肺炎。②肺门淋巴结因干酪样坏死而破溃,可形成淋巴结-支气管瘘。

原发性空洞内及淋巴结内液化的干酪样坏死物经支气管引流、排出可引发支气管结核,播散到肺的其他部位形成小叶性干酪性肺炎(较少见);或经血流(破坏肺静脉分支→左心→体循环)播散至全身各器官,如肺、脑、肾等处,形成急性全身粟粒型结核病;亦可直接(破坏体静脉→右心→肺动脉)播散至肺内形成急性血行播散型肺结核。原发型肺结核进展恶化经淋巴和血流播散者较常见。

【影像学表现】

1. X线

(1)原发性综合征:原发病灶在胸片上为圆形、类圆形或斑片状边缘模糊阴影,或为肺段、肺叶范围的阴影,边界不清,可见于肺的任何部位,以上叶下部或下叶上部靠近胸膜处多见。结核性淋巴结炎是原发型肺结核标志性 X 线征象,在小儿病例中可多达 92%,多累及右侧气管旁组及气管、支气管组淋巴结群,表现为纵隔和(或)肺门淋巴结肿大,X 线片上为突出于正常肺组织轮廓的结节影。其边缘清楚或因伴有淋巴结周围炎而模糊。结核性淋巴管炎在胸片上表现为肺内原发灶及肺门增大淋巴结两者之间的条索状阴影。典型的原发性综合征显示原发病灶、淋巴管炎和肿大的肺门淋巴结连在一起形成哑铃状。有时原发病灶范围较大,可掩盖淋巴管炎和淋巴结炎,易误诊为大叶性肺炎(图 4-85)。

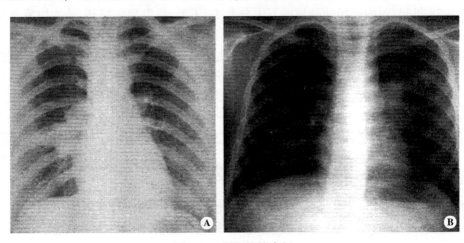

图 4-85　原发性综合征

A. 右肺中野片状边界模糊高密度影,与增大的右肺门相连;B. 另一病例,右上肺中带片状模糊影,
肺门肿大,两者间见数条条索状影

　　肿大淋巴结可压迫支气管引起相应肺叶不张,尤多见于右肺上、中叶支气管。

　　(2)胸内淋巴结结核:原发性综合征的原发病灶的病理反应一般较轻,且易吸收。淋巴结内的干酪样坏死较严重,其吸收愈合的速度较原发病灶缓慢,当原发性综合征的肺内原发灶吸收后,或肺内原发灶非常轻微,影像检查仅显示纵隔和(或)肺门淋巴结增大,称此为胸内淋巴结结核。淋巴结肿大常伴有周围组织的渗出性炎性浸润,称为炎症型。淋巴结周围炎吸收后,在淋巴结周围有一层结缔组织包绕,称为结节型。

　　纵隔淋巴结结核在胸片上表现为纵隔肿块阴影。单发的淋巴结增大表现为突向肺内的肿块,以右侧支气管旁淋巴结增大为常见。多数的纵隔淋巴结增大融合可引起一侧或两侧纵隔增宽,边缘凹凸不平或呈波浪状。结节型纵隔淋巴结结核表现为肺门区突出的圆形或卵圆形边界清楚的高密度影。炎症型纵隔淋巴结结核表现为边缘模糊的从肺门向外扩展的高密度影,略呈结节状。当累及气管旁淋巴结时,可见上纵隔影一侧或两侧呈弧形增宽,边缘不清

　　2. CT　CT 检查主要用于发现肺门、纵隔(尤其隆突下区)肿大淋巴结,显示肿大淋巴结压迫支气管引起的相应肺叶不张,尤多见于右肺上、中叶;CECT 可以明确原发病灶及肿大淋巴结内干酪样坏死。

　　(1)原发病灶及病灶周围炎:表现为小叶性或小叶融合性高密度影(图 4-86),其密度可不均匀,空洞形成可占 PTB 的 8%~29%;亦可表现为肺段、肺叶影(婴幼儿多见),似大叶性肺炎。原发病灶干酪样坏死表现为病灶中心相对低密度区。

　　(2)结核性淋巴管炎:呈多根索条状致密影自原发病灶引向肺门,尤以 HRCT 影像显

示清楚。

(3)结核性淋巴结炎:经常表为中心干酪样坏死,边缘部留有结核性肉芽肿(血供较丰富);CECT 显示环形强化(85%)、多环形或网格状强化(多个坏死淋巴结融合),或为均匀性强化。不张的肺叶可有明显强化,但肿大淋巴结强化相对较弱或无明显强化。

1)肺门和(或)纵隔淋巴结肿大:可发生在一侧(通常右侧>左侧)或双侧。以右侧气管旁组最多见,其次为右肺门组、左肺门组和隆突下组淋巴结(图 4-86,图 4-87,图 4-88)。

2)肿大淋巴结伴肺叶不张:肿大淋巴结压迫支气管引起的相应肺叶不张,尤多见于右肺上、中叶支气管所属肺叶,此时肺门部可见肿块影。

3)炎症掩盖下的肿大淋巴结:常规 CT(NECT)扫描仍不易区分原发病灶和病灶周围炎及其掩盖下的肿大淋巴结。

(4)急性支气管播散:原发性空洞内及淋巴结内液化的干酪样坏死物经支气管播散,可引发支气管结核,播散到肺的其他部位形成小叶性干酪性肺炎。

HRCT 上,急性支气管播散病灶可表现为小叶中心分支线状影(2~4mm)——"树发芽"(TIB)征,边缘相对模糊的小叶中心结节影(2~3mm),腺泡结节影(4~10mm)及较大的小时实变影。

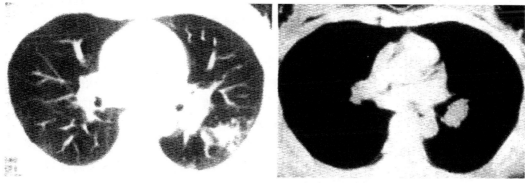

图 4-86 原发复合征
左肺门淋巴结肿大,左肺下叶见边界模糊的原发病灶

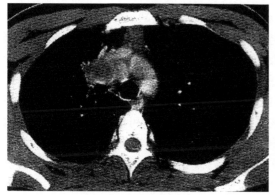

图 4-87 胸内淋巴结核
CT 纵隔窗增强扫描,右纵隔旁(腔静脉内侧)肿块,中央低密度坏死

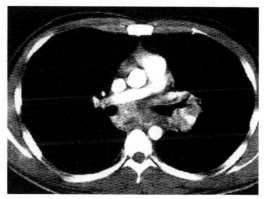

图 4-88 纵隔淋巴结结核
CT 增强扫描纵隔窗,隆突下、左肺门多个肿大融合呈团块影淋巴结环形强化,左上叶开口处见一外压性气管狭窄;左侧管壁光滑,强化后清晰可见

【鉴别诊断】

原发复合征虽为本型肺结核典型的影像学表现,但是少见。

胸内结核性淋巴结肿大是原发型肺结核影像学标志(可单独存在),多发生在一侧(右侧>左侧),也可出现在双侧;多累及右侧气管旁组及气管、支气管组淋巴结群,表现为纵隔和(或)肺门肿块影;肿大淋巴结可压迫支气管引起相应肺叶不张,尤多见于右肺上、中叶支气管。HRCT上,肺野其他部位出现的"树发芽"征、小叶中心结节影及腺泡结节影等支气管播散病灶亦为本型肺结核重要诊断依据。

据 Leung 等在 X 线片上观察,抗结核化学药物治疗无疑可加速原发病灶的吸收,然而在治疗的最初3个月,X 线片常可显示"病情恶化"。HRCT 检查可有助于鉴别这种短暂的 X 线片上的"病情恶化"与结核病变实际进展。Akira 等认为,平片上短暂的"病情恶化"在 HRCT 上则为明显的磨玻璃影或实变影,见于原发病灶的同侧或对侧肺野;然而,真正的结核病变恶化进展则表现为明显的大结节影和小叶中心结节影,结节影中经常伴有空洞形成。

1. 婴幼儿胸腺 婴幼儿胸腺体积大、外缘突出,充满前上纵隔主动脉弓部、升主动脉与胸骨之间的血管前间隙。正位胸片上婴幼儿胸腺外缘外凸似胸内淋巴结核。X 线侧位位于前纵隔,CT 显示胸腺增大可鉴别。

当原发病灶及病灶周围炎表现为上叶肺段、肺叶影似大叶性肺炎时需与婴幼儿胸腺增大到足以占据胸腔上部的全部或大部分空间时作鉴别。婴幼儿胸腺的帆形影内无支气管影可鉴别。

2. 大叶性、节段性肺炎 原发型肺结核的原发病灶可扩展成肺段、叶影,位于右肺上叶者则与右肺上叶大叶性肺炎相似。两者的病程有明显差别,一般来说,经治疗后结核性病变需3~9个月方可吸收,而急性肺炎只需3~4周即可吸收。MSCT 发现右侧气管旁组及气管、支气管组淋巴结增大则有助于原发型肺结核诊断。

原发型肺结核进展恶化形成原发性空洞,或原发病灶干酪样坏死范围扩大,发展成为大叶性干酪性肺炎伴多发虫蚀样空洞,往往见于机体免疫力极低,对结核菌高度过敏、变态反应过于强烈的病人。干酪样坏死物质经支气管播散可于同侧或对侧肺野内形成多发的小叶性干酪性肺炎病灶,或经血行播散至肺内形成血行播散型肺结核,此时诊断已经明确。

3. 肺炎支原体肺炎(MPP) 少数累及上叶的实变影与原发型肺结核有相似的影像学表现。肺炎支原体肺炎的临床表现、影像学征象及一般实验室检查均缺乏特征性。诊断主要依靠病原体分离和血清学支原体 IgM 抗体的测定。临床实验性治疗亦有助于鉴别诊断。经大环内酯类(红霉素族)药物治疗1~2周后,肺部病变可有明显或完全吸收。结核病者病程长,按细菌性肺炎治疗无效,再经抗结核治疗常需1个月以上时间,病变可有明显吸收变小。

4. 中心型肺癌 中心型肺癌合并大叶性阻塞性肺炎或肺不张,其 X 线表现似大叶性肺炎,发生于上叶者应注意与成人原发型肺结核鉴别。第1次检查时可能被误诊。中心型肺癌绝大多数发生于成人,儿童发病罕见。CT 检查,肺癌者上叶支气管狭窄或截断,以及狭窄或截断支气管周围软组织密度肿块影;而结核病病人系肺门肿大淋巴结致支气管外压性狭窄,且主要见于儿童。

5. 纵隔、肺门淋巴结增大为主的疾病 如结节病、白血病、霍奇金淋巴瘤、非霍奇金淋巴瘤等,均可引起胸内淋巴结增大,应注意与原发型肺结核鉴别。

(1)结节病:影像学上,典型者双侧肺门淋巴结对称性肿大(约占70%)或伴有纵隔淋巴结肿大;很少只有纵隔淋巴结肿大而无肺门淋巴结肿大者,而且肿大的肺门淋巴结超过肿大的纵隔淋巴结;上述胸内淋巴结病变可同时伴有肺实质病变(如气腔性病变)。气管及肺门大支气管周围淋巴结肿大、融合可造成气管、肺门大支气管管腔外压性狭窄。不典型胸部结节病应注意与原发型肺结核及其他疾病鉴别,尤其是>50岁的较年长病人。结节病多见于青中年成人,发病年龄在30~49岁者占55.6%,原发型肺结核则主要见于儿童。组织活检或Kveim试验有助于明确诊断;血清血管紧张素转化酶(SACE)升高,血、尿钙值升高,SU的PPD皮肤试验阴性或弱阳性反应等有诊断意义。

(2)白血病:各型白血病均可侵及胸部。影像学上,淋巴结受累表现为双侧性纵隔与肺门淋巴结肿大,约占病人总数的25%。肿大淋巴结边缘呈分叶状,儿童可形成巨大肿块,纵隔淋巴结肿大较肺门淋巴结肿大多见。根据白血病的临床及影像学表现,结合血液学检查资料不难与原发型肺结核鉴别。

(3)霍奇金淋巴瘤:90%霍奇金淋巴瘤病人继颈部、锁骨上淋巴结肿大之后,出现血管前间隙和气管前间隙淋巴结肿大,可单独存在,或同时累及纵隔其他部位淋巴结,但肺门淋巴结较少累及。纵隔淋巴结肿大程度较肺门淋巴结显著,可融合成边界清楚的分叶状肿块。霍奇金淋巴瘤多见于青年,儿童少见,以无痛性、进行性淋巴结肿大最为典型。本病最后要依据血液学检查或浅表淋巴结活检经病理学确诊。

(4)非霍奇金淋巴瘤:可侵犯单侧血管前间隙淋巴结,轮廓规整、清楚,但多数向后纵隔淋巴结蔓延;继之侵犯气管旁及气管隆嵴下淋巴结,最后侵犯肺门淋巴结。非霍奇金淋巴瘤仅有肺门淋巴结增大。大多数非霍奇金淋巴瘤是在疾病晚期才侵犯肺脏,常由纵隔、肺门淋巴结直接蔓延所致。非霍奇金淋巴瘤仅有肺部病变而无胸腔内淋巴结病变更为多见,此即所谓原发性非霍奇金淋巴瘤。本病最后要依据血液学检查或浅表淋巴结活检经病理学确诊。非霍奇金淋巴瘤可见于各种年龄组,其临床表现基本同霍奇金淋巴瘤。

三、血行播散型肺结核

结核杆菌侵入血液循环后引起血行播散型肺结核(Ⅱ型)。根据结核杆菌侵入血循环的途径、数量、次数和机体的反应,可分为急性血行播散型肺结核、亚急性或慢性血行播散型肺结核。

(一)急性血行播散型肺结核

急性血行播散型肺结核又称为急性粟粒型肺结核。本病是大量结核菌一次或在极短期间内多次侵入血液循环而引起。肺内结节为结核性肉芽肿。结核菌从毛细血管进入肺间质,在支气管血管束、小叶中心、小叶间隔、胸膜下及肺实质内形成结核结节。

病人起病急剧,有高热、寒战等全身症状,并可见咳嗽、呼吸困难等呼吸系统症状。侵犯中枢神经时出现头痛、昏睡和脑膜刺激征等神经系统症状。也有的病人仅有低热、食欲减退及全身不适等轻微临床表现。少数病人可并发成人型呼吸窘迫综合征。实验室检查红细胞沉降率增快,但结核菌素试验可为阴性。免疫功能损害者易发生急性血行播散型肺结核。

【影像学表现】

1. X线　发病初期表现为肺纹理增多,大约两周后才出现两肺弥漫分布的粟粒样大小结节阴影,结节的大小、密度和分布均匀,即所谓的"三均匀"。分布密集的结节可掩盖肺纹理,使正常的肺纹理不易显示而使两肺野呈磨玻璃样(图4-89A,图4-90A)。结节直径1~2mm,边界较清晰,若为渗出性则边界模糊。晚期粟粒结节可融合成较大病灶(图4-91A)。

2. CT 急性血行播散型肺结核发病后的 3~6 周内 X 线片尚不能显示,CT 成像检查可早于 X 线片做出诊断。CT 表现为两肺弥漫性粟粒状结节影像,结节的大小基本一致,多数为 1~3mm,少数结节可达 5mm。晚期结节可融合成较大的病灶。结节的边缘清楚在肺内的分布较均匀,可位于肺部的各个部位,包括小叶中心、支气管血管束、小叶间隔及胸膜下(图 4-89B,图 4-89C、图 4-90B)。

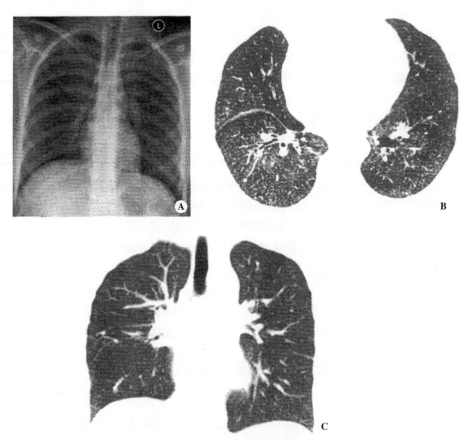

图 4-89　急性血行播散型肺结核

A. 胸片两肺野呈磨玻璃样;B、C. CT 示两肺弥漫分布的粟粒样大小结节阴影,结节边界较清晰,结节的大小、密度分布均匀

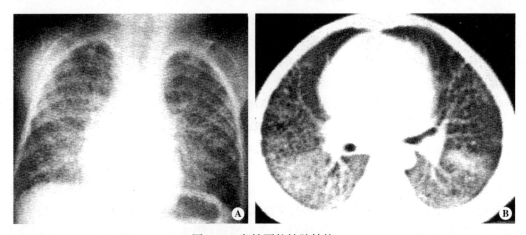

图 4-90　急性粟粒性肺结核

A. X 线片,两肺纹理粗乱,两肺野见磨玻璃影;B. CT 肺窗,两肺血管支气管束粗乱,见磨玻璃影

HRCT 更准确显示病变"三均匀"特点。

(1)粟粒结节影:本型病变弥漫性均匀分布于两肺自肺尖至肺底的全肺野,与支气管走行无关,其边缘清楚或稍模糊;尽管结节影大小(1~3mm)相对均匀一致,但位于上肺野的结节影倾向大于位于下肺野者;病情进展恶化,结节影可融合,偶尔结节内可有空洞形成。

(2)小叶内和小叶间隔间质增厚:40%~45%的急性血行播散型肺结核可显示间质增厚征象;结节影不仅见于小叶中心或沿小叶周围分布,衬以小叶内间质增厚可形成网状结节影;也可见于小叶间隔或沿叶间裂排列,小叶间隔可有增厚;亦可表现为"串珠样小叶间隔"及"串珠样叶间裂"。

(3)磨玻璃影:弥漫性或局限性磨玻璃影可见于 9%~92% 的急性血行播散型肺结核病例;认识弥漫性磨玻璃影至关重要,因其可能预示急性呼吸窘迫综合征即将发生(图4-91)。

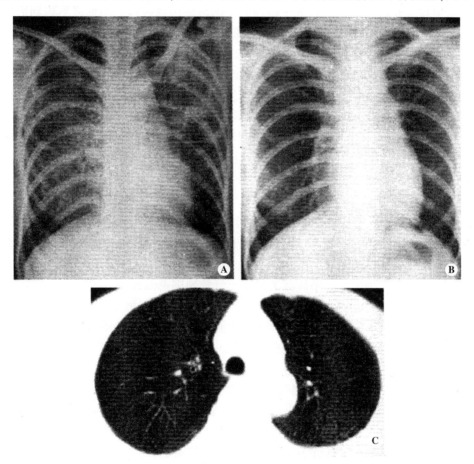

图 4-91　急性粟粒性肺结核

A. 两肺弥漫分布粟粒样结节,部分融合;B. 抗结核治疗后病灶大部分消失;C. 同一病人与 A 同期
CT 肺窗,两肺弥漫粟粒样血源性结节

急性血行播散型肺结核的严重合并症为急性呼吸窘迫综合征和弥散性血管内凝血。X线片诊断困难。HRCT 显示出较为广泛的磨玻璃密度影,呈斑片状分布,其内可见血管影像。病变分布不均匀。一般认为磨玻璃密度由多种因素所致,如多发的小的肉芽肿,肺间质增厚,肺泡腔的细胞浸润和水肿等。病理上为水肿、肺泡壁增厚、肺泡上皮细胞增生、微

血栓及肺透明膜形成。

【诊断与鉴别诊断】

急性血行播散型肺结核根据典型的临床表现、X 线表现或 CT 所见可以明确诊断。急性血行播散型肺结核早期胸片示整个肺野呈磨玻璃样密度增高;3~6 周后双肺野呈弥漫性分布的粟粒大小结节影(1~3mm)或网状结节影,结节影具有"三均匀"特点,边缘清楚,结节病灶在肺内呈随机性分布,位于胸膜下及肺内各个部位,分布均匀。结节的大小及密度相似,与支气管走行无关,但位于上肺野的结节影倾向大于位于下肺野者;除粟粒结节或网状结节影外,尚可见小叶间隔、叶间裂增厚,亦可表现为"串珠样小叶间隔"及"串珠样叶间裂";弥漫性磨玻璃影可能预示急性呼吸窘迫综合征的发生。本病在影像上需要与其他原因的肺内弥漫结节性病变鉴别。

1. 肺尘埃沉着症　HRCT 上,q、r 型圆形小阴影呈边缘锐利的圆形或不规则形的结节,随着病变的进展,小阴影的数量逐渐增多、体积变大。结合职业接触史,肺尘埃沉着症不难与急性血行播散型肺结核鉴别。

典型硅沉着病首先在两上肺野外带出现以 q 型(直径 1.5~3mm)为主的圆形小阴影,一般肺尖不受累,其后中、下肺野也出现 q 型影;q 型影逐渐演变成 r 型影(直径 3~10mm),呈暴风雪状改变。此后,小阴影聚集、融合并形成大阴影(直径>10mm)。

煤工尘肺多以 0.5~1.5mm 的 p 型圆形小阴影为主,中央密度较高而边缘较模糊,少数可发生中心性钙化,以中、下肺野分布较多,同时混有少量不规则小阴影。p 型小阴影逐渐演变成 q 型小阴影,少数可因小阴影聚集形成大阴影。

2. 肺炎　某些肺炎病人肺野内可出现小结节影或网状结节影,双肺弥漫性分布,或某些肺区分布上占优势。但与急性血行播散型肺结核的影像学表现不同,或仅仅是相似。后者的影像学特征是:1~3mm 之粟粒结节影具有"三均匀"特点,小叶间隔可有增厚或为"串珠样小叶间隔""串珠样叶间裂"。

(1)病毒性肺炎:小结节影系肺泡炎或细支气管周围炎的投影,直径 6~8mm 或更小,边缘模糊;病灶多分布在两肺中、下野的中、内带。与急性血行播散型肺结核的影像学表现不同,两者可以鉴别。小结节影可见于各种病毒(流感病毒除外)引起的肺炎。

病毒性肺炎常见于婴幼儿,很少见于成人。巨细胞病毒性肺炎可并发于其他多种疾病,如血液病、淋巴瘤等,亦可见于骨髓及器官移植病人,以及长期应用免疫抑制剂、大剂量激素、细胞毒性药物和接受放、化疗病人;麻疹病毒性肺炎与麻疹伴发,引起间质性炎症。

(2)肺炎支原体肺炎(MPP):早期为肺间质性炎症,双肺弥漫性网状结节影约占 1/3 的病例。与急性血行播散型肺结核的影像学表现相似,但结合临床两者基本可以鉴别。明确诊断主要依靠病原体分离和血清学支原体 IgM 抗体的测定。

(3)外源性过敏性肺泡炎(EAA):CT/HRCT 影像上,EAA 亚急性期主要表现为网状细结节影。本病特点是在气腔实变影或磨玻璃影中见到小的圆形结节影(肺泡炎、间质浸润、小的肉芽肿和细支气管炎),与胸膜粘连,绝大多数病人亦不出现小叶间隔增厚改变。与急性血行播散型肺结核的影像学表现不同。

病人多为职业性接触抗原者,如接触含各种真菌孢子的发霉稻草、饲料、谷物、鸟类及空调器、加湿器等。典型病例在吸入这些抗原物质几小时后就可出现发热和呼吸困难;脱离工作环境,症状可逐渐缓解,再次接触抗原,症状又复出现。反复暴露这些抗原物质可导致慢性肺疾病,上述症状可持续存在。

3. 毛细支气管炎　病毒感染致小支气管及细支气管广泛受累,显示双肺广泛的粟粒结节影和肺纹理增粗,与急性血行播散型肺结核的影像学表现相似。毛细支气管炎的临床及影像学特征如下:双肺弥漫性阻塞性肺气肿几乎见于全部病例,亦可能是唯一的 X 线异常,有时可见广泛的肺泡性肺炎;病人年龄均<2 岁,多数为 1~6 个月的小婴儿,因喘憋症状非常显著,有人称之为喘憋性肺炎或喘型肺炎。与急性血行播散型肺结核可以鉴别。

4. 肺出血性疾病　反复发作的出血,肺内遗留细网织结节影,与急性血行播散型肺结核的影像学表现相似。

(1)特发性肺含铁血黄素沉着症:肺出血反复发作后,在病情缓解期可显示细网织结节影,结节影直径 1~3mm,在肺内无分布上的优势。本病好发于<10 岁儿童,临床特点为反复发作的咯血、缺铁性贫血、肝脾大等。痰中找到吞噬含铁血黄素的巨噬细胞具有诊断价值。

(2)钩端螺旋体病:弥漫性肺出血型钩体病主要病理学变化,是钩体毒素引起广泛末梢血管严重变性松解,弥漫性肺毛细血管出血。胸片上,两肺早期广泛的细点状出血使肺野透明度下降,呈"磨玻璃样密度"似急性血行播散型肺结核。本病主要发生于钩端螺旋体病流行区域和季节,2 周内有接触疫水史的农民。有起病急、咯血、皮肤黏膜出血等症状和体征,病原体检测阳性和免疫血清学检查双份血清抗体滴度呈 4 倍以上增高,有助于确诊。

5. 继发性肺含铁血黄素沉着症　平片上本病表现为两肺弥漫性分布的直径 1~2mm 结节影,近肺门处较密集、中外带变稀疏;心脏呈二尖瓣型,左心房、右心室扩大等可提示诊断。慢性左心衰竭肺循环淤血,毛细血管压力长期增高致血液外渗或出血,继发肺含铁血黄素沉着,尤多见于风湿性心脏病二尖瓣狭窄病人。

病人常有劳力性呼吸困难、咳浆液性白色泡沫状痰及咯血;后者可为突然咯出较大量鲜血,血性痰或痰内带血丝(常伴有夜间呼吸困难或咳嗽),或为大量粉红色泡沫痰(急性肺水肿)。

6. 肺真菌病　本病为条件致病性真菌引起的机遇性肺感染,肺内可出现弥漫性结节病变,结节 3~4mm,细小者类似粟粒型肺结核。临床及影像学上应与急性血行播散型肺结核鉴别。后者的影像学特征:1~3mm 之粟粒结节具有"三均匀"特点,"串珠样小叶间隔""串珠样叶间裂",小叶间隔可有增厚。在影像诊断中应注意鉴别。

肺真菌病的临床及影像学表现均无特征性,本型肺真菌病常见于组织胞浆菌病、隐球菌病、念珠菌病和放线菌病等。最终要依据实验室检查或组织病理学检查(找到真菌孢子、菌丝、颗粒)做出诊断。

7. 肺血吸虫病　肺血吸虫病以弥漫性粟粒(1~3mm)、结节(约 5mm 大小)影为最常见的影像学表现,酷似血行播散型肺结核,但其大小不等、边缘较模糊,在双肺中、下野的中内带分布较多,多沿肺纹理走行分布;粟粒、结节影病理基础是肺内肉芽肿及过敏性肺泡炎,常于 1~2 个月内消退。与急性血行播散型肺结核的影像学表现不同。

肺血吸虫病诊断主要依据流行病学史,病人临床症状出现前 1~2 个月均有与污染的疫水接触史。外周血嗜酸粒细胞增多有诊断价值,从粪便常规检查中检出虫卵或孵出毛蚴可确诊。无论临床还是影像学方面两者均可鉴别。

8. 细支气管-肺泡癌　绝大多数肺泡癌发生于成人。可表现为双肺弥漫性分布的粟粒结节影,结节大小不等、分布不均且以内带居多等,又有别于急性血行播散型肺结核。结节影密度均匀、边缘较模糊、有融合趋向,短期内肺部病变可明显进展恶化,如结节影明显增大、增多,肺门淋巴结肿大及肺淋巴道转移等征象,均应考虑肺泡癌诊断。痰脱落细胞学检查阳性及肺外转移征象有助于明确诊断。

9. 粟粒型肺转移癌 绝大多数肺转移瘤发生于成人,以肺内多发结节最常见且具典型性,但亦可为多发粟粒病灶。影像学上,粟粒病灶大小不一、轮廓清楚,多分布在两肺中、下野;鳞癌肺转移灶中可有空洞形成,骨和软骨肉瘤、甲状腺癌肺转移灶中可有钙化等征象,与急性血行播散型肺结核的影像学表现不同。

粟粒型肺转移癌病人多有明确的肺内、外原发恶性肿瘤征象或病史。原发病灶多为绒毛膜上皮癌、肾细胞癌、骨和软组织肉瘤等肺外恶性肿瘤,亦可为肺癌(同时显示原发肺癌及粟粒型肺转移癌征象)。有时原发癌尚未被发现却已出现肺部转移,或在原发癌切除术后数年又发生肺部转移,在鉴别诊断时不可忽略。

10. 结节病 HRCT 示双肺弥漫性分布、边界清楚的粟粒状细小结节影,应注意与急性血行播散型肺结核鉴别。

结节病肺实质病变以结节病肉芽肿形成,并融合成 2~10mm 的结节,沿着肺间质内的淋巴管分布为特征,并以上、中肺野及肺后部分布较多。其中主要是位于肺门和上叶支气管血管,以及小叶核心的支气管血管周围间质,其次是位于小叶间隔、胸膜下和主裂隙附近的间质。

结节病的粟粒状细小结节影虽呈双肺弥漫性分布,但以上、中肺野及肺后部分布较多,不同于结核性粟粒结节影双肺均匀分布之特点。若同时显示肺门和上叶支气管血管周围间质不规整或结节状增厚,胸壁一肺呈结节状界面,小叶间隔及主裂隙结节状增厚,或同时伴有双肺门淋巴结对称性增大及纵隔淋巴结(特别是气管旁组淋巴结)增大者,双肺内边界清楚的粟粒状细小结节影应为结节病的典型表现。组织活检或 Kveim 试验有助于明确诊断;血清血管紧张素转化酶(SACE)升高,血、尿钙值升高,5U 的 PPD 皮肤试验阴性或弱阳性反应等有诊断意义。

11. 鸟-胞内非结核性分枝杆菌(NTMB)肺病 本病由 NT-MB 中鸟-胞内分枝杆菌(MAC)感染肺部致病。肺内多发小结节影是肺实质内活动(浸润)性病灶伴有空洞形成,广泛的支气管内播散,细支气管腔内充盈坏死组织,或代表 MAC 肺感染肉芽肿病变形成;表现为多发小叶中心结节影,边缘模糊、大小不一、通常<10mm,HRCT 上也可表现为“树发芽”征,应结合临床资料做出鉴别诊断。

在影像检查方法上,X 线是常用的检查方法,典型的病例易于诊断。对于早期病变,X线有时不易发现较少量的结节。HRCT 是本病诊断及鉴别诊断的主要方法,可清楚地显示结节的形态、大小及分布特征。

(二)亚急性及慢性血行播散型肺结核

亚急性或慢性血行播散型肺结核是少量的结核杆菌在较长的时间内多次侵入血液循环引起的肺内播散病灶。播散来源大多为泌尿生殖系统或骨关节结核的病菌侵入静脉引起。主要临床表现为咳嗽、咳痰、痰中带血,还可有低热、盗汗、乏力及消瘦等临床症状。病人多为慢性起病。

【影像学表现】

1. X 线 表现为两肺多发结节阴影,大小不等,为粟粒状或较大的病灶,密度不均匀,密度较高与较低病灶同时存在,有的病变为钙化灶。病灶的分布不均匀,上叶比下叶的病变多(图 4-92A,图 4-93)。边缘模糊的斑片状渗出性病灶在下肺较多见。此即所谓“三不均匀”。病变好转时可吸收、硬结或钙化。少数病例粟粒病灶可融合、干酪坏死空洞形成并支气管播散。

2. CT　CT 成像检查可较 X 线检查准确清楚显示其多种性质病变混杂存在的特点。双肺多发结节影、大小不一，上肺野结节较陈旧（多为硬结、钙化病灶）、较大、分布较多；中、下肺野结节较新鲜（多为增殖、渗出病灶）、较小、分布较稀疏；结节影亦多位于血管旁，或与引流血管相连。CT 可清楚显示病灶分布、密度及大小（图 4-92B，图 4-94）。可显示细小钙化及结节融合情况。

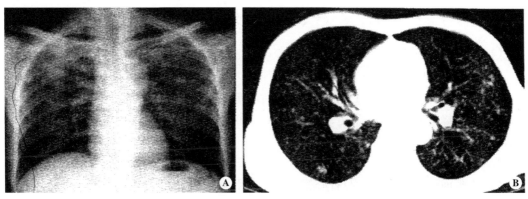

图 4-92　亚急性血行播散性肺结核

A. X 线片：两肺野弥漫分布结节、片状影，以中上肺野为多，B. CT 肺窗示结节大小、密度不均

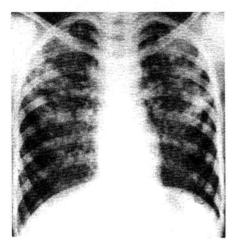

图 4-93　亚急性或慢性血行播散性肺结核

肺尖及锁骨下病灶为比较硬结或钙化的病灶，
其下方为结节状增生性及斑片状渗出性病灶；
各种病灶主要分布于两肺的上野和中野

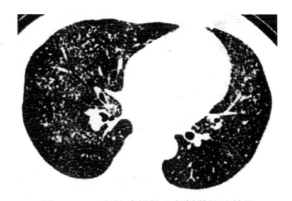

图 4-94　亚急性或慢性血行播散性肺结核

CT 肺窗示密度、大小、分布不均的结节

【诊断与鉴别诊断】

亚急性或慢性血行播散型肺结核影像上以大小不一、密度不同、分布不均的多种性质病灶（以增生为主伴有空洞、纤维化甚至钙化病变）混杂存在为特征。上肺野结节较陈旧、较大、分布较多；中、下肺野结节较新鲜、较小、分布较稀疏。根据典型影像表现、临床慢性起病、结核中毒症状、化验可以诊断。少数慢性血行播散型肺结核无明显结核中毒症状需与肺部弥漫性病变鉴别，详细介绍见急性粟粒型肺结核鉴别诊断。

第五章　循环系统影像

第一节　心脏成像技术
一、平片影像

（一）正常解剖

1. 后前位（PA）（图5-1）

（1）右心缘可分为三段：①上腔静脉；②右心房；③下腔静脉。

（2）左心缘可分为四段：①主动脉弓（AA）；②主、肺动脉（PA）；③左心耳（正常心脏常显示不清）；④左心室。

2. 侧位片（图5-2）

（1）心脏前缘分为三段：①右心室（RV）位于胸骨后方；②主、肺动脉（PA）；③升主动脉。

（2）心脏后缘分为两段：①左心房；②左心室。

（3）其他解剖标志：①气管、支气管；②右肺动脉与气管隆凸；③主-肺动脉窗。

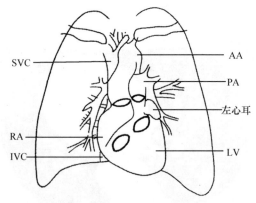 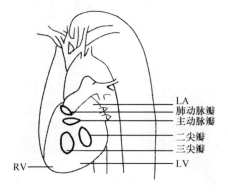

图5-1　胸片解剖示意图

RA. 右心房；AA. 主动脉弓；SVC. 上腔静脉；

PA. 肺动脉主干；IVC. 下腔静脉；LV. 左心室

图5-2　心脏与主动脉解剖示意图（侧位）

LA. 左心房；LV. 左心室；RV. 右心室

3. 斜位片（图5-3，图5-4）　在冠状动脉血管造影时常用右前斜位（RAO）和左前斜位（LAO）片，在常规的诊断工作中很少应用。

4. 在 ICU 病区 X 线片常规

（1）记录和描述病史。

（2）记录拍片和报告的日期及时间。

（3）要清楚是否术后，什么手术。

（4）描述各种治疗的器具，如血管内放置物、导管、气管插管、引流管等。有无新的器械，导管是否移位或需要重新调整。

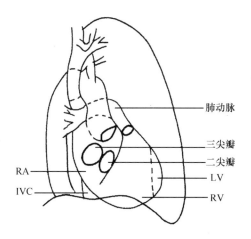

图 5-3　心脏与肺动脉解剖示意图（侧位）　　图 5-4　心脏与肺动脉解剖示意图（前后位）

（5）心脏、纵隔的大小和形态。

（6）有无气胸。

（7）肺内疾病有无变化。

（8）最重要的是描述不同时间平片所记录的病变变化。

5. 要点

（1）始终要求在吸气末摄片,避免产生人为的肺透明度变化。

（2）呼吸末正压通气则易低估肺气道实变的程度。

（3）呼吸末正压状态下可减小纵隔的宽度。

（4）床边摄片质量没有保障,主要因为曝光时间长病人不能屏气,血管边缘模糊则易误诊为肺间质水肿;病人摄片位置不标准,如后前位常变为前后位、卧位或是半卧位,管球胶片距离不固定,可能对少量积液发生漏诊。

（二）气管内插管（ET）

1. 置放位置　各种充气套囊不能压迫气管壁,ET 的末梢必须高于隆凸,低于胸廓上口:①颈部正常位时高于隆凸 4~6cm;②颈部前屈位时将导管末端下移 2cm;③颈部后伸位时将导管末端上移 2cm。

2. 放置 ET 的并发症　①导管错误置放:继发于气管阻塞而发生支气管扩张;②当充气套囊压力高于 25cmH_2O 时发生气管软化;③气管破裂产生气胸、纵隔气肿或皮下气肿;④气管狭窄;⑤牙齿松动;⑥鼻咽部黏膜撕伤。

（三）鼻胃管

鼻胃管末端带有多孔的导管头端必须置放在胃中,常见的并发症:①插入气道;②胃、十二指肠糜烂。

（四）SWAN-GANZ 导管

该导管顶端必须位于左肺动脉或右肺动脉,距肺门 1cm 以内,在右心房、右心室内不要打结,否则可能会导致心律失常,包括两种类型:①用于测量肺血管楔状压;②带有集成心脏起搏器。

主要的并发症有肺栓塞、肺出血、肺动脉假性动脉瘤。

(五) 主动脉内气囊泵(IABP)

主动脉内气囊泵导管末端置放于左锁骨下动脉(LSA)开口远侧,距主动脉结上缘以下2~4cm处,舒张期可见到球囊膨胀。常见的并发症:①心血管意外(CVA)(位置太高);②肾或肠系膜动脉缺血(位置太低);③电极移位。

(六) 心包的起搏导丝

该导丝通常被固定在前部心肌,在左侧心包位置稍显松弛,可以是多条导线,经前胸壁出入。

(七) 心内自动除颤器

心内自动除颤器在右心室或左心室周围有方形或圆形的天线,新型号的有针状传感器,老型号为触发性传感器。

(八) 中心静脉导管

锁骨下静脉导管插入后该导管的末端应位于第1前肋以下,始终要排除气胸,注意导管穿透的征象(血胸、气胸),包括导管的顶端紧贴胸壁,导管的头端突然弯曲。

(九) 起搏器(图 5-5,图 5-6)

起搏器经典位置为右心室心尖部,也可以置于冠状窦的位置用于心房起搏。常见的并发症有电极异位,电线折断,捻弄综合征:反复操作导致脉冲发生器旋转。

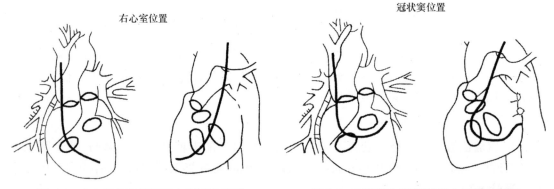

图 5-5 右心室与起搏器置入解剖示意图   图 5-6 冠状窦与起搏器置入解剖示意图

(十) 胸腔引流管

胸腔引流管侧方开口必须位于胸腔内,否则可能有漏,导管远端不能紧邻纵隔。常见的并发症是残留气胸,侧方开口位于胸壁外(气漏)。

(十一) 心脏瓣膜

组织瓣膜没有抗凝的必要,但容易损坏:猪瓣膜种类有 Edwards-Carpentier 瓣膜、Hancock 瓣膜,牛瓣膜有 Ionescu-Shiley 瓣膜(现已经不用)。

机械瓣膜(比组织瓣膜耐久,但需要抗凝):①鸟笼球式瓣膜(现已不用),有 Starr-Edwards 瓣膜、McGovern-Cromie 瓣膜、Smellof-Cutter 瓣膜;②鸟笼盘式瓣膜,有 Beal 瓣膜(现已不用);③斜盘式瓣膜有 St. Judes 瓣膜、Bjork-Shiley 瓣膜(现已不用)和 Hall-Medtronics 瓣膜。

二、血 管 造 影

(一) 心血管造影

1. 左心室造影技术　①股动脉穿刺;②猪尾巴导管用于心室注射;③直接用导管测量压力;④注入 36~45ml 造影剂,速度为 15ml/s。

2. 评价(图 5-7)

(1)心腔大小。

(2)室壁运动。

(3)射血分数(EF):

$$EF = \frac{EDV - ESV}{EDV} = \frac{搏出量}{EDV}(EDV = 舒张末期血容量;ESV = 收缩末期血容量)$$

[射血分数=(舒张末期容积−收缩末期容积)/舒张末期容积=搏出量/舒张末期容积]

(4)瓣膜功能:有无狭窄、反流或分流。

(5)室壁运动异常(图 5-7):①低动力;②无动力;③动力障碍(矛盾运动)。

(二) 冠状动脉造影(图 5-8)

Judkins 导管(7F)最为常用,左、右冠状动脉所用的导管形态不同(图 5-8)。

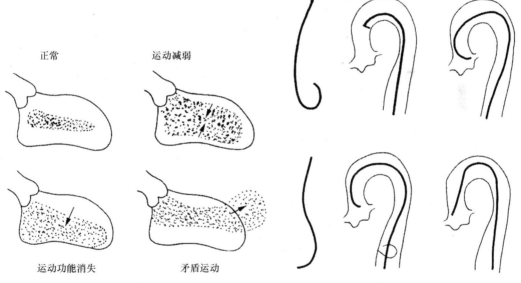

图 5-7　正常与异常心室活动示意图　　图 5-8　造影导管在主动脉内的形态示意图

1. 对比剂　手推注射左侧冠状动脉 7~9ml,右侧冠状动脉 4~6ml;常用低渗对比剂;高渗对比剂常可导致心律失常;柠檬酸盐可导致低血钙;5000U 的肝素静脉注射,并用 50mg 鱼精蛋白进行中和。

2. 并发症　血肿;心律失常;血管迷走神经反射;对比剂的反应;急性心肌梗死(AMI)(<1%);脑卒中(<1%)。

3. 心血管造影评价　评价冠状动脉造影的步骤:染色的动脉是哪一条;投照的位置,是左前斜(LAO)位还是右前斜(RAO)位;有无狭窄,如果有就应对狭窄的程度进行分期;心室造影应观察室壁的运动、射血分数,观察有无瓣膜的反流。

4. 右冠状动脉（RCA）及分支（图5-9）　RCA的第一分支是圆锥动脉，55%的RCA分出窦房结动脉分支，依次分出肌支、钝缘动脉、后降支动脉、房室结动脉（90%）、后室间支。

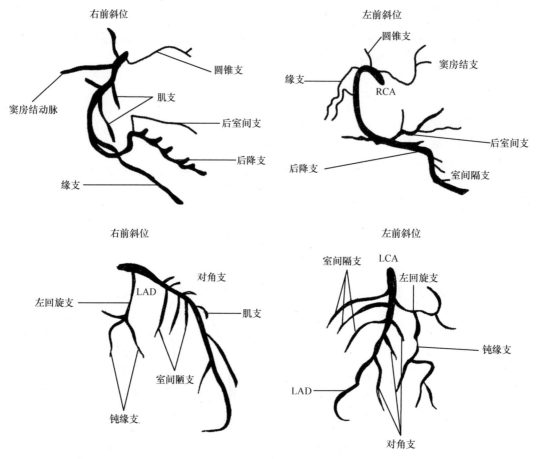

图5-9　冠状动脉造影示意图

RCA. 右冠状动脉；LCA. 左冠状动脉；LAD. 左前降支

5. 左冠状动脉（LCA）及分支（图5-9）　左冠状动脉主要有前降支动脉（LAD），是最长的分支，直达心尖部，先后分出间隔动脉和对角动脉；另一大分支是左旋动脉（LCX），由左旋支和多缘支动脉（钝缘支）构成。

6. 投照位置　左前斜位（LAO）是脊柱位于心脏的左侧，图像的右侧。右前斜位（RAO）是脊柱位于心脏的右侧，图像的左侧。左前斜位、右前斜位及头和尾侧成角投照用于清晰显示冠状动脉的每一部分。但无论是什么位置，都应清楚显示冠状动脉的全长，一般推荐用以下位置和投射角度：①头侧射角的左前斜位；②前后位（AP）用头侧或足侧角度摄片；③头侧或足侧角度投照的右前斜位；④侧位片（较少应用）。

总之，因为血管和脊柱重叠，前后位较左前斜位和右前斜位用得少。

7. 分布类型　根据左、右冠状动脉在心膈面分布区的大小分为三型。

（1）右优势型：占85%，右冠状动脉较左冠状动脉分布广，发出房室结动脉。

（2）左优势型：占10%，左冠状动脉较右冠状动脉分布广，发出房室结动脉。

（3）均衡型：占5%，两条后降支同时显现，一支发自右冠状动脉，另一支起自左回旋支。

8. 注意事项

(1)心肌内桥:前降支位置较深,收缩期受压变窄,舒张期显示正常。

(2)插管可诱发冠状动脉痉挛(造影术中麦角碱可激发痉挛)。

(3)完全闭塞的动脉及动脉旁路易漏诊。

(4)如未行主动脉根部造影,冠状动脉开口部的狭窄易被忽略。

9. 静脉

(1)心外膜静脉与动脉伴行,引流入冠状窦。

(2)心最小静脉直接注入心房。

三、心 脏 超 声

(一) M 型超声(图 5-10)

M 型超声是一维超声,现已少用。

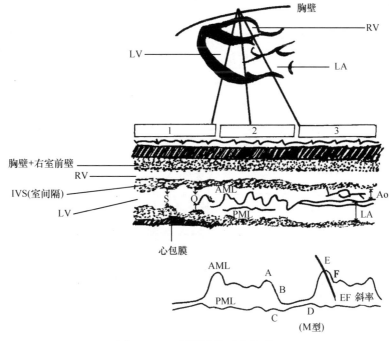

图 5-10　M 超影像的对应关系

AML. 二尖瓣前叶;PML. 尖瓣后叶

(二) 二维心脏超声

二维心脏超声有 4 个常规位置:长轴位、短轴位、心尖位和胸骨上切迹位(图 5-11)。

1. 长轴位　解剖定位:探头位于第 3 或第 4 肋间,声波沿右肩与左腹连线平行进入。图像调整为左心房、左心室在后,左心房和主动脉在左。

2. 短轴位　解剖定位:探头位于第 3 或第 4 肋间隙,声波垂直于心脏长轴,从头侧向尾侧获取以下几个界面:大动脉、二尖瓣平面、乳突肌平面。图像调整为后乳突肌在 8 点,前乳突肌在 4 点位置。

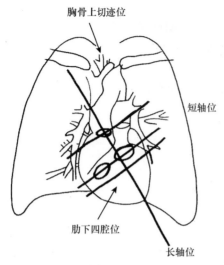

图 5-11　超声检查图像切面位置示意图

3. 心尖位

（1）心尖四腔切位：解剖定位，病人取左侧卧位。探头脉冲最大，图像调整为左心室、右心室在前，左心室和左心房在右侧。

（2）心尖两室切位：解剖定位，探头脉冲最大，与室间隔平行，图像显示左心室在前。

4. 胸骨上切迹位　定位：探头在胸骨切迹上，声波向内、后成角，图像调整为升主动脉在左侧，降主动脉在右侧。

第二节　正常影像解剖
一、X　　线

1. 远达后前位片（图 5-12）

（1）右心缘：上段为上腔静脉或升主动脉，下段由右心房构成，两者之间为浅切迹。

（2）心膈角：右心缘与横膈肌的交角。

（3）左心缘：上段为呈球形突出的主动脉结，中段为肺动脉段，下段为左心室。中、下段交点为相反搏动点。

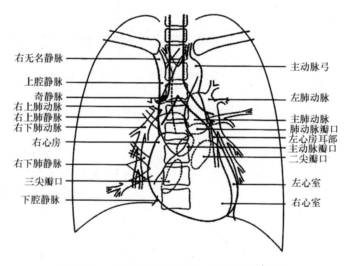

图 5-12　后前位正常心脏大血管影像示意图

2. 右前斜位片（图 5-13）

（1）心后缘：上段由主动脉升部后缘、弓部、气管及上腔静脉重叠组成；下段为左心房（大部分）、右心房（小部分）。

（2）心前缘：自上而下为升主动脉、主肺动脉干和右心室漏斗部（圆锥部），下段大部为右心室，膈上小部分为左心室心尖部。

3. 左前斜位片（图 5-14）

（1）心前缘：上段为升主动脉，下段为右心室，近垂直或向前膨隆。右房耳部位于两者之间,呈斜行弧影。

（2）心后缘:心影与脊柱分开,上段为左心房,下段为左心室构成。左心室下端深吸气时可见一切迹,称室间沟。心膈角之后缘可见一斜行带状阴影,为下腔静脉。

（3）主动脉窗:主动脉弓下的透明区。

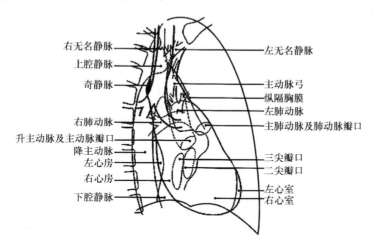

图 5-13　右前斜位正常心脏大血管影像示意图

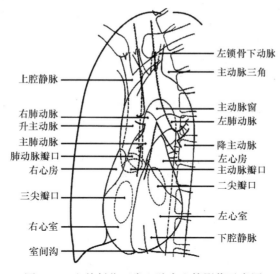

图 5-14　左前斜位正常心脏大血管影像示意图

4. 左侧位片（图 5-15）

（1）心前缘:右室下段小部分与胸壁相贴,其上部为漏斗部及主肺动脉干,上段为升主动脉。头臂血管、上腔静脉与气管位于主动脉升、降部之间。

（2）心前间隙:心前缘与胸骨间的倒三角形透明区。

（3）心后缘:上段为左心房,下段为左心室,后心膈角的三角形阴影为下腔静脉。

二、正 常 变 异

1. 生长发育　新生儿、婴儿时期心胸比率可达 0.6,右心较左心大。心影居中呈球形,左、右心缘横径近相等,各分界不清。

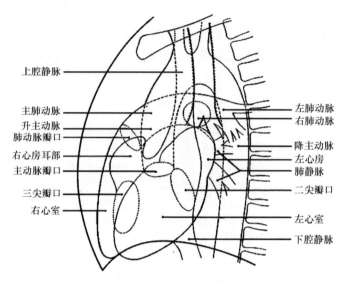

图 5-15　左侧位正常心脏大血管影像示意图

一般至 6~7 岁时,心影才接近成人。

2. 体形和胸廓类型(图 5-16)

(1)横位心:见于矮胖型体形,胸部短而宽,横膈高位,心纵轴与水平面的夹角小($\alpha<45°$),心胸比值>0.5。

(2)垂位心:体格瘦小,胸廓狭长,膈低位,心影狭长呈垂位,心纵轴与水平面的夹角大($\alpha>45°$),心胸比值<0.5。

(3)斜位心:见于体格适中者,心呈斜位,心纵轴与水平面的夹角约 45°,心胸比值 0.5 左右。

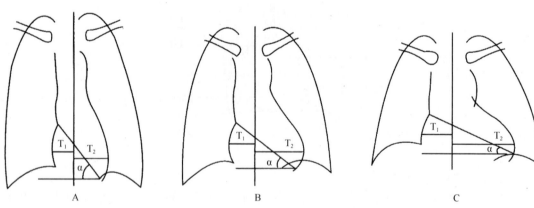

图 5-16　体形、胸廓类型和心脏类型的关系
A. 垂位型心脏;B. 斜位型心脏;C. 横位型心脏

3. 性别　心脏与身体的大小呈一定比例,女性心脏大小比同龄男性约小 5%。

4. 呼吸与膈肌高度　深吸气、Valsalva 试验时,膈肌下降,心脏向下拉长,横径变小。深呼气、Müller 试验时,膈肌升高,心影增大。

5. 心动周期与心率　最大收缩和舒张期心脏横径可相差 3%~6%,心表面积约差

15%,心脏容积约差 20%。心率加快,心室充盈量减少,心影缩小。心率过缓,心室舒张期长,过度充盈,心影增大。

6. 妊娠　胎盘血液循环的建立,动、静脉直接连通,子宫膨大横膈上升,心脏呈横位型。

三、心血管造影

1. 上、下腔静脉和右心房(图5-17,图5-18)　上腔静脉位于上纵隔右侧,垂直向下与右房相连,侧位位于气管前方。下腔静脉位于右后心膈角处,过膈后汇入右心房。右心房呈椭圆形,居脊柱右缘,中下方略偏后,位于右心室和左心房之间。耳部凸向左上前方,呈三角形。三尖瓣居脊柱右侧。

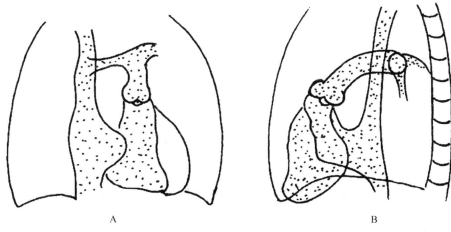

图5-17　正常上、下腔静脉,右心房、右心室造影示意图

A. 前后位;B. 侧位

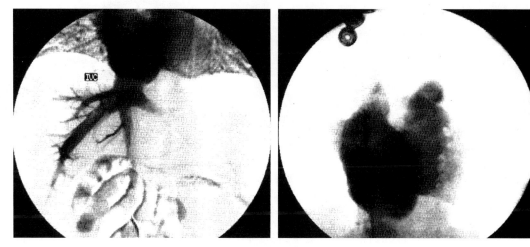

图5-18　心血管造影

正常上、下腔静脉及右心房后前位造影

2. 右心室和肺动脉(图5-19,图5-20)

(1)右心室:前后位呈圆锥形,下缘为流入道,左缘为室间隔面,右缘为三尖瓣口,肌小梁较粗。顶端为流出道,呈锥状,肺动脉瓣下至室上嵴区为漏斗部,室上嵴的左后部由隔束

构成,右前部由壁束构成。

前后位右心室居脊柱左缘,侧位右心室居脊柱前下方。

(2)肺动脉:始于右室漏斗部上端。前后位肺动脉干向左上斜行位于升主动脉的左侧,于脊椎左缘分成左、右肺动脉。侧位肺动脉干向后上斜行位于升主动脉前方。

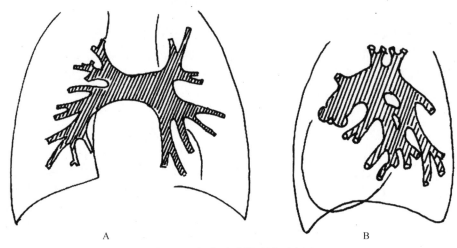

A   B

图 5-19　正常肺动脉造影示意图

A. 前后位;B. 侧位

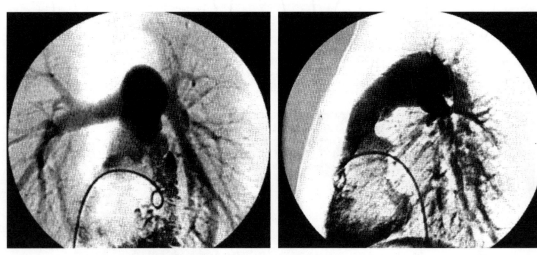

图 5-20　心血管造影

正常右心室及肺动脉后前位造影

3. 肺静脉和左心房(图 5-21)

(1)肺静脉:近肺门处汇合成两个支干,低于肺门动脉水平引流入左心房;侧位上肺静脉居上前外方,下肺静脉干则于心后引流入左心房。

(2)左心房:正位呈横椭圆形,居中偏左,大部分位于心影内、气管分叉的下方,左心耳部向左凸,狭长形。侧位构成心影后上部,呈椭圆形,前下方与左室相连。

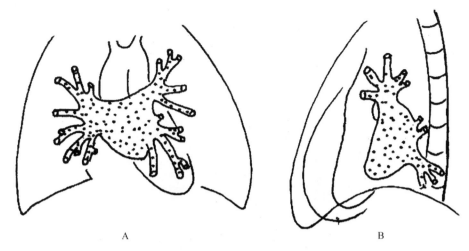

图 5-21　正常肺静脉、左心房造影示意图
A. 前后位；B. 侧位

4. 左心室和主动脉

(1)左心室:前后位左心室呈斜置长椭圆形,侧位呈三角形,较右心室偏后。左心室上端为主动脉瓣,瓣下流出道呈圆筒状。前缘由室间隔构成,下缘为左心室后壁,后缘为二尖瓣前瓣与主动脉左、后窦连接。心室体部肌小梁纤细。

(2)主动脉:根部位于肺动脉干右后稍下方,主动脉瓣叶上有三个袋状膨隆,分别为左、右和无冠窦。左前斜位、侧位可观察主动脉全貌。自主动脉弓分别发出无名动脉、左颈总动脉及左锁骨下动脉。

5. 冠状动脉

(1)左冠状动脉:起自左冠窦。主干长 0.5~3cm,分出前降支及回旋支。前降支走行于前室间沟,终止于心尖,主要分支有对角支、前间隔支。左回旋支走行于左房室沟,止于心脏膈面,主要分支有钝缘支,有时自左回旋支发出后降支及房室结支等。

(2)右冠状动脉:起自右冠窦,走行于右侧房室沟。主要分支有圆锥支、窦房结支、锐缘支、后降支、房室结支、左室后支。

四、CT

(1)主动脉弓层面:气管前方主动脉弓自右斜向左后,右前方是上腔静脉,其后方是奇静脉。

(2)气管分叉平面:左肺动脉位于升主动脉左后方,左、右肺动脉呈人字形,上腔静脉位于升主动脉右前方。

(3)主动脉根部层面:升主动脉根部位于中央,其后方是左心房,右侧是右心房,前方偏左是右心室圆锥部,降主动脉位于脊柱左侧。

(4)心室层面:右心室位于右前方,左室位于左后方,左、右心室间为低密度的室间隔。右心房位于右心室右后方。

(5)心包:表现为 1~2mm 厚的弧线状影。

五、MRI

横断位 MRI,自下而上依次层面:经左室中部体轴断面像、经右心房中部位体轴横断面像、经左心房中部体轴横断面像、经大动脉根部体轴横断面像、经主动脉弓体轴横断面像和经头臂动脉起始部横断面像(图 5-22,图 5-23)。

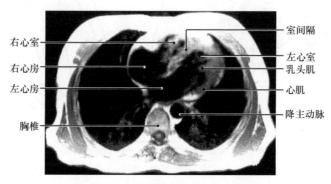

图 5-22　心脏横断面正常 MRI 表现

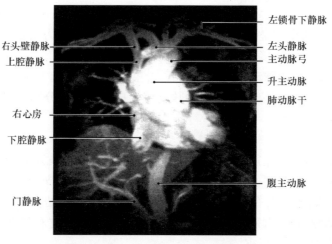

图 5-23　胸部、上腹部大血管正常 MRA 表现

六、超声心动图

(1)M 型超声心动图:主要分析心脏各层结构的运动幅度、速度、斜率并记录瓣膜等高速运动的轨迹。

(2)二维超声心动图:左室长轴断面,显示主动脉根部、左心室流入道、左心室流出道、右心室前壁、右心室流入道、右心室腔、主动脉前壁室间隔、二尖瓣前叶,左心房及左心房后壁与左心室后壁,实时观察显示心室的收缩与舒张,主动脉瓣及二尖瓣在不同时期的运动方位。

1)短轴断面:主动脉根部水平断面;二尖瓣水平左心室断面;左心室腱索、乳头肌水平断面。

2）心脏冠状断面：四腔心断面；五腔心断面。

3）主动脉弓长轴、短轴断面。

（3）脉冲多普勒血流频谱。

（4）连续波多普勒血流频谱。

（5）彩色多普勒血流显像。

第三节　先天性心脏病
一、概　　述

（一）发病率

据统计,先天性心脏病(CHD)的发病率约占新生儿的1%,最常见的结构缺陷多发生于二尖瓣、三尖瓣的脱垂(MVP),多数无临床症状。常见有症状的先天性心脏病见表5-1。

表5-1　症状性先天性心脏病

先天性心脏病分类		发生率(%)
常见症状型先天性心脏病(所有年龄组;包括二尖瓣、主动脉瓣和三尖瓣脱垂)	室间隔缺损(VSD)	5
	房间隔缺损((ASD)	10
	法洛四联症	10
	动脉导管未闭(PDA)	10
	主动脉缩窄	5
	大动脉转位(TGA)	5
新生儿症状型先天性心脏病(病情严重,死亡率高)	左心发育不全	35
	大动脉转位	25
	主动脉缩窄	20
	多发严重缺损	15
	肺动脉闭锁或狭窄	10
	严重法洛四联症	10

（二）分析思路

1. 在胸片上评价5个结构　肺血管;心脏腔室的大小;各心腔、血管的位置;主动脉弓的方位;骨及软组织的变化。

2. 肺血管

（1）正常肺血管表现:右主肺动脉宽度在主动脉弓水平与气管的宽度相同;肺外周动脉宽度与相邻的支气管的宽度相同。

肺动脉过度充盈(肺充血):在先天性心脏病中较为多见,极少见于获得性心脏病。

（2）肺静脉高压(PVH)(水肿)的分级:①1级,肺淤血(10~17mmHg);②2级,间质水肿(18~25mmHg);③3级,肺泡水肿(>25mmHg)。

（3）肺动脉高压(PAH):①主肺动脉增宽;②肺门动脉一般正常。

（4）艾森门格综合征:①肺动脉高压伴有分流;②肺门动脉动脉瘤样改变;③血管钙化(罕见)。

（5）发绀:在平片上没有征象可发现发绀,但外表可以发现,发绀型病人(右向左分流)肺动脉较小,肺动脉主干常不易显示或凹陷。

3. 心腔扩大

(1)在儿童胸侧位片可见:①左心房扩大,钡餐检查食管后移,左主支气管向后移位;②左心室扩大,向后移位至下腔静脉后方;③右心室扩大,胸骨后间隙减小。

(2)后前位片:观察心脏扩大的标准位置,一般心胸比例指数>0.55。

4. 位置

(1)肝脏或下腔静脉总是与右心房位于同一侧。

(2)气管、支气管树:右侧主支气管较左主支气管角度锐利。

(3)先天性心脏病发生位置反向者约占 5%。

二、系 统 分 析

(一) 分类

先天性心脏病的放射学分类主要依据临床症状(发绀)和平片的表现(肺血管的改变)。

1. 伴有肺血增多非紫绀型先天性心脏病 常见的为左向右分流,肺血比主动脉血多,分流主要位于以下水平。

(1)室间隔(IVS):室间隔缺损(VSD)。

(2)心房:房间隔缺损(ASD)。

(3)大血管:①动脉导管未闭(PDA);②主肺动脉窗(少见)。

(4)其他:①心内膜垫缺损(ECD);②部分异常肺静脉连接(PAPVC)。

2. 肺血正常的非紫绀型先天性心脏病 在发生充血性心力衰竭(CHF)之前,一般伴有流出道梗阻或瓣膜功能障碍。

(1)流出道梗阻:①主动脉缩窄;②主动脉弓离断(IAA);③主动脉狭窄;④肺动脉狭窄。

(2)瓣膜功能障碍(先天性者罕见)。

(3)校正性心脏大血管转位(L-TGA)。

3. 肺血减少的紫绀型先天性心脏病 由于肺血流受阻而致肺血减少。另外,由于心内的缺损而存在右向左分流。

(1)心脏正常大小:①法洛四联症;②法洛四联症的变型;③三尖瓣闭锁。

(2)心脏体积增大:①Ebstein's 畸形;②肺动脉狭窄伴房间隔缺损;③肺动脉闭锁。

4. 肺血增多的紫绀型先天性心脏病(混流性) 导致该类疾病的通常原因是体循环静脉和肺循环静脉的血流混合(双向分流),这种静脉血混合可发生在以下部位。

(1)大静脉:完全性肺静脉异位引流(TAPVC),也可伴有房间隔缺损。

(2)大动脉:永存动脉干(TA)(也可伴有室间隔缺损)。

(3)多支大血管异常:大血管转位(TGA)(也可有室间隔缺损、房间隔缺损或动脉导管未闭)。

(4)心室:①单心室(一般有室间隔缺损);②右心室双出口(DORV)(也可存有室间隔缺损)。

5. 伴有肺静脉高压和充血性心力衰竭的先天性心脏病 ①三房心(左侧三房心,其左心房有一分隔将二尖瓣与肺静脉口分开);②二尖瓣狭窄;③左心发育不全综合征;④主动脉缩窄;⑤心肌病;⑥原发性心内膜纤维化;⑦阻塞性完全异常肺静脉连接;⑧左冠状动脉异常。

（二）先天性心脏病的医学影像学检查

1. 胸片　①根据肺血和心脏的外形判断属于以上四种心脏病范畴的哪一类；②根据腹部器官的关系判断心脏的位置；③骨的改变：某些先天性心脏病常伴有骨的异常如第11肋、胸骨分节过多等。

2. 超声学检查　常用的检查手段，可对形态学和心脏功能给予全面的评价。

3. 血管造影　①进一步明确诊断；②中心血压的测量；③氧合作用；④介入治疗。

4. 磁共振成像（MRI）　用于心脏和大血管异常的诊断，特别是对大血管如肺动脉、主动脉、腔静脉等。

三、伴肺血增多的非紫绀型先天性心脏病

（一）室间隔缺损（VSD）（图5-24）

室间隔缺损是第二常见的先天性心脏病。

1. 分类　①膜型，占80%；②肌型，占10%；③房室管型，5%；④干下型5%（大部分是嵴上型）。

2. 临床表现　①较小或中等大小的缺损一般早期无症状；②较大缺损一般在出生后2~3个月出现心力衰竭症状；③75%的缺损在10岁前可自发闭锁；④3%的病人发展为漏斗部狭窄；⑤长期大的缺损可导致艾森门格综合征（肺动脉阻力增高，右心压力增加），最终发生右向左分流而成为紫绀型。

3. 血流动力学　①血流从左心室经室间隔缺损部进入右心室；②过多的血流

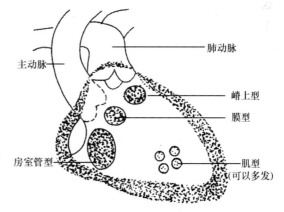

图5-24　VSD的分型

从左心室经室间隔缺损流入右心室，经肺动脉进入左心房，然后进入左心室。

4. 影像学表现　由于室间隔缺损的大小不同，其影像学表现也各异，可表现为正常心脏、肺动脉及右心室、左心室和左心房增大。

（1）胸片：①小的缺损则表现为正常心脏外形；②出现明显的分流（肺动脉血量/主动脉血量>2）则心脏、肺动脉和左心房增大；③艾森门格综合征：肺动脉扩张，心脏和左心房的扩大减慢，右心室肥大，外周肺动脉狭细（树枝剪修征），肺动脉钙化（罕见）。

（2）超声学：可供选择的检查及诊断方法。

（3）血管造影：一般在手术前选择应用（测中心血压，氧合）。

5. 治疗　婴幼儿发生的小的、无症状的室间隔缺损有约30%可自发闭锁。外科治疗一般用于有充血性心力衰竭、肺动脉高压或进行性加重的病人。

（二）房间隔缺损（ASD）

房间隔缺损为最常见的先天性心脏病。

1. 分型（图5-25）

（1）继发孔型：最常见，占60%。

（2）原发孔型：ECD综合征的一部分，占35%。

（3）静脉窦缺损型（上腔静脉入口处）：通常伴发部分肺静脉异位引流（PAPVC），占 5%。

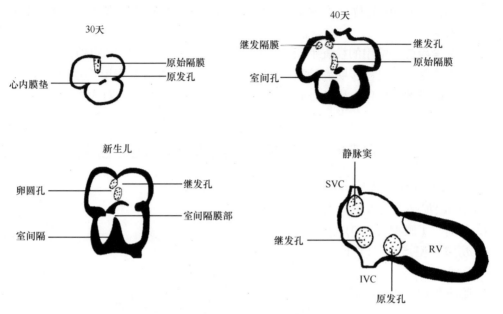

图 5-25　ASD 的形成

2. 相关性病变

（1）Holt-Oram 综合征：继发孔缺损。

（2）Lutembacher 综合征：房间隔缺损和二尖瓣狭窄。

（3）Down 综合征：原发孔缺损。

3. 临床表现

（1）可十几年没有症状；由于肺动脉压力较低，即使较大的缺损，其一般情况也优于室间隔缺损和动脉导管未闭的病人。

（2）女性多见。

（3）可存在肺动脉高压。

4. 血流动力学改变　血流从左心房流到右心房（表 5-2）。

表 5-2　房间隔缺损的血流动力学改变

	右侧	左侧
心房	增大	无变化
心室	增大	无变化
脉管系统	增多	主动脉无变化

5. 影像学表现

（1）平片：右心房、右心室增大，肺动脉增粗，左心房无增大（与室间隔缺损不同）。由于肺动脉干增粗，心脏顺时针转位（右心室增大），使得主动脉弓看起来变小（实际上正常）。

（2）超声：依靠形态学改变诊断。

（3）血管造影：用于诊断伴发的肺静脉畸形。

（三）动脉导管未闭（PDA）

在胎儿时期，动脉导管是一个正常血流通道。

胎儿血液循环：通过动脉导管连接，血液从肺动脉流向主动脉。出生后 48h，动脉导管的功能丧失。4 周后动脉导管闭锁。动脉导管未闭在早产儿（尤其是存在透明膜病的小儿）及母体患风疹的小儿中发病率最高；女孩多于男孩。

1. 临床表现 多数无症状。缺损较大者在 2~3 个月时可导致慢性心力衰竭。

2. 血流动力学改变 由于主动脉内压力大于肺动脉，所以由左向右分流。

3. 影像学表现 小的动脉导管未闭：胸片正常；肺血增多；左心房、左心室增大；病史长、病情严重者，可发展成艾森门格综合征。

以上特点与室间隔缺损相似，提示 PDA 的特异性改变有肺动脉的血流分布不均，尤其是左肺上叶；主动脉结和主动脉增粗；有时未闭的动脉导管可表现为进入肺动脉主干的细线状阴影（偶见钙化）。

4. 治疗 吲哚美辛，60%有效；左侧胸廓切开术结扎导管；伞状导管封堵术。

（四）心内膜垫缺损（图5-26）

40%的病人合并 Down 综合征。

1. 分型 部分型房-室通道（原发孔缺损、二尖瓣前叶裂或三尖瓣隔瓣裂）；过渡型房-室通道（原发孔缺损、房室瓣关闭不全、室间隔上部缺损）；完全型房-室通道（原发孔缺损、房室瓣关闭不全、室间隔大部缺损：多数为房室瓣正常或者二尖瓣和三尖瓣分离）。

2. 临床表现（图5-27）

（1）部分型房-室通道可没有症状。二尖瓣关闭不全的程度和通过房间隔缺损处的分流决定临床症状。

（2）完全型房-室通道包括大量左向右分流（房间隔缺损、室间隔缺损）、二尖瓣关闭不全、慢性心力衰竭。

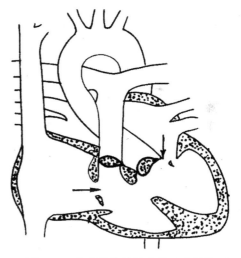

图 5-26 心内膜垫缺损中的血流异常

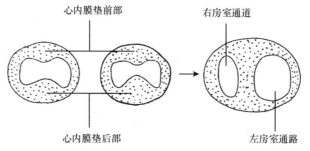

图 5-27 心内膜垫与左、右房室通道的改变

3. 组织胚胎学 心内膜垫组织参与形成室间隔、低位房间隔、二尖瓣隔叶和三尖瓣叶。

如果心内膜垫的前部和后部未融合,房室瓣(二尖瓣和三尖瓣)就不能正常发育。

4. 血流动力学改变

血流动力学改变见表5-3。

表5-3　心内膜垫缺损的血流动力学改变

	右侧	左侧
心房	增大	增大
心室	增大	增大
脉管系统	增大	主动脉无变化

5. 影像学表现(图5-28)

(1)平片:心脏增大,肺血增多,Down 综合征的其他改变:11 对肋骨,多个柄状的骨化中心。

(2)血管造影:在右前斜位上,左心室流出道呈鹅颈样畸形;二尖瓣瓣叶在舒张期脱垂。

6. 治疗　2 岁前手术修补。

(五)主-肺动脉窗(图5-29)

主-肺动脉窗即主、肺动脉间隔缺损。升主动脉和右肺动脉、肺动脉主干间隔缺损;左向右分流;据平片上的表现与动脉导管未闭相似。

与动脉干相鉴别:存在两个半月瓣,无室间隔缺损。

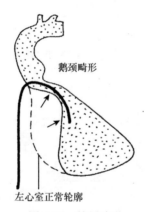

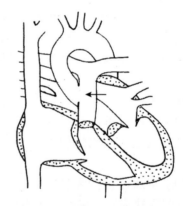

图 5-28　鹅颈畸形　　　　图 5-29　主-肺动脉窗的血流异常

(六)部分性肺静脉异位引流(PAPVC)

部分而非全部肺静脉不是汇入左心房而是直接进入体循环。PAPVC 是一种非紫绀型病变,完全不同于完全性肺静脉异位引流,后者是一种紫绀型病变。多数 PAPVC 发生在右侧。

1. 常见的引流部位

(1)心上型:右上腔静脉(最常见)、左上腔静脉、奇静脉、无名静脉(通过静脉垂直部)。

(2)心脏型:右心房、冠状窦。

(3)心下型:下腔静脉(弯刀综合征)、门静脉。

2. 合并症　房间隔缺损,占 15%(多是静脉窦缺损型)。

3. 影像学表现　心上型和心脏型与房间隔缺损类似;心下型异位引流的静脉表现为弯

刀综合征;心下型部分性肺静脉异位引流是肺发育不良的一部分。

四、肺血正常的非紫绀型先天性心脏病

(一)肺动脉瓣狭窄(PS)

1. 临床表现　多数病人没有症状;发育不良可表现为家族遗传性,同时也与 Noonan 综合征(身材矮小,蹼状颈,性功能减退)有关联。

2. 分型　穹窿型,占95%;三瓣膜相互融合,顶部有一小孔。发育不良型,占5%;瓣膜增厚,增多,瓣叶固定,瓣叶之间不融合。

3. 血流动力学改变(表5-4)　右心室流出道梗阻。

表 5-4　肺动脉瓣狭窄血流动力学改变

	右侧	左侧
心房	无改变	无改变
心室	增大	无改变
血管	狭窄后扩张(仅肺动脉主干和左肺动脉)	主动脉无改变

4. 影像学表现(图 5-30)

(1)平片:肺动脉主干和(或)左肺动脉狭窄后扩张(通过狭窄处喷射性血流致肺动脉扩张);右肺动脉正常;右心室肥大。

(2)超声:收缩期瓣叶穹窿样改变;瓣叶增厚;多普勒血流信号改变。

5. 治疗　多数病人可行球囊扩张术;发育异常型可行外科重塑术。

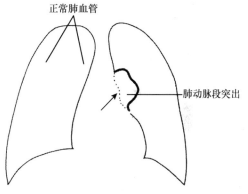

图 5-30　肺动脉瓣狭窄造成的肺动脉突出

（图中标注：正常肺血管；肺动脉段突出）

(二)先天性肺外周动脉狭窄

1. 病因　母亲患风疹的新生儿(常见);Williams 综合征。

2. 分型(图 5-31)　①单纯主肺动脉狭窄;②左右肺动脉分叉处狭窄;③多发肺外周动脉狭窄;④中央及外周肺动脉狭窄。

3. 影像学特点　如伴瓣膜狭窄,肺动脉扩张;右心室肥大。

(三)先天性主动脉狭窄

1. 临床特点　多数无症状。严重的主动脉狭窄,婴儿期即可导致慢性充血性心力衰竭。瓣上型狭窄多伴有 Williams 综合征,包括智力发育障碍、外周肺动脉狭窄、主动脉弥漫性狭窄。

2. 分型

(1)瓣下型狭窄:主动脉瓣膜狭窄;主动脉瓣膜肥厚(纤维肌性通道)。

(2)瓣膜型狭窄(最常见):二瓣型(最常见的先天性心脏病);单瓣型(马蹄形主动脉瓣)。

(3)瓣上型主动脉狭窄:局限型;弥漫型。

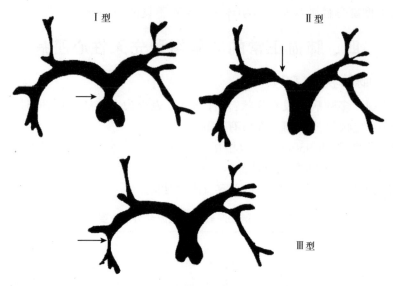

图 5-31　肺动脉狭窄示意图

3. 影像学特点

（1）平片：心脏增大，左心室肥大；仅瓣膜型狭窄，可见狭窄后主动脉扩张；慢性心力衰竭。

（2）超声及血管造影：半球形，拱形瓣膜；血液喷射状流经瓣膜；升主动脉漏斗样改变（瓣上型狭窄）。

（四）主动脉缩窄

1. 分型（图 5-32）　婴儿型（弥漫型，动脉导管前型）；主动脉管状发育不全。成人型（局限型，动脉导管前型，周围型），缩窄阶段较短，此型常见。

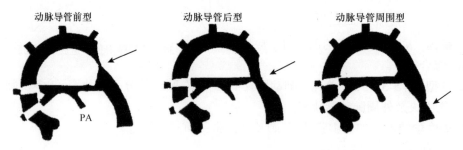

图 5-32　主动脉狭窄示意图

2. 相关病变　①缩窄综合征：缩窄三联征，主动脉缩窄并动脉导管未闭，室间隔缺损；②Turner 综合征中最常见的心脏病类型；③两瓣型主动脉缩窄；④主动脉狭部发育不良；⑤Willis 环动脉瘤；⑥PDA 动脉瘤；⑦心脏间隔缺损，50% 发生于婴儿型。

3. 临床表现　①上、下肢血压差异；②弥漫型表现为新生儿慢性心力衰竭；③成人型常无症状，见于青少年。

4. 血流动力学改变

(1)动脉导管前型通过未闭的动脉导管或室间隔缺损伴有右向左分流。

(2)动脉导管后型通过未闭的动脉导管伴有左向右分流。

(3)侧支循环供应降主动脉:内乳动脉-肋间动脉,肩胛周围动脉-肋间动脉。

5. 影像学表现

(1)平片:①主动脉呈"3"字形:缩窄前近端主动脉扩张;缩窄形成主动脉切迹;缩窄后扩张;②下肋骨压痕:继发于肋间动脉扩张,仅3~8肋骨受累,仅存在于>8岁的儿童;③食管钡餐检查可见食管反"3"字形压迹;④心左缘膨隆,左心室肥大;⑤肺血正常。

(2)MRI:①可选的诊断方法;②可显示缩窄的位置及程度;③已替代血管造影(但血管造影可以测量压力);④能评价侧支血管。

6. 治疗

(1)切除缩窄部位,端端吻合。

(2)瓣膜修补血管成形术:沿长轴切开缩窄部位,放入合成补片。

(3)锁骨下动脉瓣膜修补术:沿长轴切开缩窄部;将锁骨下动脉分离并沿长轴剖开作为补片。

(4)经皮球囊血管成形术。

五、伴肺血减少的紫绀型冠心病

(一)法洛四联症(图5-33)

法洛四联症是最常见的儿童紫绀型心脏病。

四联症:右心室流出道狭窄,右心室肥大,室间隔缺损,主动脉骑跨在室间隔上。

1. 临床表现 蹲踞步态(可以增加肺血流和血氧饱和度);间断性意识丧失;出生后3~4个月发绀,发绀出现时间依赖于右心室流出道狭窄程度。

2. 相关病变 ①多数病变伴发肺动脉流出道或瓣膜狭窄;②右位升主动脉伴迷走血管及血管悬吊或血管环,占25%;③冠状动脉变异(左前降支起自右冠状动脉,单发右冠状动脉),占5%;④少见:气管食管瘘,肋骨变异,脊柱侧弯。

3. 血流动力学 血液经室间隔缺损由右心室流入左心室(表5-5)。

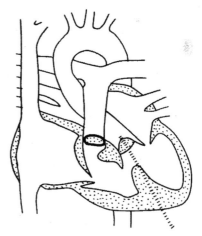

图5-33 法洛四联症的心内血流异常

表5-5 法洛四联症血流动力学改变

	右侧	左侧
心房	无变化	无变化
心室	增大	无变化
血管	减少	主动脉正常

4. 影像学表现

(1)平片:靴形心(右心室增大);右位升主动脉,25%;肺动脉段凹陷。

（2）MRI：可以显示主动脉侧支血管血流。

5. 治疗（图5-34） ①手术修补所有畸形：修补室间隔缺损，重建右心室流出道；②姑息分流术：体循环向肺动脉分流，以促进肺血管发育，即 Blalock-Taussing 术（锁骨下动脉肺动脉吻合术），适用于无手术指征的有症状病人。

（二）变异型法洛四联症

"粉红"四联症：室间隔缺损合并轻度肺动脉狭窄。

法乐五联症：四联症合并房间隔缺损。

法乐三联症：肺动脉狭窄、右心室肥大、卵圆孔未闭。

（三）EBSTEIN 畸形（图5-35）

肺动脉瓣呈三叶畸形，远端瓣叶位置异常，深入到右心室流入道，导致上部右心室心房化。

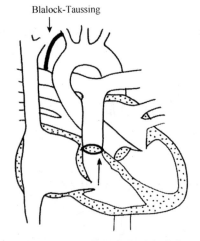
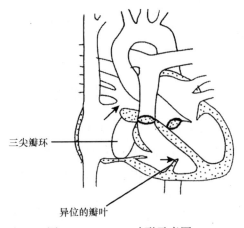

图 5-34 法洛四联症的手术治疗　　　　图 5-35 Ebstein 畸形示意图

1. 相关性 母体锂摄入过量；80%合并卵圆孔未闭或房间隔缺损。

2. 临床表现 三尖瓣反流或狭窄；心律失常（右束支传导阻滞、预激综合征）；第一年死亡率达50%。

3. 血流动力学改变 如表5-6所示。

表 5-6　EBSTEIN'S 畸形

	右侧	左侧
心房	增大	无变化
心室	增大	无变化
脉管系统	无变化	主动脉无变化

4. 影像学表现

（1）平片：①心脏增大成球形，原因：左侧-右心室流出道增大，右侧-右心房增大；②肺血减少。

（2）超声：三尖瓣位置异常。

5. 治疗 体外模式人工氧合法，三尖瓣重建，心脏起搏器治疗心律失常。

（四）三尖瓣闭锁

三尖瓣闭锁指三尖瓣完全不发育，右心房与右心室之间不相通连（图 5-36）。

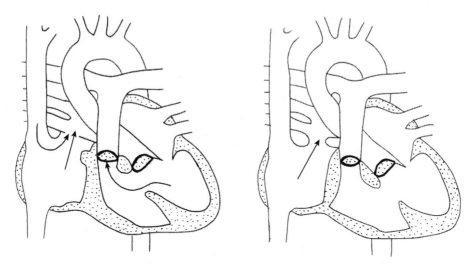

图 5-36 三尖瓣闭锁心内血流异常示意图

1. 合并畸形 常有卵圆窝开放或房间隔缺损；完全型大动脉转位（D-TGA），占 35%；室间隔缺损也是常见的；肺动脉瓣闭锁；右心发育不良；心外畸形（胃肠道，骨骼系统）。

2. 血流动力学 血流经大房间隔缺损进入左心房。

3. 影像学表现 平片，可以是正常的；如果没有大动脉转位，则与法洛四联症表现相似；如果存在大动脉转位则表现为肺血增多，心脏增大，以右心室增大明显，血管根部狭窄。

4. 治疗 ①姑息疗法：用前列腺素维持开放的动脉导管未闭，Blalock-Taussing 术，Glenn 吻合术（SVC-PA）。②根治方法（老年病人）：Fontan 术式，把 RA 和主 PA 相接。

六、肺血增加的紫绀型先天性心脏病

（一）大动脉转位（TGA）

大动脉转位是最常见的出生后第一天就发生发绀的先天性心脏病。

（1）D-TGA：主动脉源自右心室；肺动脉源自左心室；房室位置正常；房室一致。

（2）L-TGA：大血管转位；心室转位；房室不一致。

（二）完全型大动脉转位（D-TGA）

完全型大动脉转位存在两套互相独立的循环（图 5-37）：①体部回流的血液→右心室→流向体部；②肺部回流的血液→左心室→流向肺部。

如果不合并使两套循环混合的畸形（如房间隔缺损、室间隔缺损、动脉导管未闭）的话，这种循环方式是不能赖以生存的。

1. 血流动力学 依据两套循环的混合方式不同而不同（表 5-7）。

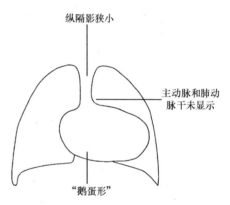

图 5-37 完全型大动脉转位胸片异常示意图

表 5-7　D-TGA 的血流动力学

	右侧	左侧
心房	正常,扩大	无变化
心室	正常,扩大	无变化
血管	正常,扩张	主动脉无变化

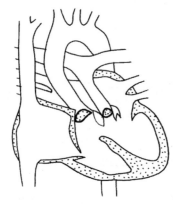

图 5-38　完全型大动脉转位心内异常示意图

2. 影像学表现

（1）平片:①心脏外形呈"鹅蛋"样改变:由于胸腺发育不良(原因不明)和大血管连接异常,上纵隔阴影狭小(图 5-38);②由于肺阻力降低,肺血增加;③右心增大;④肺动脉干位置后移而无法看到。

（2）超声:①主动脉在前,肺动脉在后。②大动脉转位显而易见。

3. 治疗　注射 PGE$_1$ 以防动脉导管未闭闭合。姑息疗法:在彻底治疗之前的暂时性方法。在 1 岁以内行矫正术:大血管位置纠正术(Jatene 动脉置换术),建立动脉分隔(Mustard,Senning 或 Schumaker 术),Rashkind 术:用球囊导管进行动脉分隔术,Blalock-Hanlon:手术建立房间隔缺损。

（三）TAUSSING-BING 复合畸形(DORVⅡ)

部分性转位也称为 DORVⅡ型。主动脉连于右心室,肺动脉源自左心室和右心室,合并嵴上型室间隔缺损。影像学表现与 D-TGA 相似。

（四）矫正型大动脉转位(L-TGA)

大血管和心室转位(房室不一致合并心室-动脉不一致)。常因合并其他心脏畸形而预后不良。如果单独存在,则是一种非紫绀型畸形。

1. 合并畸形　①膜周型室间隔缺损,>50%;②肺动脉狭窄,占 50%;③三尖瓣畸形;④右位心。

2. 影像学表现

（1）平片:①肺动脉干和主动脉因位置后移而显示不清;②左心扩大;③主动脉弓常为左位而显示异常轮廓。

（2）超声:①左心室在右侧;②右心室在左侧。

（五）共同动脉干(TA)

原始动脉干的螺旋分隔失败所致。因此,只存在一条血管(动脉干)为体循环、肺循环和冠状动脉循环供血。动脉干骑跨在一个高位室间隔缺损之上,干瓣一般为 2~6 叶。

1. 合并畸形　所有病人均合并高位室间隔缺损;右位主动脉弓,占 35%。

2. 类型　Ⅰ型(最常见):有不完全的主、肺间隔,由动脉干发出短的主、肺动脉。Ⅱ型:主、肺间隔缺如,两条肺动脉均起自动脉干(后侧)。Ⅲ型(最少见):两条肺动脉起自动脉干(左侧)。Ⅳ型(假性动脉干):肺动脉起自降主动脉=肺动脉闭锁合并室间隔缺损;法洛四联症合并肺动脉闭锁。

3. 血流动力学　混杂血流:左向右分流(动脉干至肺动脉)和右向左分流(右心室经室间隔缺损至骑跨的主动脉)同时存在(表 5-8)。

表 5-8　共同动脉干的血流动力学

	右侧	左侧
心房	无变化	无变化
心室	扩大	扩大
血管	扩张	主动脉扩张

4. 影像学表现

（1）平片：①"升主动脉"影扩大（实际为共同动脉干）；②左心室容积增大导致心影增大；③肺血流量增多；④肺水肿，偶见；⑤右位主动脉弓，占 35%。

（2）超声、MRI 和血管造影可以确定类型。

5. 治疗　采用 3 期手术方式：①封堵室间隔缺损使只有左心室排血至共同动脉干；②分离肺动脉与动脉干，建立右心室-肺动脉连接。③在右心室和肺动脉之间植入瓣膜。

（六）完全性肺静脉异位引流（TAPVC）

肺静脉连于腔静脉或右心房，而不是左心房。当所有肺静脉均连接异常时称为完全性肺静脉异位引流。异常的肺静脉回流可以是梗阻性的，也可以是非梗阻性的。

1. 类型

（1）心上型：占 50%。心上型完全性肺静脉异位引流是最常见的类型；很少伴梗阻。①左侧垂直静脉；②SVC；③奇静脉。

（2）心内型：占 30%（图 5-39）。①右心房；②冠状静脉窦；③永存静脉窦。

（3）心下型：占 15%，大部分为梗阻型（图 5-40）。①门静脉；②永存静脉导管；③IVC（肝后段）；④胃静脉；⑤肝静脉。

（4）混合型：占 5%。

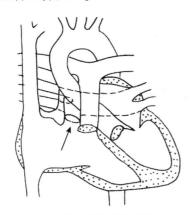
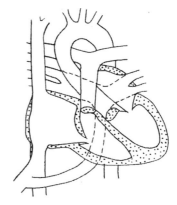

图 5-39　完全性肺动脉异位引流（心内型）　　图 5-40　完全性肺动脉异位引流（梗阻型）

2. 合并畸形　①卵圆窝开放，房间隔缺损（维持生命的需要）；②内脏异位综合征（常见脾缺如）；③猫眼综合征。

3. 临床症状

（1）临床症状依赖于有无梗阻。

（2）梗阻型：生后几天内出现肺水肿。

（3）无梗阻型：出生时无症状，1 个月内形成 CHF。

（4）80% 于 1 岁以内死亡。

4. 血流动力学

(1)肺静脉回流无梗阻:完全性肺静脉异位引流导致心房水平的完全性左向右分流,因此,要生存下去,必须有右向左分流来补偿。肺血流量大大增加,导致右心房、右心室和肺动脉扩张。

(2)肺静脉回流受阻:梗阻导致3种结局。①肺静脉高压(PVH)和肺动脉高压(PAH);②肺水肿;③肺的回心血量减少,致使心排血量降低。

5. 影像学表现

(1)非梗阻型完全性肺动脉异位引流的平片表现:①心上型呈"雪人"形心("8"字形心);心上的影子来自扩张的右上腔静脉、垂直静脉和无名静脉;②其他类型看不到"雪人"形心;③肺血管纹理增加。

(2)梗阻型完全性肺动脉异位引流的平片:①肺水肿;②小心脏。

6. 治疗 分3个步骤进行:①在肺静脉和左心房之间建立一条通道;②封堵房间隔缺损;③结扎与腔静脉相连的静脉。

(七) 单心室

最常见的是,单心室为形态学左心室并有一个右心室残腔。两条大血管可以均源自主心室,也可有一条源自小心室,是罕见的畸形,但发病率较高。主心室:没有室间隔。

合并畸形:常存在大血管异位。

影像学特点:多种表现有赖于并发畸形的类型。根据肺动脉狭窄程度的不同,肺循环血量可以是正常的。

(八) 右心室双出口(DORV)

右心室双出口指两条大血管均起源于解剖学右心室,常并存室间隔缺损及其他畸形,是一种罕见畸形。放射学表现与其所包括的各种畸形的表现相似。

七、主动脉病变

(一) 假性主动脉缩窄

假性主动脉缩窄包括多种无症状的缩窄;病人没有上半身血压升高、下半身血压降低形成的压差(主动脉弓褶曲畸形)。

合并畸形:二叶主动脉瓣(常见)及许多其他先天畸形。

放射学表现:"3"字征;无肋切迹;常因CXR上纵隔增宽而被发现。

(二) 主动脉弓离断

1. 类型 A型:左锁骨下动脉以后离断,类似缩窄;B型:左冠状动脉与右锁骨下动脉之间离断;C型:头臂干与左冠状动脉之间离断。

2. 合并畸形

(1)常与室间隔缺损和动脉异管未闭有关。

(2)右心室双出口和肺下室间隔缺损(Taussing-Bing畸形)。

(3)主动脉瓣下狭窄。

3. 放射学表现

(1)新生儿肺水肿。

（2）无主动脉结，肺动脉宽。

（三）主动脉弓畸形

1. 正常发育（图5-41）

（1）右锁骨下动脉：弓Ⅳ（远端）和第7段间动脉。

（2）左锁骨下动脉：第7段间动脉。

（3）主动脉弓：弓Ⅳ（部分）。

（4）肺动脉：弓Ⅳ。

（5）远侧颈内动脉（ICA）：原始背主动脉。

（6）近侧ICA：弓Ⅲ。

（7）颈总动脉：弓Ⅲ。

2. 要点（图5-42）

（1）有很多主动脉弓畸形；但只有3种常见：左弓合并迷走右锁骨下动脉（RSA）（无症状）；右弓合并迷走左锁骨下动脉（LSA）（无症状）；双主动脉弓。

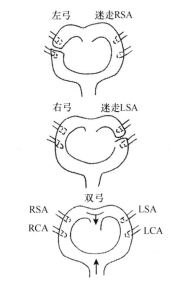

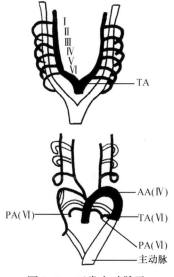

图5-41 正常主动脉弓

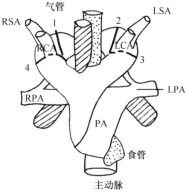

图5-42 常见主动脉弓畸形

（2）最重要的病变为法洛四联症。

（3）正常的食管侧位片可以排除主动脉弓异常和悬带。

（4）胸透有助于分类。

（5）食管正位片可区分双主动脉弓（食管双侧位有压迹）和右位主动脉弓。

（6）MRI有助于搞清血管解剖关系。

（四）左位主动脉弓并迷走右锁骨下动脉

左位主动脉弓并迷走右锁骨下动脉是最常见的主动脉畸形，一般无症状。

影像学表现：①左位主动脉弓。②右锁骨下动脉位于不同部位：食管后，占80%，食管后侧压迹；食管与气管之间，占15%；气管前，占5%。

合并畸形：右侧喉返神经缺如。

（五）右位主动脉弓并迷走左锁骨下动脉

右位主动脉弓并迷走左锁骨下动脉仅5%有食管或气管受压症状。

影像学表现：①右位主动脉弓；②食管后侧压迹；③Kommerell憩室，迷走锁骨下动脉发源处的主动脉憩室。

10%合并其他先天性心脏病：①法洛四联症（70%）；②房间隔缺损、室间隔缺损；③主动脉缩窄。

（六）右位主动脉弓合并镜向分支

右位主动脉弓合并镜向分支没有血管环症状。

影像学表现：①右位主动脉弓；②无食管后侧压迹。

98%合并紫绀型心脏病：①法洛四联症（90%）；②永存动脉干（30%）；③多发缺损。

（七）右位主动脉弓合并单一左锁骨下动脉

右位主动脉弓合并单一左锁骨下动脉指左锁骨下动脉通过动脉导管与左肺动脉相通。单一的左锁骨下动脉发源于主动脉，其血供来自左侧椎动脉，导致先天性锁骨下动脉盗血。

影像学表现：①右位主动脉弓；②无食管后侧压迹。

合并畸形：几乎所有均并发法洛四联症。

（八）双主动脉弓

双主动脉弓指胚胎时期的两条主动脉弓均存在，是最常见的血管环类型，也最易引起临床症状。

影像学表现：①右弓比左弓高且粗；②上纵隔增宽；③侧位片可见食管后侧压迹；④AP片可见双侧食管压迹。

八、肺动脉畸形

（一）肺动脉悬带

迷走左肺动脉起源于右肺动脉并由气管（T）和食管（E）之间通过，压迫气管和食管。气管食管纤维化和（或）狭窄发生率为50%。

（二）血管环和悬带

血管环和悬带是一种少见的气管及食管被主动脉弓及其分支或肺动脉完全包围的畸形。常因气管受压而出现症状（喘鸣、呼吸困难、呼吸急促）；食管受压症状不常见。

类型(图5-43)分类如下。

(1)有症状(需手术):①双主动脉弓;②右弓+迷走左锁骨下动脉+动脉导管未闭(常见);③肺动脉悬带。

(2)无症状:①无名动脉异常;②左颈总动脉异常;③左弓+迷走右锁骨下动脉;④右弓+迷走左锁骨下动脉(与③呈镜面像)。

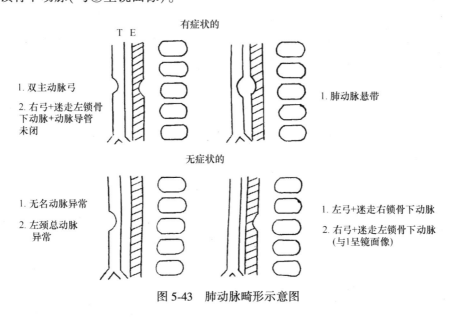

图5-43　肺动脉畸形示意图

九、心脏位置异常

(一)概述

1. 腹部脏器位置(图5-44)　依据肝脏和胃的位置:

(1)内脏正常位:肝脏在右侧,胃在左侧(正常)。

(2)内脏转位:肝脏在左侧,胃在右侧。

(3)内脏不定位:肝脏呈双侧对称,胃在中线。

2. 胸部脏器位置(图5-45)　依据气管支气管树的位置:

(1)胸部正常位(正常):左主支气管长于右主支气管;左上叶支气管低于左肺动脉(动脉下支气管);右上叶支气管高于右肺动脉(动脉上支气管)。

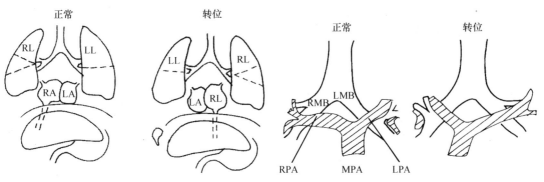

图5-44　心肺与腹部脏器的相对位置　　　图5-45　气管、支气管与主动脉的关系

（2）胸部脏器转位：上述器官位置相反。

（3）异构：指心脏或肺脏呈对称发育。

左-异构：两个左肺或两个左心房；右-异构：两个右肺或两个右心房。

（4）房室连接：指心房和心室的关系。

一致：正常的心房心室连接（如右心房→右心室）；不一致：心房心室连接不相匹配（如右心房→左心室）。

（5）转位：指非对称性解剖结构的位置。

右-转位：右位心脏但位置正常；左-转位：左位心脏但位置反转。

（6）支气管位置：动脉上，支气管位于肺动脉上方（正常情况右侧）；动脉下，支气管位于肺动脉下方（正常情况左侧）。

（7）心脏：指胸片上心脏的位置；与心脏的位置或结构没关系。

左位心（正常）：心脏在胸部左侧；右位心：心脏在胸部右侧（如纵隔移位等）。

（二）心脾综合征

心脾综合征指心脏和腹部器官之间的异常关系及异构。心尖和心脏位置不一致时常出现多脾症/无脾症。气管支气管的解剖结构可以提示位置关系。

十、其 他 畸 形

（一）左心发育不良

以左心房、左心室、二尖瓣、主动脉瓣和主动脉发育不良为特征的一组心脏畸形。需依靠大的房间隔缺损和动脉导管未闭及右向左、左向右分流才能存活。

临床特征：①出生后几天内出现新生儿心力衰竭；②大部分婴儿死于动脉导管未闭闭合后的 1 周内；③心源性休克，代谢性酸中毒。

影像学表现：①肺血增多；②重度肺水肿；③右心突出，尤其是右心房。

处理：①Norwood 术式，建立肺动脉-降主动脉导管，然后环扎肺动脉；姑息疗法。②心脏移植，彻底治疗。

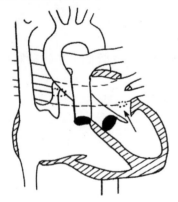

图 5-46　三房心心内异常分流示意图

（二）三房心

三房心指肺静脉与左心房之间不完全性连接导致肺静脉回流梗阻，非常罕见（图 5-46）。

影像学表现：①与先天性二尖瓣狭窄极相似；②左心房内径一般正常；③相关病灶有降落伞状二尖瓣、二尖瓣网；④肺静脉高压和先天性心脏病。

（三）胎儿期循环永存

胎儿期循环永存指在新生儿期持续存在严重的肺高压，导致由动脉导管未闭进行的右向左分流。

治疗方法：ECMO。

新生儿肺高压的原因：①特发性；②胎粪吸入；③新生儿肺炎；④膈肌裂孔疝；⑤低氧血症。

（四）奇静脉延续为下腔静脉（图5-47）

肝段和（或）肝后下腔静脉发育异常，常并发多脾症。

影像学表现：①奇静脉扩张；②半奇静脉扩张；③下腔静脉缺如。

（五）Down 综合征

心内膜垫缺损，占 25%；房间隔缺损；室间隔缺损；动脉导管未闭；二尖瓣裂；房室连接异常；双 11 肋骨，占 25%；胸骨柄分节/裂/叶过多，占 90%。

（六）马方综合征

马方综合征是常染色体显性遗传的结缔组织病（蜘蛛脚样指/趾），60%合并心脏畸形。

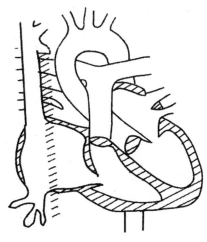

图 5-47　奇静脉与下腔静脉

降主动脉：动脉瘤；主动脉瓣关闭不全（常见）；主动脉夹层。

二尖瓣：脱垂（黏液瘤性退行性变），二尖瓣关闭不全。

主动脉缩窄。胸廓畸形，驼背。蜘蛛脚样指/趾。四肢细长。

（七）特纳综合征

主动脉缩窄，占 15%；二叶主动脉瓣。

第四节　先天性心脏病 CT 诊断

一、房间隔缺损（ASD）

房间隔缺损（ASD）是成年人最常见的先天性心脏病，约占所有先天性心脏病的 20%，可单独发生或合并其他心血管畸形，分为原发孔型（房间隔下部）、继发孔型（房间隔中部）、下腔型、上腔型、冠状静脉窦型，继发孔型占 80%。血流经缺损处自左心房（LA）向右心房（RA）分流，右心扩大，而左心血流减少。临床表现取决于分流量大小，常见心悸、气短、活动受限，胸骨左缘第 2~3 肋间收缩期杂音及 P_2 亢进。

【诊断要点】

房间隔局部中断及左心房与右心房内对比剂流相连，右心房及右心室（RV）增大，肺动脉增粗，上下腔静脉增宽（图 5-48A，图 5-48B）。

【特别提醒】

CTA 可漏诊<5mm 的房间隔缺损。

二、室间隔缺损（VSD）

室间隔缺损（VSD）是最常见的单发性先天性心脏病，50%合并其他心血管畸形，如法洛四联症等，分为膜部（70%~80%）、小梁部或称肌部、漏斗部 3 型。血流经缺损处自左向右分流，当肺循环压力增大，出现双向分流时称艾森门格综合征。典型体征为胸骨左缘第 3~4 肋间可闻及收缩期杂音及震颤。

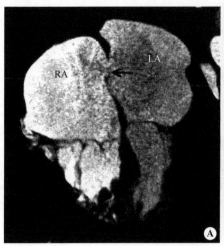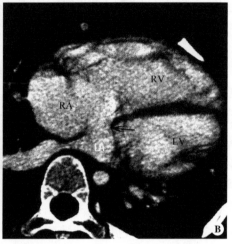

图 5-48　房间隔缺损（ASD）

A. 女,65 岁。继发孔型 ASD。心脏 CTA 重组图。（LA）左心房与（RA）右心房之间见一较大缺损（黑箭）。B. 女,6 岁。冠状静脉窦型 ASD。冠状静脉窦与 LA 间隔缺失（黑箭）;LV. 左心室;RV. 右心室

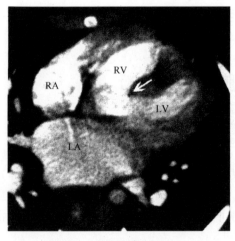

图 5-49　室间隔缺损（VSD）

男,1 岁。膜部 VSD。（LV）左心室与（RV）右心室之间宽大缺损（白箭）;RA. 右心房;LA. 左心房

【诊断要点】

室间隔连续性中断,左心室与右心室增大、肺动脉及其肺内分支普遍增粗（图 5-49）。

【特别提醒】

CT 难以发现<3mm 与肌部的室间隔缺损。

三、动脉导管未闭（PDA）

动脉导管未闭（PDA）为主动脉峡部与主肺动脉干之间的胚胎性通路未闭合所致（正常时应在出生后 6 个月至 1 年内闭合）,仅次于房间隔缺损与室间隔缺损,分为漏斗型、管型及窗型,前者占 80%。血流自主动脉向肺动脉分流,导致肺循环血流量增大及体循环血流量减小。临床表现包括活动后心悸、气短、易感染,胸骨左缘第 2~3 肋间可闻及连续性机器样杂音、震颤,并发症包括细菌性心内膜炎、脑脓肿、动脉导管瘤等。

【诊断要点】

主动脉峡部与主肺动脉（MPA）之间各种形态的异常通道,MPA 与右心室增大（图 5-50）。

【特别提醒】

动脉导管未闭与主-肺动脉间隔缺损鉴别为位置不同。

四、法洛四联症(TOF)

法洛四联症(TOF)为最常见紫绀性心血管畸形,包括高位室间隔缺损、重度肺动脉狭窄、右心室(RV)肥大、主动脉增宽及右移骑跨于室间隔缺损上方,前两种畸形最重要。肺动脉狭窄可自右心室流出道至左右肺动脉。25%合并右位主动脉弓。临床症状取决于右向左分流量大小,包括发绀、喜蹲踞、槌状指(趾)、脑脓肿等,胸骨左缘第2~4肋间可闻及收缩期杂音及震颤。

【诊断要点】

清楚显示室间隔缺损部位及大小,精确测量肺动脉狭窄,根据主动脉窦与室间隔关系判断主动脉骑跨程度(图5-51A,图5-51B)。

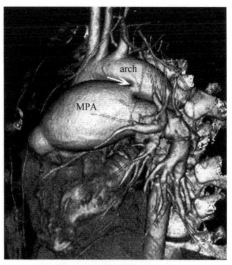

图 5-50 动脉导管未闭(PDA)

女,21 岁。心脏 CTA VR 图左面观。白色短箭示主动脉弓(arch)与主肺动脉(MPA)之间管状连接,MPA 及左肺动脉明显增粗

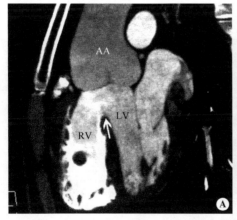
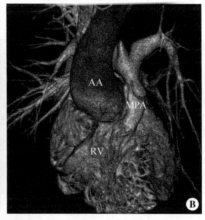

图 5-51 法洛四联症(TOF)

男,35 岁。A. 斜位 MIP 图,两心室之间大缺损(白箭头),升主动脉(AA)骑跨于缺损之上(LV)左心室,(RV)右心室;B. VR 图,主肺动脉(MPA)细小,AA 骑跨率约 75%

【特别提醒】

McGoon 比值=(左+右肺动脉干直径)/降主动脉直径,评价法洛四联症肺动脉发育。

五、肺动脉狭窄(PS)

肺动脉狭窄(PS)指右心室(RV)流出道至肺内肺动脉分支之间任何部位的狭窄,占先天性心脏病第4位,分为漏斗部、肺动脉瓣(80%~90%)、主肺动脉、肺动脉分支狭窄,66%合并其他心血管畸形,以房间隔缺损及卵圆孔未闭最常见。临床表现为心悸、气短、头晕,重者可见发绀,典型体征为胸骨左缘第2~3肋间可闻及收缩期及震颤,P_2减弱。

【诊断要点】

CTA 显示狭窄部位和狭窄后主肺动脉(MPA)及左肺动脉扩张、右心室肥厚(图5-52),

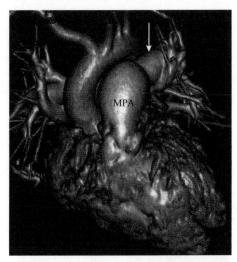

图 5-52　肺动脉狭窄(PS)

女,5 岁。VR 图。MPA 与左肺动脉(白箭头)明显扩张

肺动脉瓣增厚,右心房增大。

【特别提醒】

本病主要需与其他合并肺动脉狭窄的疾病鉴别。

六、大动脉转位(TGA)

大动脉转位(TGA)为左心室(LV)与肺动脉、右心室(RV)与主动脉连接,分为完全型与校正型两类。完全型 TGA 是仅次于法洛四联症的紫绀型心血管畸形,常合并心内或心底分流,发绀及低氧血症显著。校正型 TGA 为心房-心室及心室-动脉连接均不相适应,升主动脉可为右位型或左位型,形态学的右心室承担左心室功能,最终引起心力衰竭及房室瓣关闭不全。

【诊断要点】

1. 完全型 TGA　心室-动脉连接不相适应+室间隔缺损或动脉导管未闭、肺动脉狭窄(图 5-53A,图 5-53B)。

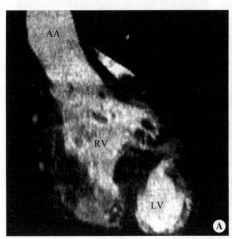
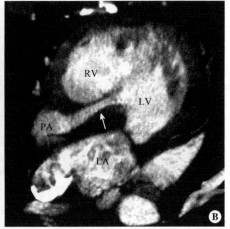

图 5-53　大动脉转位(TGA)

男,17 岁。A. 斜冠状位 MIP 图,升主动脉(AA)起自右心室(RV),(LV)左心室;B. 肺动脉(PA)起自于 LV,(LA)左心房,LV 与 RV 之间室间隔缺损(白箭)

2. 校正型 TGA　根据肌小梁形态判断左心室与右心室、观察肺动脉、主动脉连接。

【特别提醒】

本病常并发多种畸形,如肺动脉狭窄、房间隔缺损、室间隔缺损。

七、共同动脉干(TA)

共同动脉干(TA)是原始动脉干分隔异常所致单一动脉干,并由此发出主动脉、肺动脉及冠状动脉,也称永存共同动脉干。动脉干可骑跨于左心室、右心室或偏向某一心室,多伴室间隔缺损,瓣膜为 2~4 叶,3 叶者最常见。共同动脉干分为四型。预后不良,多在 1 岁内死亡。临床表现为发绀、气短、发育不良等。

【诊断要点】

左心室、右心室上方粗大单一动脉干,主肺动脉或左肺动脉、右肺动脉及冠状动脉起自于该动脉干(图 5-54),肺动脉增粗。

【特别提醒】

本病与主-肺动脉间隔缺损不同之处在于主动脉与肺动脉起自于单一动脉干。

八、主-肺动脉间隔缺损(APSD)

主-肺动脉间隔缺损(APSD)是升主动脉与主肺动脉之间的间隔部分或完全缺如,也称主-肺动脉窗、主-肺动脉瘘、部分永存动脉干,为原始主动脉分隔异常所致,分为 I 型,缺损位于半

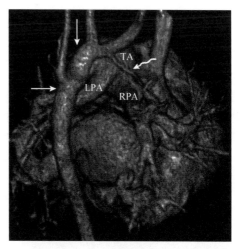

图 5-54　共同动脉干(TA)

女,8 月龄。主动脉(2 个白箭头)与肺动脉(LPA 与 RPA)均起自于单一的动脉干(TA),右冠状动脉(白色波浪弯箭头)起自右锁骨下动脉

月瓣上方;II 型,缺损接近主动脉弓;III 型,缺损很大,主-肺动脉之间几乎无间隔。50% 合并动脉导管未闭、室间隔缺损、房间隔缺损等心血管畸形。早期即可出现肺动脉高压及发绀等。

【诊断要点】

(1)主动脉与主肺动脉之间管壁缺损、对比剂直接连通(图 5-55A,图 5-55B)。

(2)左心室和右心室增大、肺动脉高压,肺动脉及主动脉瓣膜完整,可并发主动脉畸形。

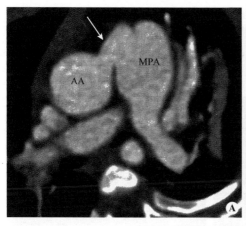
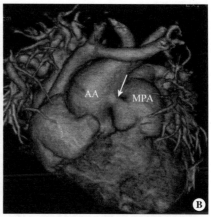

图 5-55　主-肺动脉间隔缺损(APSD)

女,6 月龄。A. 主动脉-肺动脉之间见管状交通(白箭头),宽径约 5mm;B. VR 图,白色中短箭示升主动脉(AA)与主肺动脉(MPA)之间通道,但主动脉与肺动脉起源正常,后者增粗

【特别提醒】

与共同动脉干不同的是本病有两组半月瓣。

九、完全性肺静脉异位引流(TAPVC)

完全性肺静脉异位引流(TAPVC)原因是共同肺静脉(CPV)发育异常、与体静脉异常沟通所致,按引流部位分为心上型(左头臂静脉、上腔静脉)(50%~70%)、心内型(冠状静脉窦、右心房)、心下型(门静脉或静脉管)及混合型,氧合的肺静脉血汇入右心房(RA),需借助心房间异常通道(房间隔缺损或卵圆孔未闭)维持循环,肺血流量明显增多。临床表现为早期出现发绀与槌状指(趾),最终发展为心力衰竭。

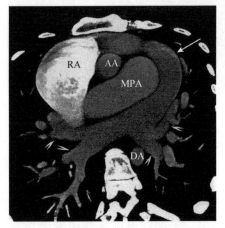

图 5-56 完全性肺静脉异位引流(TAPVC)
女,35 岁。斜位 MIP 图。左、右肺静脉(4 个白色燕尾箭头)于主肺动脉(MPA)后方汇合为共同肺静脉(白箭头),然后与右心房(RA)相连;AA. 升主动脉;DA. 降主动脉

【诊断要点】

逐层观察可见肺静脉走行与连接异常(图 5-56),并显示合并畸形。

【特别提醒】

本病 CT 扫描时需注意包括膈下,以免漏诊心下型完全性肺静脉异位引流。

十、主动脉-左心室隧道(ALVT)

主动脉-左心室隧道(ALVT)是一种极其罕见的先天性主动脉与左心室(LV)之间的异常交通,约45%合并其他畸形,如主动脉瓣二叶瓣畸形。本病血流动力学改变:血液快速自主动脉反流至左心室,进而可引起左心室增大、充血性心力衰竭,甚至隧道破裂及心内膜炎。临床表现类似于主动脉瓣关闭不全及充血性心力衰竭。

【诊断要点】

主动脉根部隧道开口常位于右冠状窦上方的窦管交界处上方的主动脉,呈裂隙状或卵圆形,远端与左心室流出道相通(图 5-57A,图 5-57B),左心室增大,有时隧道的心外段或心内段呈动脉瘤样扩张。

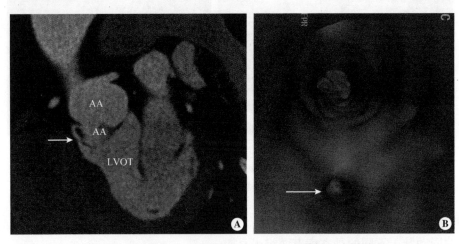

图 5-57 主动脉-左心室隧道(ALVT)伴主动脉瓣二中瓣畸形
男,38 岁。A. 斜位 MPR,升主动脉(AA)根部与 LV 流出道(LVOT)之间见异常通道(白箭头);B. 仿真内镜,白箭示 ALVT 开口

【特别提醒】

本病在临床上易与主动脉瓣关闭不全混淆。

第五节　获得性心脏病

一、概　述

（一）心脏增大

球形心脏增大：CI=（MRD+MLD）/ID；MRD=体中线至心右缘的最大横径；MLD=体中线至心左缘的最大横径；ID=通过右膈顶水平的胸廓内径。

原因：瓣膜疾病、心肌病、先天性心脏病、心包积液、心脏占位性病变。

（二）心腔扩大（图5-58）

左心房扩大：①左心房测量（IA右缘至LMB的距离>7cm）；②食管充盈钡时显示位置后移（侧位）；③心右缘双房影，也可见于左心房大小正常的病人，肺静脉汇合；④左心耳扩大；⑤气管隆凸夹角增宽（>60°）。

左心室扩大：①心尖向左下移位（左心室流出道延长）；②心左缘圆钝。

右心室扩大：①心尖圆隆上翘；②侧位示胸骨后间隙（心前间隙）变窄，正常>前肋膈角至Louis角距离的1/3（胸骨柄体连接处）。

右心房扩大：①平片难以评价；②PA位心右缘下段膨隆。

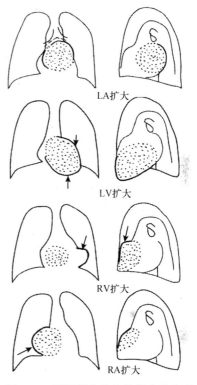

LA扩大

LV扩大

RV扩大

RA扩大

图5-58　不同部位的心腔增大的表现

二、心脏瓣膜病

二尖瓣和主动脉瓣最易受累。获得性瓣膜病的主要发病原因是风湿热。

（一）二尖瓣狭窄

1. 病因　①风湿热（最常见）；②细菌性内膜炎和栓子；③左心房黏液瘤脱落。

2. 临床表现　①活动时呼吸困难，晚期静息情况下也出现呼吸困难；②心房颤动和黏液栓子形成；③反复发作的动脉栓塞：神经功能缺陷，腹部或两肋疼痛（肾脏、脾脏栓塞）。

3. 血流动力学

其血流动力学见表5-9。

表5-9　二尖瓣狭窄血流动力学

状况	瓣口面积（cm^2）	左心房压力（mmHg）
正常	4~6	<10
活动时出现症状	1~4	>20
休息时出现症状	<1	>35

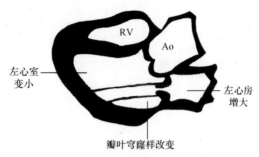

图 5-59　二尖瓣狭窄的超声表现示意图

4. 影像学表现

（1）平片：①几乎所有病人都有肺动脉高压；②心影大小正常（压力负荷过重）但左心房扩大；③严重狭窄：肺动脉压升高导致 RVH，肺含铁血黄素沉着（肺下野出现颗粒状密度增高影），左心房壁钙化（分层的血凝块）。

（2）超声表现（图 5-59）：①IA 容积扩大（左心室正常）；②如果有肺动脉高压则右心室扩大；③二尖瓣呈现多种回声（钙化、赘生物）；④瓣叶穹窿样改变；⑤Doppler：测量血流速度。

（二）二尖瓣关闭不全

1. 病因　①风湿热；②二尖瓣脱垂（MVP，Barlow 综合征/二尖瓣脱垂综合征）（图 5-60）；③乳头肌破裂（继发于心肌梗死、细菌性心内膜炎）；④马方综合征；⑤细菌性心内膜炎；⑥腱索断裂。

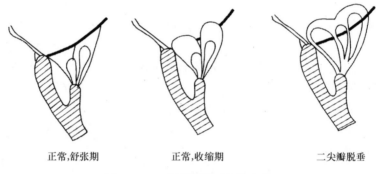

正常，舒张期　　　　　正常，收缩期　　　　　二尖瓣脱垂

图 5-60　二尖瓣关闭不全的表现

2. 临床表现　①常在几年内不出现症状；②突然出现的高血压导致失代偿；③急性期表现：心肌梗死、心内膜炎。

3. 血流动力学　二尖瓣脱垂，收缩期二尖瓣叶进入左心房。

4. 影像学表现

（1）平片：①"大心病"（容积负荷过重，心脏增大）；②心腔扩大，左心房+左心室；③肺动脉高压（常轻于二尖瓣狭窄）；④二尖瓣环钙化；⑤常合并二尖瓣狭窄。

（2）超声：二尖瓣脱垂，左心房、左心室扩大。

（三）主动脉瓣狭窄

1. 类型

（1）瓣膜型（60%～70%，最常见类型）：①70 岁以上病人为瓣叶退化；②二叶主动脉瓣；③风湿性。

（2）瓣下型（15%～30%）：①特发型肥厚性主动脉瓣下狭窄（IHSS），50% 为常染色体显性遗传；②先天性（膜性、纤维肌性通道）。

（3）瓣上型（罕见）：①Williams 综合征；②风疹。

2. 临床表现

(1)左心室衰竭症状(常见)。

(2)心绞痛,占50%;许多病人还患有严重的冠状动脉疾病(CAD)。

(3)晕厥(见于重度狭窄)。

(4)儿童可发生猝死,占5%。

3. 影像学表现

(1)平片(图5-61):①常难以发现异常(一般无心腔扩大);②升主动脉扩张(瓣上型主动脉狭窄不会发生);③主动脉瓣钙化,40岁以前罕见。

(2)超声(图5-62):①主动脉瓣呈多种回声;②狭窄后主动脉扩张;③主动脉瓣呈穹窿样;④LVH;⑤Doppler,速度测量。

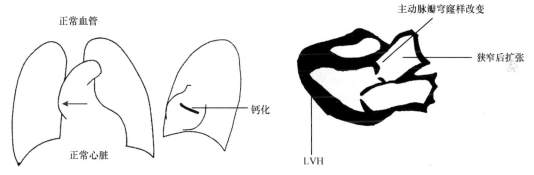

图5-61　主动脉瓣狭窄的胸片表现示意图　　　　图5-62　主动脉瓣狭窄的超声表现示意图

(四) 主动脉瓣关闭不全

1. 病因　①风湿热;②系统性高血压(导致主动脉根部扩张);③主动脉夹层;④心内膜炎;⑤罕见病因:马方综合征、梅毒性主动脉炎、外伤、胶原性血管疾病(强直性脊柱炎)。

2. 影像学表现

(1)平片:①心脏增大;②扩张结构,左心室,主动脉。

(2)超声:①左心室和主动脉扩张,②主动脉瓣不典型改变,③二尖瓣前叶高频震颤。

三、心 肌 病 变

(一) 急性心肌梗死(AMI)

AMI的诊断依靠临床病史、ECG和血清心肌酶水平。

1. 影像检查　只起辅助作用。

(1)血管造影:诊断冠状动脉疾病,治疗性血管成形术。

(2)平片:检测肺水肿。

(3)Thallium(铊):诊断节段性心肌缺血和瘢痕组织。

(4)门控心血池显像:室壁动度,射血分数测量。

(5)超声,MRI:诊断并发症(真、假性动脉瘤,血栓)。

2. AMI的并发症

(1)乳头肌断裂:急性二尖瓣关闭不全。

(2)间隔穿孔:容积负荷过重。

（3）心脏游离壁破裂导致心包填塞（死亡）。

（4）动脉瘤形成（真、假性）。

（5）左心室栓塞。

（6）心律失常。

（二）动脉瘤（表5-10）

动脉瘤类型见表5-10。

表5-10 动脉瘤类型

参数	真性动脉瘤	假性动脉瘤
心肌壁	无改变（纤维）	破裂
血管造影	动度减低/无运动性膨出	形成颈，排空延迟
部位	心尖部，下侧壁	后壁，心膈面
病因	穿壁性心肌梗死（最常见）	心肌梗死
	先天性（Ravitch 综合征）	外伤
	Chagas 病	
	心肌炎	
并发症	破裂危险性小	破裂危险性大
	附壁血栓；血栓形成	
	充血性心力衰竭	
	心律失常	

（三）心肌病

1. 病因

（1）肥厚型心肌病（左心室流出道梗阻）：家族性，常染色体显性遗传（50%）；散发。

（2）扩张型心肌病（充血性；收缩期不能有效收缩）：感染性；代谢性；中毒：乙醇，多柔比星；胶原性血管病。

（3）限制型心肌病（舒张期不能有效舒张；舒张功能受损）：淀粉样变，结节病，Loeffler嗜酸性心内膜炎，血色病。

2. 要点

（1）限制型心肌病和缩窄性心包炎具有相似的生理病理改变。

（2）CT 和 MRI 有助于诊断：50%缩窄性心包炎病人有心包钙化，可由 CT 检出；MRI 易于检出心包增厚。

四、冠状动脉病变

（一）冠状动脉变异/异常

左冠状动脉异位源于肺动脉：左冠状动脉内流的是静脉血，导致心肌缺血。15%病人可依靠侧支循环活到成年。

两支冠状动脉均异常起源于右冠状静脉窦（Valsalva 窦）：异位的左冠状动脉在 PA 后方形成锐角；30%病人会猝死（心肌梗死）。

两支冠状动脉均异常起源于左冠状静脉窦（Valsalva 窦）：右冠状动脉是异位的。

先天性冠状动静脉瘘:两支冠状动脉均起源正常;形成瘘的静脉汇入右心房、冠状静脉窦或右心室。

右冠状动脉终止于十字交叉,占10%。

窦房结动脉是右冠状动脉近端的分支,>50%;有时,窦房结动脉起源于左旋支。

Kugel's动脉:连接窦房结动脉和房室结动脉的侧支(大吻合动脉)。

Vieussen's环:由右圆锥动脉至前降支动脉的侧支循环。

(二)冠状动脉疾病(CAD)

动脉硬化分为三期:早期出现内膜脂纹(不形成狭窄,临床无症状);中期发展为纤维斑块(管腔变窄:心绞痛);晚期出现闭塞性疾病,如钙化、斑块、出血(心绞痛、心肌梗死)。

1. 危险因素

(1)明显相关因素:家族成员中有动脉硬化病人、吸烟、高血压、高脂血症、糖尿病、男性。

(2)弱相关因素:肥胖、紧张、长期坐位的生活习惯。

2. 治疗　①避免危险因素;②逆转危险因素;③药物;④腔内冠状动脉成形术;⑤手术:用隐静脉进行主动脉冠状动脉搭桥术,左侧内乳动脉冠状动脉搭桥术。

3. 年死亡率

(1)1支血管病变:2%~3%。

(2)2支血管病变:3%~7%。

(3)3支血管病变:6%~11%。

(4)射血分数降低:死亡率加倍。

(5)室壁运动异常:死亡率加倍。

4. 影像学表现

(1)平片:①冠状动脉钙化是冠状动脉疾病最可靠的平片征象(有症状的病人,特异性为90%),但冠状动脉钙化不一定引起狭窄。②其次为左心室室壁瘤,20%的心肌梗死可发展为室壁瘤。③部位,前心尖壁,70%;下壁,20%;后壁,10%。④充血性心力衰竭可引起肺水肿,是冠状动脉疾病最不可靠的征象。

(2)冠状动脉造影:①狭窄主要发生于主支动脉的近段,前降支动脉>右冠状动脉>左旋动脉。②如果狭窄>90%,会形成侧支循环,有两种吻合形式:同一支冠状动脉分支内的吻合(冠状动脉内);三支主要冠状动脉间的吻合(冠状动脉间)。③常见的冠状动脉内吻合依次为心尖表面,肺动脉圆锥,前间隔支和后间隔支交界处,房室间沟,左旋动脉和右冠状动脉远侧支,右室壁表面,窦房结心房面。

(3)左心室造影:右前斜位最有意义;评价左心室功能、瓣膜功能不全、分流、附壁血栓。

(4)心导管其他技术:跨瓣压测量,心排血量测量,氧饱和度测量,分流检测,右心导管。

(三)KAWASAKI病(皮肤黏膜淋巴结综合征)

本病为发生于儿童的急性特发性发热性多系统疾病,大多数为自限性并没有并发症。死于AMI者30%。治疗:阿司匹林、γ-球蛋白。

临床特征:发热、颈部淋巴结肿大,掌趾部脱屑性疹,冠状动脉炎。

影像学表现:①冠状动脉病变类型,动脉瘤占25%(大部分为多发性);狭窄;闭塞;破裂。②冠状动脉瘤常发生于近侧段并可由超声探及。③一过性胆囊积水。

第六节 心包疾病
一、心包积液

心包积液多为渗出性液体,按起病方式可分为急性和慢性两种。急性者积液短时间内迅速增加,心包内压力急剧升高,引起心脏压塞。慢性者心包内积液缓慢增多,有时可达数千毫升。

心包积液的病因可有结核、化脓、病毒、风湿等。积液性质有血性、脓性、纤维蛋白性等。

临床上可有发热、疲乏、心前区疼痛和心脏压塞症状如面色苍白、发绀、上腹胀、浮肿等,体征有心界扩大、心脏搏动减弱、心音遥远、心包摩擦音、脉压低、奇脉、肝大和腹水等。

1. X 线(图 5-63 ~ 图 5-65)

(1)心包积液在 300ml 以下者,心影大小和形态可无明显改变。

(2)中等量积液从心包腔最下部分向两侧扩展,心影普遍增大,正常心弓界消失,呈烧瓶状或球形。

(3)上纵隔影变短、变宽。

(4)心尖搏动减弱或消失,主动脉搏动正常。

(5)肺血管纹理正常或减少。

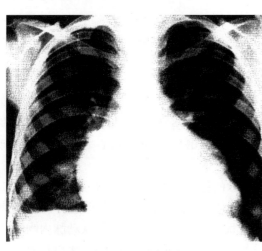

图 5-63　心包积液

X 线远达片后前位示心影呈球形向两侧扩大,心胸比率 0.64,左心缘心弓界不清,上腔静脉稍加宽,两肺野清亮

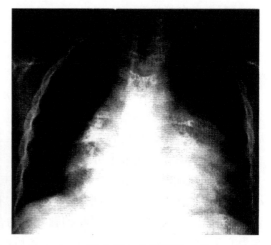

图 5-64　心包积液

远达片示心脏呈烧瓶状增大,心胸比率 0.74,双心缘心弓界消失。上腔静脉稍加宽,大血管根部变短,两肺野血管纹理相对减少

2. CT

(1)心包厚度大于 4mm。

(2)密度:沿心脏轮廓分布的环形异常密度带,多数为低密度,亦可为出血样的高密度。

(3)增强扫描:壁层心包有强化,使心包积液显示更清楚。

(4)少量积液仰卧位主要集中在左室侧后壁处及心房外侧,随积液量的增多,液体厚度增加且向右、前方扩展。

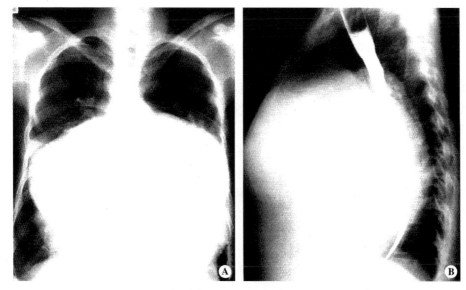

图 5-65 心包积液

远达后前位片(A)示心脏普遍明显增大,呈"球形",心缘正常弧度消失,侧位片(B)示食管明显受压向后移位、变形

3. MRI

(1)定量评估

1)Ⅰ度:少量积液,积液量少于 100ml,舒张期测量心包脏、壁层间距为 5~14mm。

2)Ⅱ度:中等量积液,积液量 100~500ml,心包脏、壁层间距为 15~24mm。

3)Ⅲ度:大量积液,积液量>500ml,心包脏、壁层间距>25mm。

(2)定性分析

1)SE 序列 T_1WI 上,积液成分不同其信号强度有所不同。浆液性心包积液为均匀低信号;炎性渗出液中蛋白含量高者呈不均匀高信号;血性积液呈高信号;肿瘤性积液为不均匀的混杂信号。

2)在 T_2WI 上均呈中等或高信号。

4. 超声心动图(二维及 M 型超声)

(1)心包积液的显示

1)左室长轴断面,显示左室后壁、心尖、左房室环处及右室前壁心包积液回声。

2)心尖四腔心切面显示左室外侧壁、心尖部、右室外侧壁及左、右房室环处和右房顶部心包积液。

3)大动脉短轴断面显示右室前壁、右室流出道及肺动脉外侧心包积液。

剑突下切面显示右室后壁、膈面、心尖部、左室后壁及右房壁与下腔静脉入口周围心包积液。

4)对心包积液的性质可做出大致的判断。

(2)心包积液的定量

1)少量积液:于左室后壁后方出现无回声暗区,心包腔内液性暗区宽度不大于 8mm,其积液量多在 100ml 以内。

2)中量积液:整个心包腔内显示均匀分布的液性暗区,其宽度<20mm,积液量多在

$100 \sim 500 \mathrm{ml}$。

3）大量积液：各切面示心包腔内明显增宽的无回声液性暗区，心脏在液性暗区中有摆动征。液性暗区宽度>20mm，积液量>500ml。

5. 诊断、鉴别诊断及比较影像学

（1）临床结合影像学表现，即可确诊。超声心动图对心包积液的诊断有重要价值。

（2）大量心包积液需与三尖瓣下移畸形、扩张型心肌病等鉴别，超声心动图结合 X 线片有助于鉴别诊断。

（3）X 线片中，大量心包积液具有典型征象，对少量心包积液诊断难度较大。因此，X 线片诊断价值不如超声心动图。CT 诊断心包积液准确性高，有一定的组织"定性"能力。EBCT 价格昂贵，尚不能普遍应用。MRI 发现少量心包积液敏感，定位、定量分析较准确。与 EBCT 一样，MRI 因价格昂贵，应用受到一定限制。超声心动图以其实时、无创、简便、诊断效果佳而成为首选检查方法。

二、缩窄性心包炎

缩窄性心包炎是比较常见的心包疾病，常因心包积液吸收不彻底，引起心包肥厚、粘连和钙化，逐渐发展成为缩窄性心包炎。

心包不同程度增厚，严重者可达 20mm 以上，一般以膈面、心室面增厚、粘连为著，右侧房室侧较左侧增厚明显。缩窄性心包炎的心包异常增厚，首先限制心脏的舒张功能，使体、肺静脉压升高，静脉回心血量下降，心排血量降低，继而可限制心脏收缩功能，导致心力衰竭。

病人可有呼吸困难、腹胀、浮肿，伴心悸、咳嗽、乏力、胸闷等症状，体检可发现颈静脉怒张、腹水、奇脉、心音低钝和静脉压升高等。心电图示肢体导联 QRS 波群低电压，T 波低平或倒置，以及双峰 P 波等。

1. X 线（图 5-66，图 5-67）

（1）心脏大小多为正常或轻度增大，少数中度增大。

（2）心缘变僵直，各心弓界欠清楚，外形呈三角形或近似三角形。

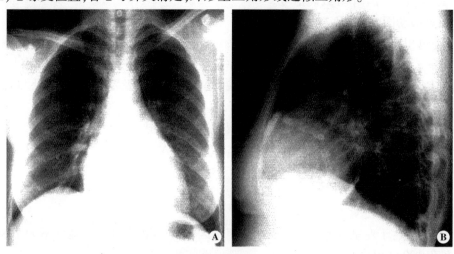

图 5-66 缩窄性心包炎

立位胸部正位片（A）示心影不大，上腔静脉较加宽，心缘稍僵直，轻度肺淤血改变；侧位片（B）示大范围心包增厚、钙化

（3）心包钙化(盔甲心)。

（4）心脏搏动减弱或消失。

（5）上腔静脉、奇静脉可扩张。

（6）左侧房、室受累时有肺淤血及胸腔积液等改变。

2. CT

（1）心包增厚,脏、壁层分界不清,增厚心包形态不规则,分布不均匀。

（2）心包钙化,呈条片状或斑片状钙化。

（3）心室轮廓变形,舒张受限,EBCT电影检查可发现舒张期末容积下降,每搏量减少。病变严重者受累心室变形、变小,不同程度心房扩张及腔静脉、奇静脉扩张。

（4）肝、脾大,腹水及胸腔积液等。

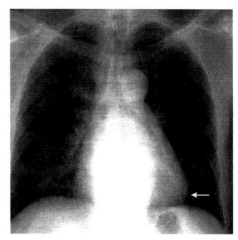

图 5-67 缩窄性心包炎

远达片示心影略呈三角形,心缘僵直,左心缘及底部(膈面)见条状钙化影,两肺血管纹理较增多、模糊,心胸比率达 0.54

3. MRI

（1）心包呈不规则增厚,SE 序列 T_1WI 多数呈中等信号。

（2）可见斑块状极低信号(心包钙化)。

（3）左、右室腔变小,心室缘变形及室间隔僵直。

（4）下腔静脉、肝静脉扩张。

（5）GRE 序列电影 MRI 示心壁运动幅度降低。

4. 超声心动图

（1）M 型及二维超声心动图:①心包增厚,回声增强,厚度多不均匀,室壁舒张中、晚期活动受限;②双心房扩张,而心室腔正常或缩小;③下腔静脉扩张;④二尖瓣活动曲线 EF 斜率加快;⑤左室后壁曲线舒张幅度减小。

（2）多普勒超声心动图:①主动脉瓣及肺动脉瓣瓣口收缩期血流速度减小;②二尖瓣瓣口舒张期血流频谱呼气时峰值流速低于吸气时峰值流速。

5. 诊断、鉴别诊断及比较影像学 根据病史、体征及影像学检查,一般缩窄性心包炎诊断并不困难。

本病需与风湿性心脏病二尖瓣狭窄、限制型心肌病鉴别。二尖瓣狭窄左房、右室增大,肺淤血。限制型心肌病常表现为肺血减少,右房高度增大,有的左心缘上段局限膨凸,2DE 及 MRI 示心尖部闭塞,心包无异常。房室沟有环状钙化,可明确心包缩窄的诊断。超声心动图有助于缩窄性心包炎和二尖瓣狭窄的鉴别。

X 线片对多数缩窄性心包炎病例可做出正确诊断,且对估计病变程度有一定帮助,因此,仍是临床常用的重要方法。超声心动图对缩窄性心包炎的诊断与鉴别诊断起决定作用。CT 和 MRI 均可直接显示心包结构及其异常增厚、粘连。CT 对检测钙化敏感,MRI 对心腔形态及运动功能观察,特别是与限制型心肌病鉴别诊断具有明显优势。

三、心 包 囊 肿

心包囊肿为一种少见先天性心包病变。一般认为,在胚胎发育过程中,心包由多个间质腔隙融合而成,如果其中一个腔隙没有与其他腔隙融合而单独存在,不与心包相通,即成

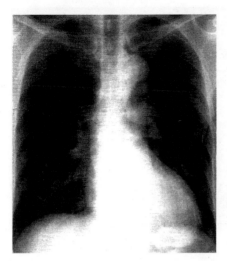

图 5-68　心包囊肿

为心包囊肿。

囊肿壁菲薄、透明,外壁为疏松结缔组织,内壁为单层间皮细胞,内含澄清或淡黄色液体,量一般不超过 30ml,少数可达 1000ml。

多数病人无症状,少数可有胸闷、气短、心悸和咳嗽等。

1. X 线(图 5-68,图 5-69)

(1)囊肿多发生于右、左心膈角,侧位位于前纵隔。

(2)囊肿呈圆形或椭圆形,紧贴心影,侧位呈泪滴状,边缘光滑,有传导性搏动。

(3)较大囊肿可随呼吸与体位改变而变形。

(4)囊壁可有钙化。

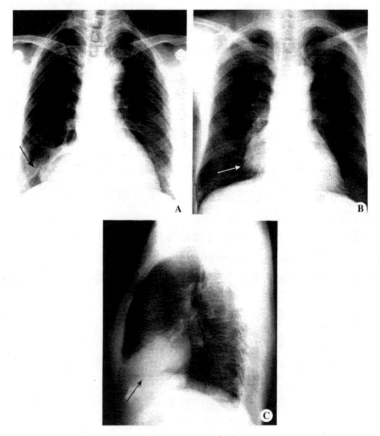

图 5-69　心包囊肿

远达正位片(A、B)示右心膈角区椭圆形软组织肿物影(箭头),边缘较光滑,透视及改变体位
大小、形态可随之变化;侧位片(C)示肿物位于前心膈角区,手术证实为囊肿

2. CT

(1)双侧心膈角可见单房、均质的类圆形囊性密度影,CT 值为 0~20Hu。

(2)壁薄而光滑,可有钙化影。

3. MRI

（1）紧贴心包的泪滴状异常信号影，多发生在右心膈角处，大小为 3~8cm。

（2）SE 序列 T_1WI 为均匀低信号，T_2WI 为高信号，囊性异常信号可与心包腔相通。

（3）GRE 序列电影 MRI 更易显示囊肿与心包腔的关系，两者均为高信号。

4. 超声心动图

（1）心包腔内有圆形或椭圆形无回声暗区。

（2）若为心包憩室，除在心外膜下见无回声暗区外，并可见此无回声区与心包腔相交通。

5. 诊断、鉴别诊断及比较影像学

（1）心包囊肿多在其他检查时发现，X 线侧位片示泪滴状囊肿影，紧贴心包，随体位不同有变化。

（2）心包囊肿应与膈疝、心包假性憩室及心室壁膨胀瘤鉴别。膈疝发生于右侧者，症状与心包囊肿相似，胃肠钡餐检查或气腹检查可确诊。心包假性憩室和心壁膨胀瘤与心脏有阔底相连，周围有粘连和心脏增大可资鉴别。

（3）超声心动图、CT、MRI 对本症均有诊断、鉴别诊断价值。

第七节　心包疾病 CT 诊断

一、缩窄性心包炎

缩窄性心包炎是各种心包病变所致的心包粘连、增厚、挛缩及钙化，进而导致心腔舒张受限及右侧心力衰竭，病因包括原发性、感染、外伤及手术、放疗、尿毒症、自身免疫性疾病等，发病机制为心包异常增厚、纤维化及钙化、心包脏层与壁层粘连、心腔舒张功能障碍。临床表现为右心病变症状，如右侧心力衰竭、呼吸困难、颈静脉怒张、胸腔积液、腹水等。

【诊断要点】

心包增厚（>2.5mm），多较对称，壳状钙化。心房增大及舒张受限，以及腔静脉扩张、心包及胸腔积液、胸膜钙化（图 5-70）。

【特别提醒】

难以鉴别少量积液与纤维性心包增厚。

二、心包肿瘤

心包肿瘤较少见，多为转移瘤或胸部肿瘤直接侵犯，原发肿瘤相对少见，包括囊腺瘤、畸胎瘤与错构瘤、间皮瘤、纤维组织来源肿瘤、脂肪瘤、血管来源肿瘤等。临床上可无症状，或产生大量心包积液导致心脏充盈受限症状，如胸闷、气短、呼吸困难、颈静脉怒张、肝大、下肢水肿、血性心包积液。

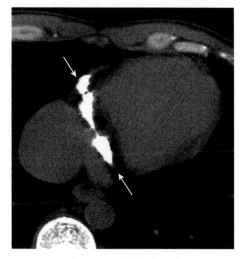

图 5-70　缩窄性心包炎

男，43 岁。心包增厚及多发钙化，以房、室沟处为著（2 个白箭头）

【诊断要点】

心包肿块,囊性者为水样密度,其他肿瘤呈软组织密度,畸胎瘤内见脂肪及钙化等多种成分;恶性者边缘不规则,心包积液,心包增厚,呈不同程度强化(图 5-71A,图 5-71B)。

【特别提醒】

心包肿瘤以恶性肿瘤及转移瘤居多。

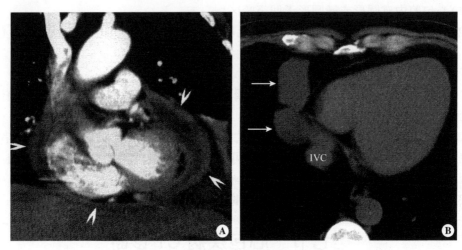

图 5-71 心包肿瘤

A. 女,80 岁。肺癌心包转移。增强扫描冠状位 MPR。心包脏、壁层弥漫性增厚及强化(4 个白色燕尾箭头),心包腔少量积液。B. 男,60 岁。心包囊肿瘤。右侧心膈角区 2 个囊袋状相连的等密度影(2 个白箭头),边界清楚;IVC. 下腔静脉

第六章 消化系统影像

第一节 检 查 方 法

一、胃肠道检查方法

（一）普通检查

（1）普通检查包括腹部X线片和透视两种方法，常合并用于诊断急腹症。

（2）通常拍摄仰卧前后位和立位片，根据需要可采用侧卧位水平投照或倒立位摄片。

（3）主要用于观察膈下有无游离气体、肠腔内有无异常液气面及作腹腔内器官大体观察。

（二）钡剂造影（图6-1~图6-5）

1. 传统法钡剂检查技术（含钡餐和钡剂灌肠）

（1）黏膜相：即用少量钡剂显示黏膜皱襞的轮廓、结构。

（2）充盈相：使稀钡充满受检器官，显示受检器官的形态、轮廓和蠕动等情况。

（3）加压相：用压迫器对受检器官进行适度压迫，以显示某些病变的特征。

2. 气钡双重检查技术

（1）气钡双重检查技术是指用高密度的钡液和低密度的气体共同在腔内形成影像的技术。

（2）可显示胃小区、胃小沟和结肠的无名区、无名沟。此法利于诊断早期胃癌、胃炎的微小改变。

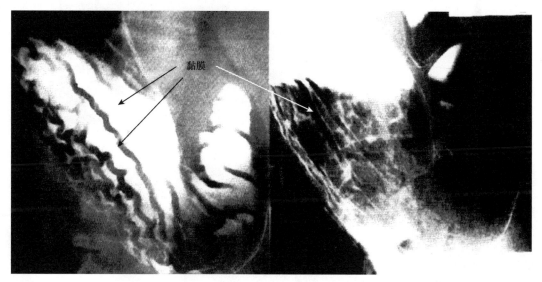

黏膜

图6-1 胃黏膜相

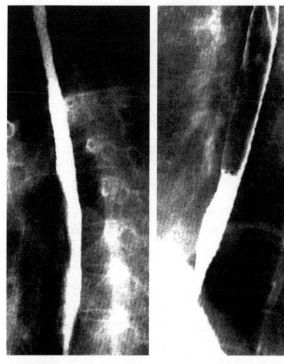

图 6-2　食管充盈相

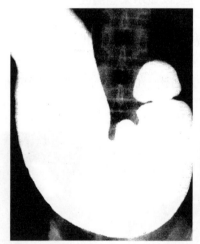

图 6-3　胃充盈相

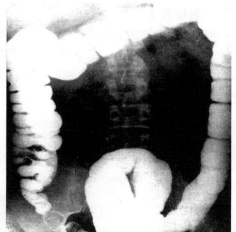

图 6-4　结肠充盈相

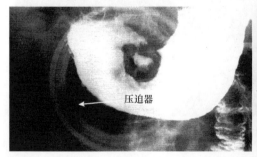

压迫器

图 6-5　胃压迫相

3. 钡剂检查种类和检查方法

（1）食管吞钡检查：口服钡剂或双对比造影观察食管黏膜、轮廓、蠕动和食管扩张度及通畅性。观察食管异物，有时需用浸钡棉球了解有无勾挂现象。

（2）上胃肠道钡餐检查：口服钡剂或双对比造影检查范围应包括食管、胃、十二指肠和上段空肠。

（3）小肠钡剂造影：一般口服钡剂，亦可采用灌肠法行双对比检查，主要了解小肠排空情况、黏膜病变和占位性病变。

（4）结肠造影：一般采用灌肠方法将对比剂导入大肠内。现常应用气钡双重对比检查，可发现结肠黏膜溃疡、息肉和恶性占位性病变。

4. 钡剂检查注意要点

（1）造影前应禁食 6h 以上，造影前 3 天不服用含重金属元素的药物。

（2）作钡剂灌肠者检查前一天晚需服轻泻剂清洁肠道，或于检查前 2h 行清洁灌肠。

（3）透视和摄片、功能改变和形态学改变相结合。

（三）血管造影（图 6-6~图 6-10）

（1）血管造影主要用于诊断胃肠道血管性病变，如血管栓塞、动脉瘤和动静脉血管畸形等。

（2）寻找小肠内富血管性肿瘤，如类癌、异位嗜铬细胞瘤等。

（3）了解胃肠道出血的病因和部位。

（4）对发现的病变进行介入治疗。

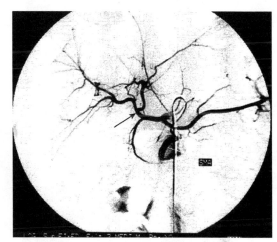

图 6-6　正常肝动脉
腹腔动脉造影示肝动脉（箭头）动脉期正常表现

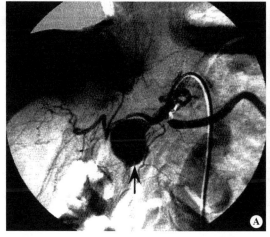
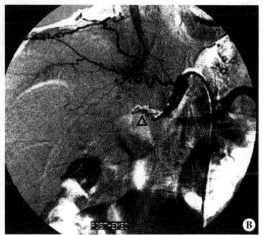

图 6-7　胃十二指肠动脉巨大动脉瘤
上消化道出血病人，腹腔动脉造影（A）示胃十二指肠动脉巨大动脉瘤（箭头）；行介入治疗（B）经导管注入钢圈（△）栓塞胃十二指肠动脉后，造影未再显示动脉瘤

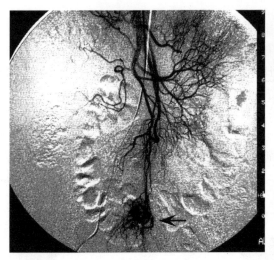

图 6-8 回肠富血性肿瘤

肠系膜上动脉造影示回肠富血性肿瘤(箭头)

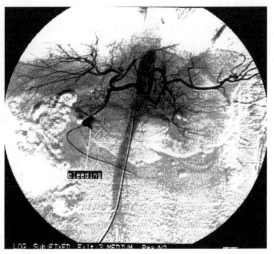

图 6-9 胃出血

腹腔动脉造影显示胃十二指肠动脉出血,对比剂外溢至胃腔内(bleeding)

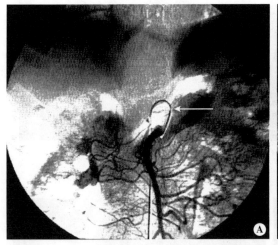

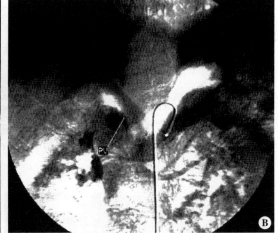

图 6-10 正常肠系膜上动脉、门静脉及其属支

肠系膜上动脉造影动脉期(A)显示肠系膜上动脉及其分支;静脉期(B)示对比剂回流后显示门静脉(PV)及其属支

二、肝、胆、胰、脾检查方法

(一)肝脏

1. X 线

(1)肝脏 X 线检查包括 X 线透视、平片和肝血管造影。肝血管造影包括肝动脉造影和门静脉造影。

(2)X 线透视和平片诊断价值有限。

(3)肝动脉造影主要用于肝内占位性病变的诊断和鉴别诊断,或作为肝癌介入治疗的途径。

(4)门静脉造影可了解肝恶性肿瘤时,门静脉有无侵犯、门静脉高压症和门静脉先天变异或畸形,分为直接法和间接法。

2. CT(图 6-11)

(1)平扫:扫描层厚和层间距通常为 10mm;对小病灶可用 2~5mm 的薄层局部放大扫描。一般常规均需做平扫。

(2)非动态增强扫描:静脉推注完对比剂后再行 CT 扫描。

(3)动态增强扫描:又分为同层面动态增强扫描和双相进床式动态增强扫描。

(4)螺旋 CT 双期及三期增强扫描:注射对比剂后 16~20s 为肝动脉期,50~60s 始为门静脉期,双期扫描后再加做延迟扫描为肝实质期。

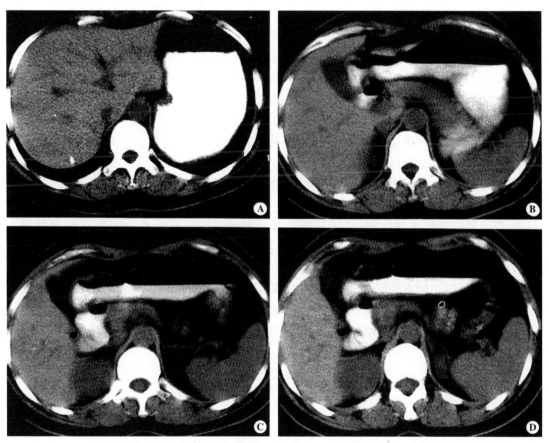

图 6-11　正常胃体、胃窦、十二指肠及肝脏

A、B、C、D. 显示胃和十二指肠内充盈对比剂,壁厚度均匀、光滑,肝实质内呈均匀等密度,肝内血管呈树枝状或结节状低密度

3. MRI

(1)使用体部表面线圈;扫描层厚及间隔通常为 10mm,对较小的病灶可采用 2mm 无间隔扫描。

(2)MR 平扫:使用自旋回波(SE)或快速自旋回波(TSE)序列。一般先做横断面 T_1WI 及 T_2WI,必要时加做冠状面和矢状面成像。

(3)MR 增强:对比剂用顺磁性钆-二乙三胺五乙酸(Gd-DTPA)或超顺磁性氧化铁粒子(SPIO)。增强扫描的方法与平扫相同。

(4)动态增强 MR 血管造影(MRA):经外周静脉快速注射 Gd-DTPA[0.4mmol/(kg · k · w)]后采用快速三维梯度回波序列(3DFISP)扫描,可获得清晰的肝动脉、肝静脉和门静脉全貌。此法主要用于判断肝癌对肝动脉及门静脉的侵犯情况,如肝动脉-门静脉瘘、门静脉癌栓形成等。

(二)胆囊

1. X 线

(1)X 线片,口服或静脉胆囊、胆系造影,在临床上已很少使用。

(2)术后经 T 型管造影:经 T 型管在透视监视下注射对比剂观察胆管系统,主要用于了解胆管内有无残余结石,胆管与十二指肠的通畅情况及有无术后并发症。

(3)内镜逆行性胰胆管造影(ERCP):经内镜将导管插入十二指肠乳头,再注入对比剂以显示胰、胆管,主要用于诊断胰腺疾病和确定胆系梗阻的原因。

(4)经皮肝穿胆管造影(PTC):在透视监视下将 22G 细针经皮穿入肝管后注入对比剂显示肝内胆管和胆总管,用以鉴别阻塞性黄疸的原因和确定梗阻的部位。

2. CT

(1)平扫:检查前准备同肝脏扫描,若怀疑胆系结石,则不必口服碘对比剂。一般采用层厚和间距 10mm,胆囊区及其他重点层面 3~5mm 薄层扫描。

(2)增强扫描:静脉内注射 60% 泛影葡胺 80~100ml 后行 CT 扫描,肝脏及其动、静脉,以及胰腺强化,能更清晰地衬托出胆道影像。静脉内注射 60% 胆影葡胺 20~30ml 后行 CT 扫描,胆道和胆囊充盈对比剂,显示清晰。口服胆囊对比剂后行 CT 扫描,可特异性显示胆囊。

3. MRI

(1)平扫:胆道检查与肝脏、胰腺基本相似。

(2)磁共振胰胆管造影(MRCP):是一种利用重 T_2WI 水成像显示胰胆管全貌的无创性检查技术。对胰胆管梗阻性病变的诊断颇有价值,其敏感度、特异度和准确度均在 90% 以上。

4. USG　当日晨起禁食。一般取仰卧位进行检查,常根据需要采用斜位等检查。

(三)胰腺

1. X 线

(1)胰腺 X 线检查包括普通平片、胃肠钡餐造影、ERCP、PTC 和血管造影。

(2)普通平片和胃肠钡餐造影现已少用。

2. CT

(1)平扫:扫描前准备同肝脏。扫描层厚和间距均为 3~5mm。

(2)增强扫描:增强的目的与肝脏增强扫描类似。增强方式有普通增强扫描及双期增强扫描,均与肝脏增强扫描类似。

3. MRI

(1)检查前禁食 4~6h,检查时口服 5% 甘露醇溶液以充盈胃及十二指肠。

(2)扫描采用 SE 或快速 SE 序列(FSE),常规做冠状面及横断面 T_1WI 及 T_2WI,扫描层厚 5mm。快速梯度回波加脂肪抑制技术对显示胰腺大小、形态及轮廓比 SE 效果更佳。

(3)对可疑病灶应做 Gd-DTPA 增强扫描,有助于病变的定性诊断。

（4）MRCP：是显示胰管的最佳检查方法，主要用于观察胰管的形态及其通畅情况。

4. USG　检查前禁食 8h，根据病人选用探头，一般取仰卧位检查。

（四）脾脏

1. X 线

（1）平片诊断价值有限。

（2）可行选择性腹腔动脉或脾动脉造影。

2. CT　平扫及增强扫描均与肝脏扫描技术相同。

3. MRI　平扫及增强扫描均与肝脏扫描技术相同。

第二节　胃肠道造影的正常影像和异常表现

一、胃肠道造影的正常影像

1. 食管（图 6-12）

（1）四个生理性狭窄：①食管入口处；②主动脉弓压迹；③左主支气管压迹；④横膈裂孔部狭窄。

（2）形态充盈相：外壁光整的管状影。

（3）黏膜皱襞：数条互相平行、纤细的黏膜皱襞影。

（4）功能（运动）：第一蠕动波；第二蠕动波；第三蠕动波。

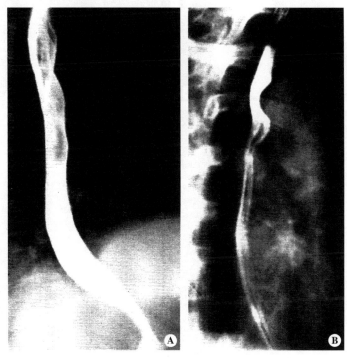

图 6-12　正常食管充盈及黏膜相

A. 充盈相示食管与贲门交界处轻度生理性狭窄区；B. 黏膜相可见食管的主动脉弓、左主支气管及左房压迹

2. 胃(图 6-13~图 6-15)

(1)影像解剖:胃分为胃底、胃体、胃窦、胃大弯和胃小弯。

(2)形态:充盈相分为:①鱼钩型胃;②牛角型胃;③瀑布型胃;④无力型胃。

(3)黏膜皱襞:胃皱襞间沟内充钡剂,呈条纹状致密影,皱襞则为条纹状透亮影。胃底部皱襞呈不规则网状排列,小弯侧皱襞则与小弯平行走向。胃窦部皱襞收缩时为纵行,舒张时为横行。大弯侧皱襞较宽,为 1cm 左右,其余部位宽度一般不超过 5mm。胃的微皱襞是胃小沟和胃小区:正常胃小区呈网格状结构,大小为 1~3mm。胃小沟为细线状,宽度约 1mm,粗细、密度均匀,多出现在胃窦区。

(4)功能(运动):胃体部蠕动波及胃窦区向心性收缩将食物排入十二指肠。胃排空时间一般为 2~4h。

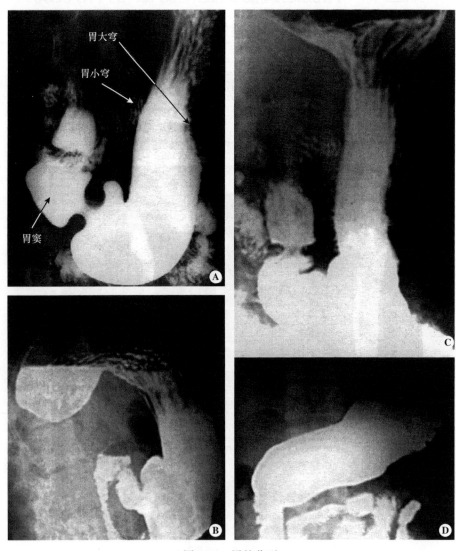

图 6-13 胃的分型

胃肠钡剂造影,一般分为四型:鱼钩型胃(A);瀑布型胃(B);无力型胃(C);牛角型胃(D)

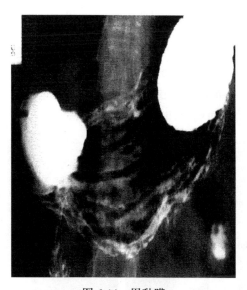

图 6-14　胃黏膜

胃 X 线检查示胃黏膜缘、黏膜皱襞间沟内充钡,呈条纹状致密影,皱襞则为条状透明影

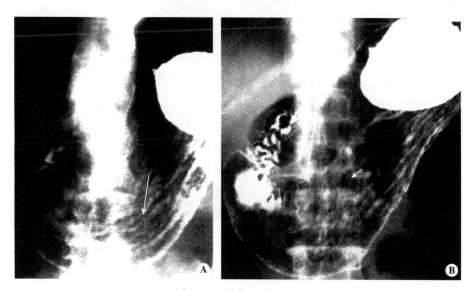

图 6-15　胃小区、胃小沟

胃 X 线检查示胃小沟宽度小于 1mm,呈细线状(A)(白箭头),胃小区呈网格状,大小 1~3mm(B)(白箭头)

3. 十二指肠

(1)影像解剖:十二指肠分为三部,即球部、降部和升部。

(2)形态:球部变异很大,多与胃型有关,鱼钩型胃的球部多呈三角形,球部轮廓光整。

(3)黏膜皱襞:球部为纵形且彼此平行的条纹透明区。降部及升部为羽毛状黏膜皱襞。

(4)功能(运动):球部为整体性收缩,可一次性将钡剂排入降部。降部和升部胃蠕动,将钡推入空肠。

4. 小肠(图 6-16)

(1)影像解剖:小肠长度约 6m,其中 3/5 为空肠,位于左半腹部,2/5 为回肠,位于右半腹部,两者间无明确分界。末端回肠在右髂窝处与盲肠相连接,回盲瓣的上、下缘呈唇状突起,在盲肠充盈相上呈透明影。

(2)形态:呈连续性排列,肠管粗细均匀,边缘光整,加压时肠管柔软且活动性好。

(3)黏膜皱襞:空肠皱襞呈环形排列,当肠腔排空后,黏膜皱襞呈羽毛状,当钡涂布少时则呈雪花状。回肠的皱襞少而浅,在肠腔扩张时无皱襞可见。

(4)功能(运动):蠕动慢而弱,有时可见分节现象。

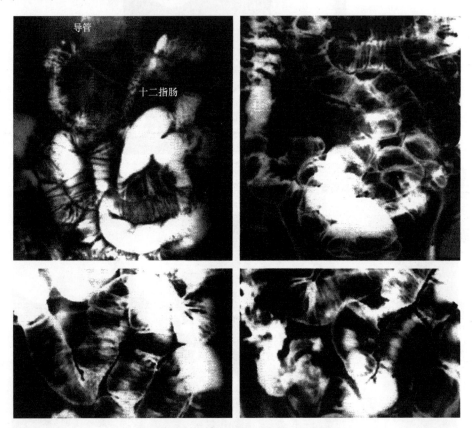

图 6-16　小肠双对比造影检查

5. 大肠(图 6-17)

(1)影像解剖:大肠分为六个部分,即盲肠、升结肠、横结肠、降结肠、乙状结肠和直肠。升结肠、横结肠交界处称为结肠肝曲;降、横结肠交界处称为结肠脾曲。

(2)形态:结肠肠管以盲肠较为粗大,以后逐渐变细。直肠与乙状结肠交界处是大肠最狭窄处。结肠充满钡剂时可见多数大致对称的结肠袋。

(3)黏膜皱襞:呈纵、横、斜交错的不规则纹理,粗于小肠皱襞。在低张双重对比相上,可见结肠的无名沟和无名区。

(4)功能(运动):总体蠕动将钡剂迅速推向远端。

二、胃肠道造影的异常影像学表现

1. 轮廓改变

(1)龛影:病理基础是消化道壁或肿瘤局部的溃烂缺损。钡剂进入管壁的溃烂缺损处

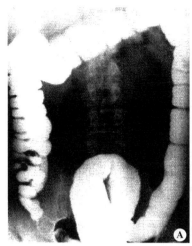
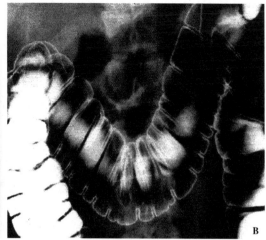

图 6-17　大肠 X 线表现
A. 充盈相；B. 黏膜相

形成，龛影常见于溃疡病和恶性肿瘤。

（2）憩室：病理基础是消化管壁局部发育不良、肌壁薄弱和内压增高致该处管壁膨出。钡剂进入管壁的膨出处，形成轮廓外的囊袋状突起，黏膜可伸入其内，与龛影不同，憩室多见于食管、十二指肠降部、小肠和结肠。

（3）充盈缺损：病理基础是管腔壁隆起性病变或腔内异物，致钡剂不能在该处充盈，形成钡剂充盈缺损区。充盈缺损多见于消化道良、恶性肿瘤和肉芽肿等。

2. 黏膜及黏膜皱襞改变（图 6-18，图 6-19）

（1）黏膜破坏：黏膜皱襞消失，与正常黏膜皱襞的连续性中断，多由恶性肿瘤引起。

（2）黏膜皱襞平坦：皱襞不明显或消失，为黏膜和黏膜下层水肿或肿瘤浸润所引起。

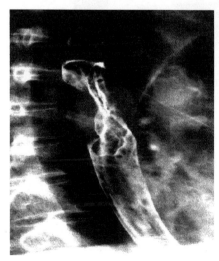
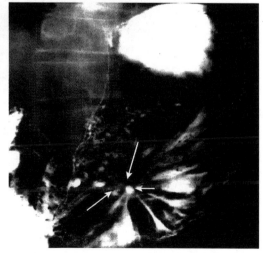

图 6-18　食管中段黏膜破坏
食管吞钡检查示食管中段黏膜皱襞中断、消失，呈杂乱不规则钡影

图 6-19　胃体黏膜皱襞纠集
胃钡剂检查示胃黏膜皱襞呈放射状从周边向病变集中

（3）黏膜纠集：因瘢痕挛缩致皱襞呈放射状从四周向病变集中，多见于慢性溃疡。

（4）黏膜皱襞增宽和迂曲：表现为黏膜皱襞的透明条纹影增宽，常伴有皱襞迂曲和紊乱。其病理基础为黏膜和黏膜下层的炎症、肿胀及结缔组织增生，多见于慢性胃炎和胃底静脉曲张。

（5）微黏膜皱襞改变：炎性疾病多显示小区呈非均匀性、颗粒状增大，小沟增宽且模糊，伴有糜烂时小区和小沟结构可破坏消失，显示散在小点状钡影。癌瘤时局部小区和小沟完全破坏。

3. 管腔改变（图 6-20）

（1）管腔狭窄：炎性狭窄范围较广泛，有时具有分段性，狭窄边缘较光整；癌性狭窄范围局限，狭窄管壁僵硬、边缘不规则；外压性狭窄多偏于管腔一侧且伴有移位，管腔压迹常光整；痉挛性狭窄形状可变性和可消失性为其特点。

（2）管腔扩张：常由梗阻或麻痹引起，均可有积液和积气，前者常有蠕动增强，后者则蠕动减弱。

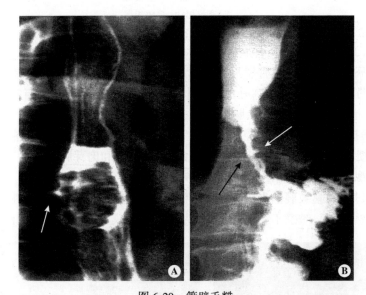

图 6-20　管壁毛糙

食管、胃 X 线检查示食管中段（A）及贲门、胃底区（B）管壁僵硬，边缘不规则（箭头）

4. 位置和可动性的改变

（1）邻近病变的压迫、先天性异常和胃肠道的扭转是导致位置异常的常见原因。

（2）消化管的位置移位，可伴有压迫性充盈缺损和肠管可动性受限。

5. 功能性改变

（1）张力改变。

（2）蠕动改变。

（3）排空功能改变。

（4）分泌功能改变。

第三节 肝、胆、胰、脾的正常影像和异常表现

一、肝　　脏

1. 肝动脉造影

（1）正常表现

1）动脉期：自肝门向肝左右叶呈树枝状、管径渐细、分布均匀、走行自然的血管影。

2）实质期：肝区呈均匀性密度增高。

3）静脉期：腹腔动脉造影时，由于脾静脉和胃十二指肠静脉的回流，可见门静脉显影。

（2）异常表现（图6-21～图6-26）

1）肝动脉增粗。

2）血管受压移位。

3）异常新生血管：表现为管径粗细不均，走行方向紊乱而无规则，是恶性病变的重要征象。

4）血管浸润：血管壁的不规则、狭窄、闭塞、僵硬。

5）肿瘤染色：肿瘤排空延迟，在实质期呈密度增高影。

6）充盈缺损：病变区实质期为无对比剂染色的空白区，常见于肝内囊性病变或肿瘤液化坏死。

7）静脉早显：在动脉期可见肝内静脉或门静脉显影，多为肿瘤破坏造成动静脉短路所致。

8）门静脉改变：主干或分支被压推移、浸润，腔内充盈缺损，间接门静脉造影时循环时间延长等。

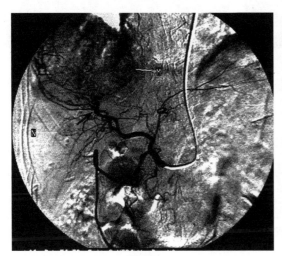

图6-21　肝右膈顶肝癌

肝动脉造影显示肿瘤供血动脉增粗，血管受压移位，呈抱球状（M）

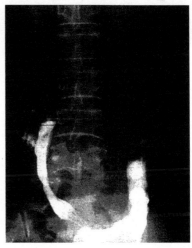

图6-22　左肝癌并胃推压移位

胃钡剂检查示胃体受压、移位

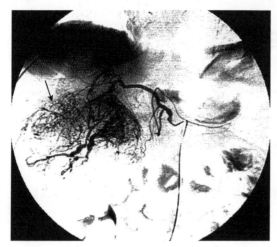

图 6-23　肝右叶肿瘤(箭头)

肝动脉造影示瘤内血管丰富,趋于紊乱,粗细不均

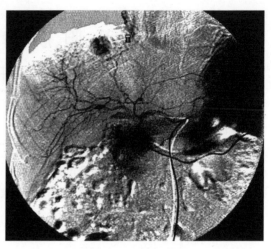

图 6-24　肝肿瘤染色

肝动脉造影示肿瘤内(T)对比剂排空延迟,呈密度增高影

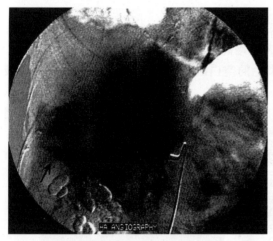

图 6-25　肝囊肿(箭头)

肝动脉造影实质期可见肝实质内充盈缺损

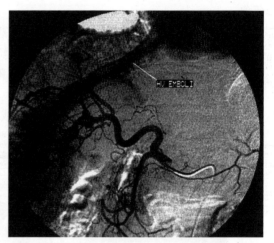

图 6-26　肝右下叶肝癌并静脉早显

肝动脉造影动脉期可见肝静脉显示,并显示肝静脉内

充盈缺损(HV,EMBOLI)

2. CT

(1)CT 平扫正常表现(图 6-27)

1)正常肝脏轮廓光滑,肝实质呈均匀的软组织密度,高于脾、胰、肾等脏器,CT 值为50～70Hu。

2)肝内血管呈索条状或圆形略低密度。正常情况下肝内胆管不显示。

3)肝门区呈不规则形或类似多角形低密度影,为脂肪密度,其内有肝动脉、门静脉和胆管进出。

(2)CT 平扫异常表现

1)密度异常:病变平扫时可表现为低密度、等密度、高密度或混杂密度。

2)形态异常:肝脏体积增大或缩小,各叶比例失调,肝裂增宽或缩小,肝门变形或移位。

3)病变形态:肝内病变多呈圆形或类圆形,恶性肿瘤边缘不清,良性肿瘤、肝脓肿等边界光滑。

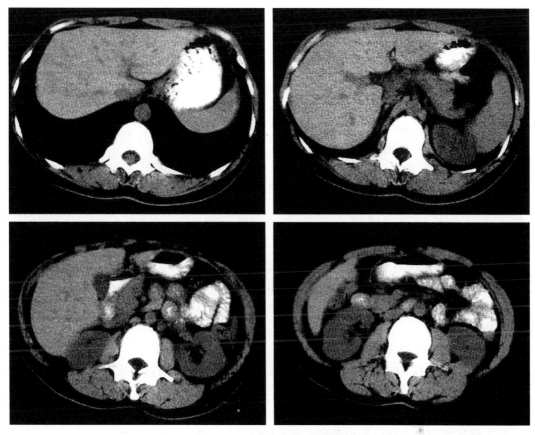

图 6-27　正常上腹部 CT 平扫

4)病灶大小:常规 CT 可发现 0.5~1.0cm 以上的小病灶。

5)病灶数目:肝转移瘤常为多发病灶。原发于肝脏的良、恶性肿瘤及肝脓肿既可单发也可多发。

(3)CT 增强扫描正常表现(图 6-28)

1)肝实质呈均匀一致性强化。

2)肝内血管明显强化。

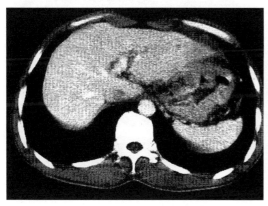
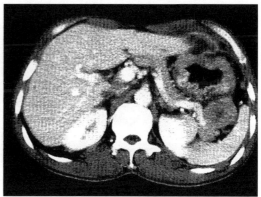

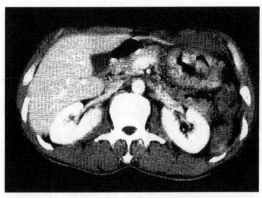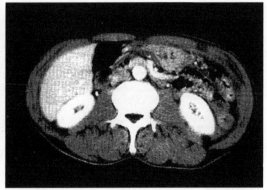

图 6-28　正常上腹部 CT 增强

（4）CT 增强扫描异常表现

1）不强化，增强前后 CT 值无任何变化，如肝囊肿。

2）环状强化，病灶周围出现高密度强化环，环可均匀（如肝脓肿）或不均匀。

3）均匀强化，整个病灶呈现均匀一致强化。

4）不均匀强化。

5）异常的病理性血管，动静脉瘘。

6）肝内动脉、门静脉、肝静脉分支侵蚀、破坏、推压、移位及门脉瘤栓形成等。

3. MRI

（1）MR 平扫正常表现（图 6-29～图 6-31）

1）肝脏的解剖形态在横断面图像上与 CT 相似。

2）正常肝实质 MR 信号均匀，在 T_1WI 上比脾信号稍高，在 T_2WI 上明显低于脾。

3）肝门区及肝裂内在 T_1WI 呈不规则高信号，T_2WI 上其信号稍减低。

4）肝内外胆管在横断面上呈圆点状或长条状 T_1WI 低信号和 T_2WI 高信号。

5）肝内血管在 T_1WI 及 T_2WI 均为黑色流空信号，但在梯度回波（RE）上血流呈高信号。

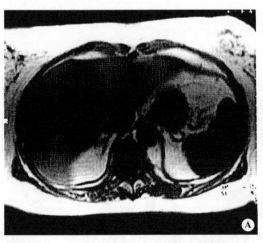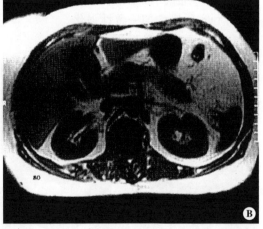

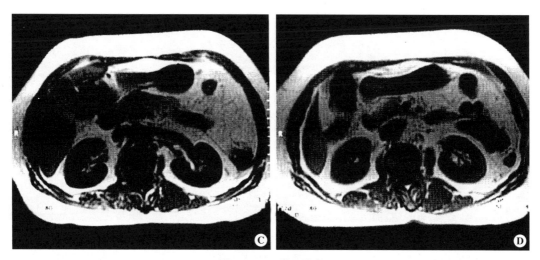

图 6-29　正常上腹部

MRI 横断 T_1WI 平扫 A～D 示肝实质呈均匀等信号,肝内血管呈无信号,分布、走行均匀;胰腺头、体、尾部显示清楚。脾脏呈均匀略低信号

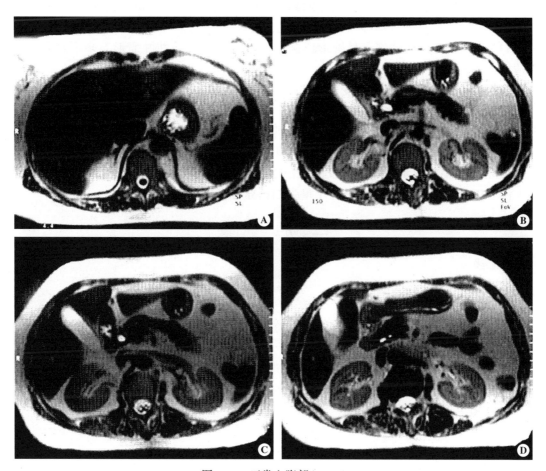

图 6-30　正常上腹部(T_2WI)

MRI 横断 T_2WI 平扫(A～D)示肝脏及胰腺信号略低于脾脏,可见胆总管和胰腺导管,呈点状高信号

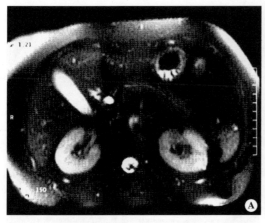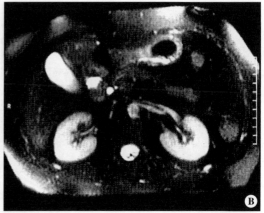

图 6-31　正常上腹部(T$_2$WI+FS)

MRI 横断面脂肪抑制 T$_2$WI 平扫(A、B)示腹腔内的脂肪呈低信号,显示腹腔内的器官轮廓更清晰

（2）MR 平扫异常表现

1）肝脏形态异常:肝脏形态失常,肝缘凸凹不平,肝各叶大小不成比例等。

2）肝内信号强度异常:肝内病变可呈高信号、等信号、低信号或混杂信号病变。

3）病灶形态:良性肿瘤多呈圆形或椭圆形,边界光滑;恶性肿瘤形态多不规则,边界不清。

4）病灶大小及数目:肝内病变大小差异悬殊。

（3）MR 增强扫描正常表现

1）正常肝实质在增强后呈均匀性强化,即肝实质信号强度在 T$_1$WI 上比平扫高。

2）肝脏血管结构出现对比增强,而肝内胆管不显示增强。

3）MRA 可清晰显示肝脏及腹部血管结构。

（4）MR 增强扫描异常表现:与 CT 增强扫描异常表现相似。

二、胆　　囊

1. X 线

（1）X 线片:诊断价值不大。

（2）ERCP 和 PTC 的正常表现

1）肝内胆管呈树枝状分布,纤细、整齐,逐级汇合成左、右肝管,再汇合成肝总管。

2）肝总管宽 0.4~0.6cm,长 3~4cm。

3）胆总管宽 0.4~0.8cm,长 6~10cm,宽度超过 13mm 可认为有病理意义。

4）同胰管汇合,汇合处称 Vater 壶腹,斜行进入十二指肠降部。

（3）ERCP 和 PTC 的异常表现

1）梗阻以上胆管扩张。

2）胆道结石时,梗阻端可见边缘光滑的充盈缺损影。

3）胆囊内蛔虫显示为长条状充盈缺损。

4）胆管受肿瘤浸润,梗阻端可表现为突然变细、外形不规则的狭窄。

2. CT

（1）CT 平扫正常表现

1）肝内胆管：肝内胆管通常不能显示。

2）肝外胆管：肝总管及胆总管呈圆形低密度影，直径分别为 3~5mm 及 3~6mm。

3）胆囊：横断面上呈卵圆形，内容物为水样密度，囊壁厚约 2mm。

（2）CT 平扫异常表现

1）肝内胆管扩张：在 CT 平扫及增强扫描中见到肝内胆管即可确定。

2）胆总管扩张：胆总管直径超过 1cm。

3）胆囊增大：可为胆总管下端结石或肿瘤所致。

4）高密度影见于胆囊、胆管结石，呈类圆形，边界清楚。

5）软组织密度影，可见于胆囊息肉、胆囊癌、胆道癌及泥沙状结石。

6）低密度影见于胆囊及胆管内气体或阴性结石。

（3）CT 增强扫描正常表现

1）泛影葡胺增强扫描，胆道壁及胆囊壁强化，肝外胆道显示为圆形低密度影，胆囊内液体不增强。

2）胆影葡胺增强扫描，胆道及胆囊内充盈对比剂，呈高密度影像。

（4）CT 增强扫描异常表现

1）泛影葡胺增强扫描：肝内、外胆管扩张显示为无强化的低密度影，管壁明显强化；胆囊癌、胆管癌表现为轻至中度强化。

2）胆影葡胺增强扫描：胆结石、胆囊癌、胆管癌均表现为相应部位的充盈缺损。肝内、外胆管扩张表现为增宽、迂曲呈蚯蚓状的高密度影。

3. MRI

（1）正常表现

1）在 T_1WI 上胆囊及胆总管呈均匀的低信号，T_2WI 上呈明显高信号。

2）正常胆管树在 MRCP 上可显示其全貌，呈均匀的高信号。MRCP 对无扩张的肝内胆管显示率达 82%。

（2）异常表现

1）胆管扩张及胆囊增大：由胆系的梗阻性病变（如结石、炎症、肿瘤等）所致。

2）数目异常：多见于先天变异，如双胆囊、三胆囊、胆囊缺如、胆囊分隔、胆管囊肿等。

3）信号异常：结石、胆囊癌及胆管癌等可表现为不同的信号改变。

4）MRCP：胆系结石为圆形低信号充盈缺损，炎症时胆管壁呈节段性或串珠样扩张，恶性梗阻时胆管壁光滑，胆管扩张明显。

三、胰　　腺

1. X 线

（1）平片：诊断价值不大。

（2）胃肠钡餐造影：胰腺增大可引起胃与十二指肠位置和形态的改变。

（3）ERCP

1）正常表现：主胰管从开口至胰尾逐渐变细，轮廓光滑，腔径在 3~5mm。自主胰管有 15~30 个口径相同的分支分出，有时可见较细的副胰管。

2)异常表现有胰管狭窄,边缘不规则,腔内充盈缺损,对胰腺癌和壶腹癌的诊断有一定帮助。胰管粗细不均呈串珠状或囊状扩张,多为慢性胰腺炎。

(4)PTC:用于了解胆管阻塞是否源于胰头占位性病变。

(5)血管造影:主要是确定胰腺内分泌性肿瘤的位置,实质期可明显染色而易于诊断。

2. CT

(1)CT平扫正常表现(图6-32)

1)胰腺呈弯曲的带状影,背侧紧邻门静脉主干和脾静脉。

2)胰腺分为头、颈、体、尾部并由粗逐渐变细,外形轮廓光滑连续。

3)胰腺呈软组织密度,低于肝脏。

4)胰管通常不能显示或小于2~4mm,胆总管胰头段呈圆形低密度影。

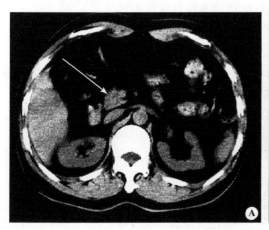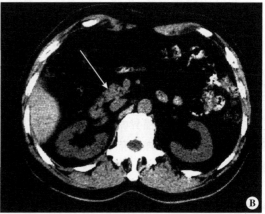

图6-32　正常胰腺钩突

CT平扫(A、B)示胰腺钩突位于肠系膜上静脉和腔静脉之间,呈三角形(箭头)

(2)CT平扫异常表现

1)形态轮廓异常:胰腺炎常导致胰腺弥漫性肿大或萎缩变细;肿瘤表现为胰腺局限性隆起。

2)密度异常:可表现为胰腺内低密度、高密度及等密度病变。

3)胆管、胰管异常:可见不同程度的肝内、外胆管扩张及胰管扩张。壶腹胰钩突癌可致双管征。

(3)CT增强扫描正常表现

1)动脉期,胰周动脉和胰腺实质明显强化。

2)静脉期,门静脉、脾静脉、肠系膜上静脉显示强化,胰腺实质的密度较动脉期降低。

(4)CT增强异常表现:病灶的血供及性质不同可表现出不同的强化形式,如病灶强化、部分强化或无明显强化。

3. MRI

(1)正常表现

1)在T_1WI及T_2WI上均与肝实质相似,呈均匀性中、低信号,胰腺周围脂肪呈高信号。

2)主胰管在MRCP上呈细条状高信号影,其直径胰头部为4mm,体部为3mm,尾部为2mm。

（2）异常表现

1）胰腺大小、形态、边界异常表现同 CT。

2）信号异常：多数病变呈长 T_1 低信号和长 T_2 高信号改变，但信号强度程度有差异。

四、脾　脏

1. 脾动脉造影（图 6-33）

（1）正常表现：脾动脉长度在 8～32cm，进入脾门后分成两大支或三大支，以后再逐渐分支。

（2）异常表现（图 6-34）

1）动脉期：脾动脉瘤样扩张。

2）实质期：根据病变性质可表现为富血管性病灶、肿瘤血管、实质充盈缺损等。

3）静脉期：脾静脉显影延迟，脾静脉内充盈缺损。

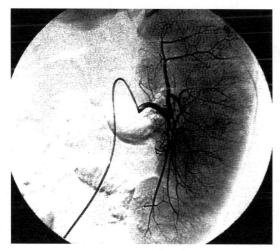

图 6-33　正常脾动脉

脾动脉造影显示脾动脉及其分支形态、走行

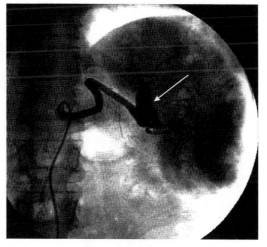

图 6-34　脾动脉瘤

脾动脉造影显示在脾门部动脉迂曲扩张，为脾动脉瘤（箭头）

2. CT

（1）CT 平扫正常表现

1）脾脏近似于新月形或内缘凹陷半圆形。

2）密度均匀，略低于肝脏。

3）一般横断面上正常脾外缘最长不超过 5 个肋单元。

（2）CT 平扫异常表现

1）脾肿大：正常脾前后径平均为 10cm，宽为 6cm，上下径为 15cm，超过此径线为脾脏增大。

2）脾数目异常：可表现为多脾、副脾或无脾。

3）密度异常：低密度病灶见于脾肿瘤、脓肿、囊肿、脾梗死与脾挫伤等。高密度病灶可见于脾外伤性血肿、脾错构瘤和寄生虫性囊肿的钙化灶。

（3）CT 增强扫描正常表现

1）动脉期皮质强化高于髓质，脾脏密度不均。

2)静脉期和实质期脾脏的密度逐渐均匀一致。

（4）CT 增强异常表现

1）血管瘤早期病灶呈周边强化，延迟扫描呈等密度病灶。脓肿壁呈环状强化。

2）淋巴瘤、转移瘤表现为轻至中度强化。

3）囊肿和脾梗死病灶无强化。

3. MRI

（1）正常表现

1）在横断面上，脾的大小、形态与 CT 表现相似。

2）T_1WI 上脾信号低于肝脏，T_2WI 上信号强度高于肝脏。

3）脾门血管呈黑色流空信号。

（2）异常表现

1）脾的大小、形态、数目及边界异常表现与 CT 相似。

2）信号异常：多数病变呈长 T_1 信号和长 T_2 信号，但信号强度有差异。脾内血肿的信号与出血时间有关。脾内钙化呈黑色低信号。

第四节　食管疾病
一、概　述

（一）解剖（图 6-35）

1. 食管轮廓的正常变异　环咽；环状软骨后压迹；主动脉压迹；左主支气管压迹；膈肌；蠕动波。

2. 食管胃连接处（GEJ）解剖（图 6-36）

（1）膈上壶腹：食管远端的局限性扩张，不含有胃黏膜。

（2）A 环：膈上壶腹的上界。

（3）B 环：膈上壶腹的下界。

（4）Z 线（齿状线）：食管的鳞状上皮和胃黏膜柱状上皮交界处，在 X 线片上看不到。

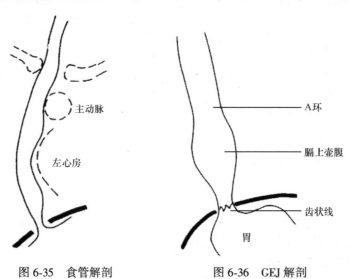

图 6-35　食管解剖　　　　图 6-36　GEJ 解剖

3. 食管的蠕动波

（1）原发蠕动波：由吞咽动作激发，该收缩波推动食管内容物下行。

（2）继发蠕动波：由食物团对食管壁的压力所造成，始于主动脉弓水平。

（3）第三蠕动波：随年龄增大而出现，一般无临床意义，不具有推动性。

食管的蠕动波应在病人平卧时进行检查，因为立位时食管可由于重力作用而排空。

二、食管疾病

（一）舍茨基环（食管下部蹼）

舍茨基环是食管与胃交界处的环形狭窄（B-线水平），发病率为10%，30%的病人有症状。如狭窄小于12mm，多会引起吞咽困难、胃部灼热等症状。（图6-37）

（二）食管环与食管蹼

食管环与食管蹼可发生于食管黏膜结构的任何部位（食管蹼：非对称性狭窄；食管环：对称性狭窄）。相关性疾病：缺铁性贫血，下咽癌。

（三）食管裂孔疝

1. 食管裂孔疝类型

（1）滑动型食管裂孔疝（95%）：①胃食管接口位于膈上；②疝囊较大，由胃反流物构成；③站立位疝囊可消失。

（2）食管旁食管裂孔疝（5%）：①胃食管接口位置正常（位于膈下）；②部分胃底通过食管裂孔疝到膈上，位于食管旁；③可不伴有胃的反流；④通常不可复。

2. 影像学表现

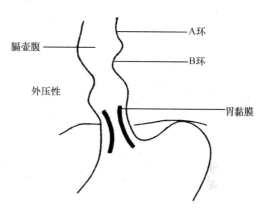

图6-37　舍茨基环

（1）滑动型疝的诊断标准：①膈上可见胃黏膜；②B环位于膈上；③舍茨基环位于膈上。

（2）并发症：食管炎（25%），十二指肠溃疡（20%）。

（3）检查方法：病人取卧位，并屏住呼吸，使食管末端尽量松弛；确定疝的类型及是否存在食管反流和（或）食管炎。

（四）憩室（图6-38）

Zencker憩室是由环咽肌挤压黏膜及黏膜下层所形成的食管内压性憩室，位于咽食管连接处的食管后壁。

Killian Jamieson憩室，位于环咽肌下方食管的后壁。

（五）食管炎

食管炎可表现为食管糜烂、溃疡、狭窄、穿孔及瘘管形成。

1. 分型

（1）感染性（多见于体弱病人）：疱疹病毒、念珠菌、巨细胞病毒。

（2）化学性：食管反流、腐蚀性。

（3）医源性：放疗、长期使用胃管、药物（如四环素、抗感染药物、钾、铁剂）。

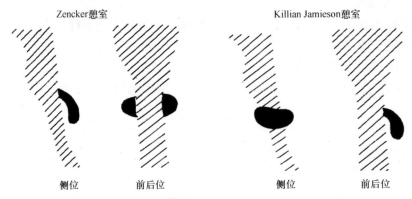

图 6-38 食管憩室

（4）其他：HIV、硬皮病、克罗恩病等。

2. 影像学表现

（1）食管黏膜皱襞增粗、结节状。

（2）黏膜不规则：颗粒状、溃疡形成。

（3）管腔狭窄。

3. 感染性食管炎（图 6-39）

（1）单纯疱疹病毒：蠕动异常；小溃疡形成（<5mm）。

（2）念珠菌：黏膜呈片状、网状；蠕动异常。

（3）巨细胞病毒和 HIV：大的溃疡形成。

（六）Barrett's 食管

Barrett's 食管指食管下端鳞状上皮被单层柱状上皮所取代，通常由反流性食管炎所致。本病有恶变倾向，建议密切随访及活检。

影像学表现（图 6-40）：食管下端黏膜呈网状最具特异性，但仅 25% 的病人有此表现。

若有下列表现应怀疑本病：①重度狭窄伴黏膜网状改变；②轻度狭窄，多数不能与反流性食管炎性狭窄相鉴别，需活检确诊。

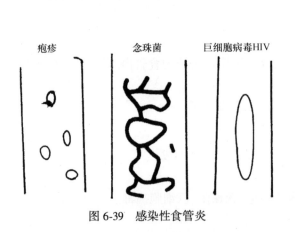

图 6-39 感染性食管炎

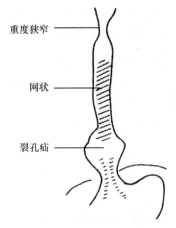

图 6-40 Barrett's 食管

（七）布尔哈夫综合征（自发性食管破裂综合征）

布尔哈夫综合征是由于食管腔内压力急剧增加而导致的食管破裂,临床上常有上腹部剧烈疼痛,需急症手术,死亡率达 25%。

影像学表现:纵隔气肿;胸腔积液(左侧>右侧);纵隔血肿。

（八）食管黏膜撕裂（Mallory-Weiss tear）

食管黏膜撕裂通常是由于长期呕吐致食管或胃底黏膜撕裂。因撕裂未贯穿壁的全层,故无纵隔积气,影像学上主要表现为黏膜不规则,当有裂孔疝时,多提示黏膜撕裂累及胃底。

（九）贲门失弛缓症

贲门失弛缓症多是由于欧氏神经丛的华勒氏变性而导致胃食管平滑肌长期处于紧张状态。只有食管内液体及食物压力超过括约肌的压力时,括约肌才能松弛。站立位比卧位由于重力作用更易排空。

1. 贲门失弛缓症的分型

（1）特发型:发病原因不明。

（2）继发型:由于肿瘤细胞损害肠壁间神经丛;转移;贲门腺癌浸润。

（3）感染型:Chagas 病（锥虫病的一种）。

2. 临床表现　主要见于 20~40 岁青年人(与食管肿瘤正相反);吞咽困难,占 100%;体重下降,占 90%。

3. 诊断

（1）需要排除恶性肿瘤(基底癌和淋巴瘤)。

（2）需排除食管痉挛。

（3）压力测量法是最敏感的诊断方法,可用来评估下段食管括约肌(LES)的压力和不完全松弛。

4. 影像学表现（图 6-41）

（1）必须满足两条诊断标准:①食管原发和继发蠕动波消失;②吞咽时,食管下括约肌持续痉挛。

（2）扩张的食管在通过膈肌以前先突向右方后回到中线。

（3）病变早期食管仅轻度扩张。

（4）食管下端鸟嘴样改变。

（5）第三蠕动波。

（6）平片上见"液-气平"。

5. 并发症

（1）复发性吸入性肺炎,占 10%。

（2）食管癌发病率升高。

6. 治疗

（1）药物:硝酸盐,有效率不到 50%。

（2）球囊扩张:有效率达 70%。

（3）肌切开术。

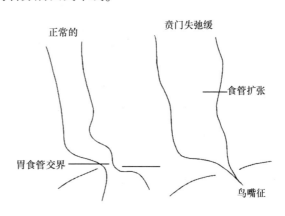

图 6-41　贲门失弛缓症

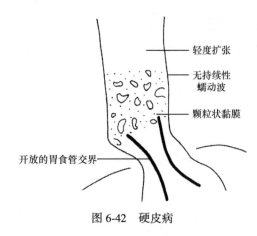

图 6-42　硬皮病

图中标注：
- 轻度扩张
- 无持续性蠕动波
- 颗粒状黏膜
- 开放的胃食管交界

（十）硬皮病

硬皮病是胶原血管性疾病，累及食管、胃和小肠的平滑肌。

影像学表现（图 6-42）：食管 2/3 远端原发蠕动波消失；收缩时胃食管交界处扩张；反流性食管炎；病变后期狭窄；狭窄后扩张。

（十一）食管良性肿瘤

平滑肌瘤，占 50%；纤维血管息肉（大、可移动），占 25%；囊肿，占 10%；乳头状瘤，占 3%；纤维瘤，占 3%；血管瘤，占 2%。

（十二）食管恶性肿瘤

1. 分型　①鳞癌：占 95%（5% 多灶）；②腺癌：占 5%，通常食管下段发病率高；③淋巴瘤；④平滑肌肉瘤；⑤转移瘤。

2. 相关病因

（1）鳞癌的相关病因：①头颈部癌；②吸烟；③酗酒；④转移。

（2）腺癌的相关病因：Barrett's 食管。

3. 影像学表现

（1）CT：①侵及纵隔、主动脉；②局部淋巴结肿大；③转移，肝、肺、淋巴结、肝胃韧带。

（2）食管内超声：①管壁内浸润；②淋巴结转移。

（3）形态学表现：①浸润型；②蕈伞型；③缩窄型；④溃疡型；⑤静脉曲张型；⑥少见巨块型，如癌肉瘤、纤维血管性息肉、平滑肌肉瘤、转移瘤。

第五节　胃肠疾病

一、胃　溃　疡

胃溃疡病理上主要为胃黏膜水肿、炎性细胞浸润，黏膜溃烂、缺损。溃疡好发于胃角小弯侧附近（85%），多为单发。80% 的溃疡最大直径在 2.0cm 以内，边缘清晰。溃疡口部较为光整，底部较平坦，可深入黏膜下层、肌层和浆膜层，甚至穿破胃壁。晚期纤维组织增生，导致周围黏膜纠集、胃变形。

临床表现：左上腹疼痛，且餐后疼痛加剧，常伴食欲不振、嗳气、反酸等。体重减轻较明显，可有反复上消化道出血，且量较大。

1. X 线直接征象（图 6-43 ~ 图 6-47）

（1）龛影：正位或轴位呈类圆形钡斑，切线位突出胃轮廓外呈锥状或乳头状影，底部平整，边缘光滑。

（2）龛影口部水肿带：依据水肿的程度可出现三种 X 线征，线征、项圈征及狭颈征。

（3）黏膜纠集。

（4）溃疡愈合，瘢痕收缩使胃轮廓变形，呈蜗牛形或砂钟形胃。

（5）幽门管溃疡可致幽门狭窄、梗阻。

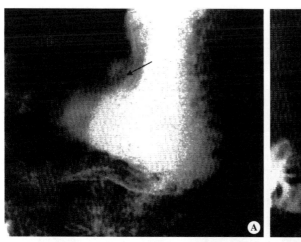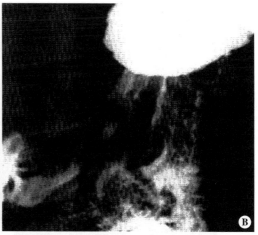

图 6-43 胃小弯溃疡的切线位及正位观（龛影）

胃钡剂检查（A、B）示胃小弯侧腔外龛影（箭头）

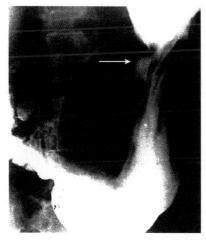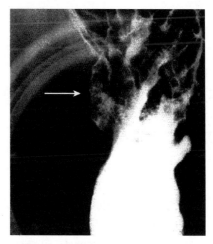

图 6-44 胃体小弯侧溃疡的切线位观（龛影）

胃钡剂检查充盈相示胃体小弯侧腔外一类圆形
龛影（白箭头）

图 6-45 胃小弯溃疡的切线位观（龛影）

胃钡剂检查压迫相示胃体小弯侧腔外不规则
龛影（白箭头）

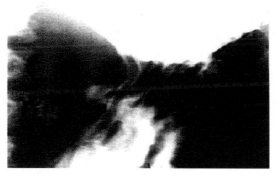

图 6-46 胃小弯溃疡

胃钡剂检查示胃小弯一壁龛，可见 Hampton 线及项圈征

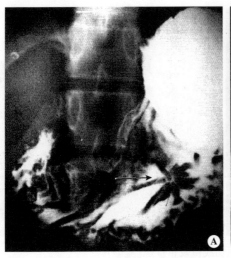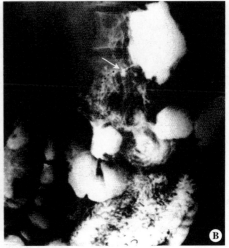

图 6-47　胃体溃疡(龛影,黏膜纠集)

胃钡剂检查黏膜相(A、B)示胃体部溃疡,黏膜向龛影处纠集

2. X 线间接征象

(1)痉挛性改变:小弯侧龛影可在大弯侧相对应部位出现一大而深的切迹,犹如一手指指示龛影。

(2)分泌增加:胃内大量分泌液,使钡剂呈絮状,不易涂布于胃壁。立位时可见液、钡分层。

(3)胃动力及张力异常。

二、十二指肠溃疡

十二指肠溃疡最常发生于壶腹部,多为单发,常见于青壮年,男性多见。一般呈圆形或椭圆形,直径<1.0cm,边缘光整,溃疡易造成出血及穿孔。形成瘢痕后可致壶腹部变形。与胃溃疡的区别:溃疡较小,易致壶腹部变形。临床上有饥饿性疼痛且进食后好转的特点。

1. X 线直接征象(图 6-48~图 6-50)

(1)龛影:为圆形或类圆形钡斑,边缘光滑,周围常见一环形透明带,黏膜皱襞向中心纠集。

(2)壶腹部变形:壶腹部呈山字形或三叶征等。

2. X 线间接征象

(1)激惹征:钡剂进入壶腹部后不易停留,很快排至降部。

(2)幽门痉挛:钡剂滞留于胃窦区,排空延迟,严重者可有幽门梗阻征象。

(3)胃液分泌增多,可见大量空腹潴留。

(4)壶腹部有固定压痛。

3. 诊断、鉴别诊断及比较影像学　典型病史是诊断的主要依据,胃肠钡餐和内镜检查能明确诊断,CT 和 MRI 不用于溃疡病的诊断。

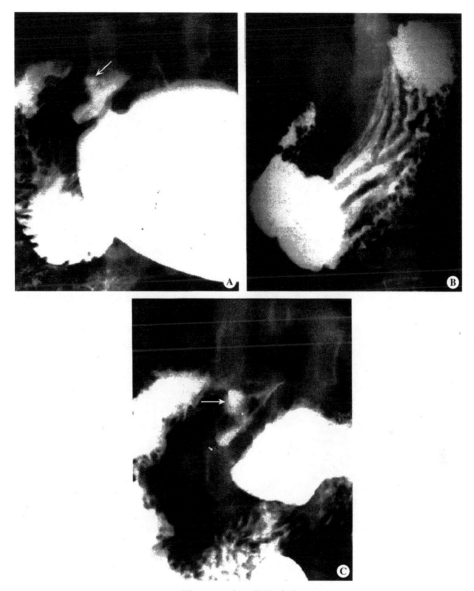

图 6-48　十二指肠溃疡

胃肠钡剂检查(A～C)示十二指肠壶腹部类圆形龛影,边缘光滑,周围有水肿带环绕,十二指肠壶腹部变形、激惹

三、胃　癌

胃癌好发于胃窦幽门区,占50%～60%,其次为贲门和胃体小弯侧,发病年龄多为40～60岁,男性多于女性。临床症状有上腹疼痛且不易缓解,常伴有消瘦、食欲减退、乏力等,可出现呕血、黑粪或幽门梗阻。

病理上,早期胃癌是指癌变仅限于黏膜或黏膜下层,而不论其大小或有无转移。中晚期胃癌依其形态可分为:①覃伞型,肿瘤向腔内生长,呈菜花状,常有溃烂,与周围胃壁有明确分界;②浸润型,癌瘤沿胃壁各层浸润,使胃壁增厚、僵硬,黏膜平坦及消失,形成"革袋状胃";③溃疡型,癌瘤在胃壁上形成巨大溃疡,深及肌层,边缘形成一圈隆起,称为环堤。

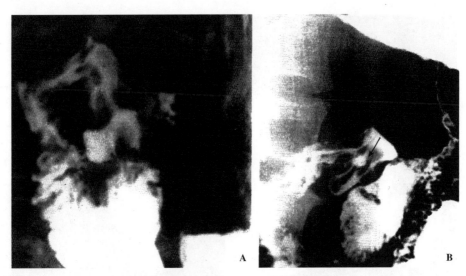

图 6-49　十二指肠溃疡

胃肠钡剂检查(A、B)示十二指肠壶腹部不规则龛影(箭头),边缘尚整齐,黏膜向龛影纠集,十二指肠壶腹部变形、激惹

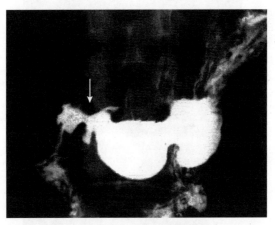

图 6-50　十二指肠溃疡

胃肠钡剂检查充盈相示十二指肠壶腹部变形(白箭头),呈三叶草形,十二指肠激惹

1. X 线

(1)早期胃癌(图 6-51)

1)需用低张双对比造影。

2)胃小区黏膜结构紊乱、消失。

3)切线位上可见刺突样小龛影。

4)可见颗粒状、小圆形充盈缺损,表面毛糙不平。

(2)中晚期(进展期)胃癌(图 6-52~图 6-58)

1)胃腔内充盈缺损:缺损边缘轮廓不光整,形态不规则或呈分叶状。

2)腔内龛影:龛影大而浅,形态不规则,多呈半月形,外缘平直,内缘不整,呈大小不一尖角样指向外周,常伴有环堤征及半月综合征。

3)黏膜改变:黏膜皱襞局限性破坏、中断,周围黏膜粗大、僵直。

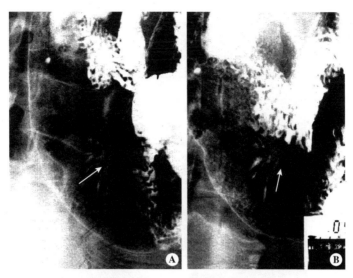

图 6-51 凹陷型早期胃癌

胃钡剂低张黏膜相(A、B)示胃体部早期凹陷型胃癌,病变处黏膜皱襞僵直,相互融合成杵状,周围胃壁毛糙(白箭头)

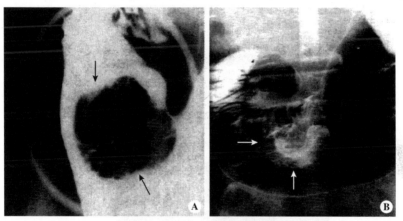

图 6-52 进展期胃窦癌(蕈伞型)

胃钡剂充盈相(A)及双对比相(B)示胃窦区黏膜破坏,腔内见巨大充盈缺损,边界毛糙,管壁僵硬(黑白箭头)

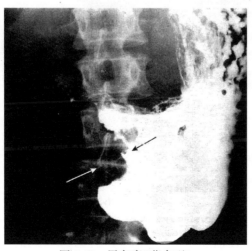

图 6-53 胃窦癌(蕈伞型)

胃钡剂充盈相示胃窦大弯侧充盈缺损,表面凹凸不平,管壁僵硬(黑白箭头)

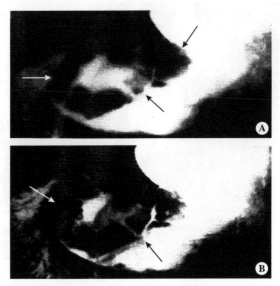

图 6-54　进展期胃癌(溃疡型)

胃钡剂检查充盈相(A、B)示胃小弯侧巨大的腔内龛影,溃疡边缘有环堤征、
裂隙征、指压迹、半月征(箭头);胃壁僵硬,边缘毛糙

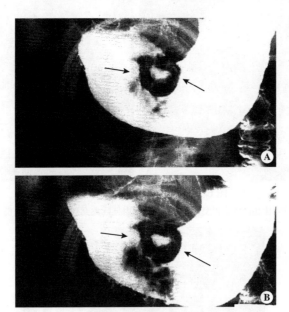

图 6-55　进展期胃小弯癌(溃疡型)

胃钡剂检查压迫相(A、B)示胃小弯腔内龛影,边缘不整,胃壁僵硬(箭头)

4)胃轮廓改变:胃腔变形,边缘不整齐,胃壁僵硬,容积小且固定。

5)病变部蠕动减弱或消失。

(3)特殊部位胃癌 X 线表现(图 6-59～图 6-64)

1)贲门癌:局部胃壁僵硬,黏膜破坏、中断;胃底贲门区软组织肿块,可呈分叶状突向胃腔,钡剂通过受阻,入胃时钡剂绕肿块分流而下。

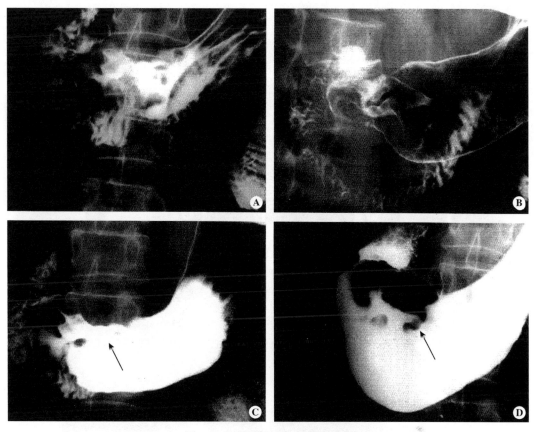

图 6-56 进展期胃窦癌(溃疡型)

胃钡剂检查(A~D)示胃窦小弯侧腔内龛影、半月征,周围黏膜破坏(箭头)

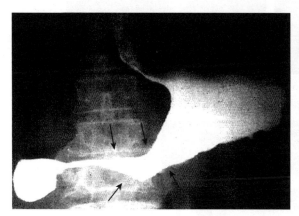

图 6-57 进展期胃窦癌(浸润型)

胃钡剂检查充盈相示胃窦壁僵硬,边缘不整,胃腔狭窄变形,呈皮革胃(箭头)

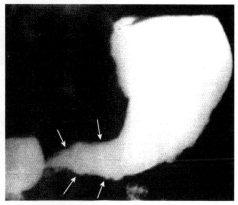

图 6-58 进展期胃窦癌(浸润型)

胃钡剂检查充盈相示胃窦壁僵硬,边缘不整,胃腔狭窄变形(白箭头)

2)胃窦癌:病变区黏膜破坏、中断,可见形态不规则腔内龛影。胃窦狭窄,形态不规则,胃壁僵硬,可导致近端胃蠕动增强,钡剂排空受阻。胃极度扩大,腔内出现大量潴留或完全梗阻征象。

3)全胃癌:胃容积缩小,全胃壁僵硬呈革袋状,蠕动消失,黏膜完全消失。

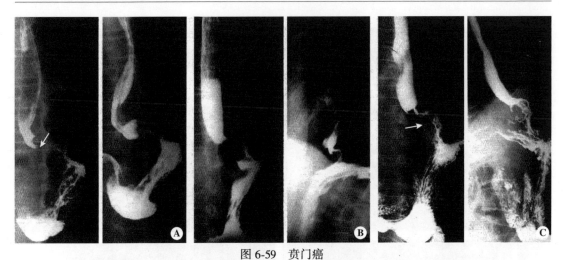

图 6-59 贲门癌

胃钡剂检查(A~C)示钡剂在贲门处受阻,贲门、胃底管壁僵硬、变形,腔内可见不规则充盈缺损,胃底变形(白箭头)

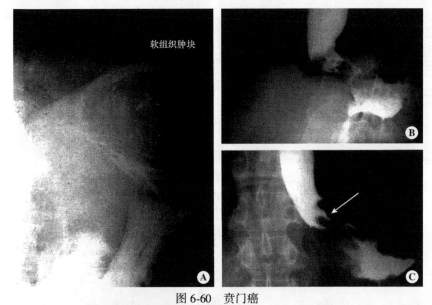

图 6-60 贲门癌

胃钡剂检查(A~C)示胃底区软组织肿块,腔内不规则充盈缺损,贲门、胃底管壁僵硬、变形(白箭头)

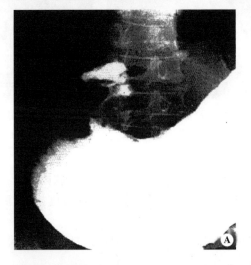

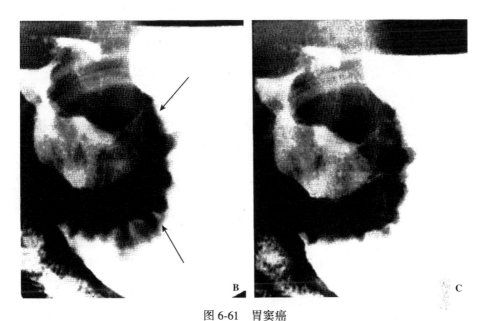

图 6-61 胃窦癌

胃钡剂检查充盈相(A)示胃窦浸润型胃癌,胃窦狭窄,管壁僵硬(箭头)。胃压迫相(B、C)示胃窦溃疡型胃癌,
腔内见充盈缺损、半月征及龛影

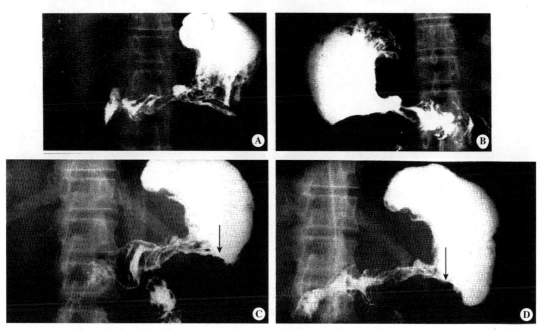

图 6-62 胃窦癌

胃钡剂检查(A~D)示胃窦黏膜破坏,管壁僵硬,管腔不规则狭窄(箭头)

2. CT(图 6-65)

(1)平扫显示不规则软组织块影突向腔内,胃壁局限性或弥漫性增厚,壁不光滑。

(2)增强扫描见病灶呈不均匀强化,与正常胃壁无明显分界。

(3)肿瘤向胃外生长,可见胃周脂肪层消失,并可侵及周围器官。

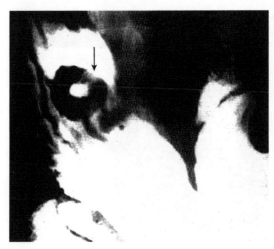

图 6-63　胃体平滑肌肉瘤
胃钡剂检查充盈相示胃腔内充盈缺损,边缘光滑,轻度
分叶,内见龛影,周围黏膜完整,胃壁柔软(箭头)

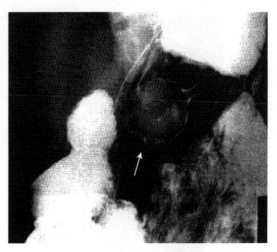

图 6-64　胃体平滑肌肉瘤
胃钡剂检查黏膜相示胃腔内软组织肿块,边缘光滑,内
见溃疡,周围黏膜完整,胃壁柔软(白箭头)

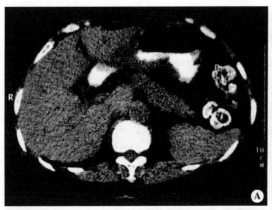

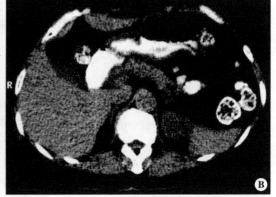

图 6-65　胃窦癌
CT 平扫连续层面(A、B)示胃窦部黏膜不规则增厚,窦腔变小,窦壁僵硬

(4)腹膜后间隙、腹腔内可见圆形肿大的淋巴结影,可见肝、脾血行转移病灶。

3. MRI

(1)胃癌 MRI 表现与 CT 类似。

(2)MR 的优势在于了解胃外浸润及腹腔淋巴结肿大情况,对胃癌分期有重要价值。

4. 诊断、鉴别诊断及比较影像学　低张双重对比检查有助于发现早期胃癌,确诊需行胃镜加活检。钡餐是诊断中晚期胃癌的主要方法,CT、MRI 对胃癌的临床分期和制订治疗方案有重要作用。

早期胃癌应与胃息肉、黏膜下肿瘤如平滑肌瘤、神经源性肿瘤及溃疡瘢痕相鉴别。胃息肉、黏膜下肿瘤一般表面光滑,不呈分叶状,黏膜受压推移,柔软,无中断。中、晚期胃癌应与胃淋巴瘤、平滑肌肉瘤、良性溃疡及肥厚性胃窦炎相鉴别。胃淋巴瘤、平滑肌肉瘤均表现为胃腔内巨大包块,多呈宽基底,表面较胃癌光滑,分叶少,胃黏膜推移。

四、残胃和残胃疾病

残胃的形态与术式有关。残胃常见的疾病有吻合口溃疡、残胃癌、吻合口梗阻、吻合口瘘等。

（一）吻合口溃疡（图6-66）

吻合口溃疡大多于手术后2年左右发病，约25%的病人并发出血或穿孔。临床症状类似于消化道溃疡。

1. X线

（1）龛影：大多数发生于吻合口，毕Ⅰ式者易发生于近端胃小弯，毕Ⅱ式易发生于远端空肠，溃疡特征与一般良性溃疡相同。

（2）黏膜改变：黏膜增多、增粗，走行紊乱。

（3）吻合口改变：吻合口不光整，壁尚柔软，钡剂通过时扩张尚好。严重者可有吻合口狭窄，钡剂排空受阻。

2. 鉴别诊断　典型溃疡病症状结合影像学表现可明确诊断，有时应与手术吻合口周围粘连牵拉形成假憩室鉴别，但后者形态可变。

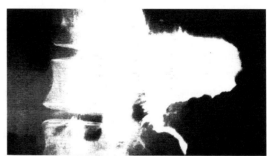
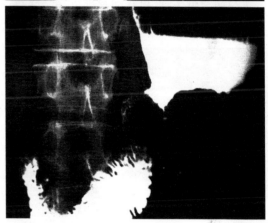

图6-66　残胃

胃大部切除术后（毕Ⅱ式）影像表现及吻合口情况

（二）吻合口梗阻

吻合口梗阻是指手术后吻合口水肿或吻合口瘢痕挛缩致狭窄，或者邻近肠襻粘连所产生的梗阻。

（1）残胃扩大，积气或积液，立位摄片可见气-液平。

（2）钡剂通过吻合口受阻，排空显著延迟。

（3）胃动力增强。

（三）残胃癌

残胃癌是指病灶切除术后，残胃内发生癌变，并引起症状。残胃癌多发生于术后10~15年。胃溃疡术后发生率高于十二指肠溃疡术后。临床表现类似于胃癌。

1. X线

（1）吻合口变窄，扩张受限。

（2）吻合口附近的胃壁僵硬，黏膜消失或不规则增粗。

（3）残胃腔内见形态不规则的充盈缺损，有时可见腔内龛影，严重者可有吻合口梗阻。

2. 鉴别诊断　残胃癌需与吻合口手术缝合不整齐、吻合口黏膜水肿、吻合口狭窄相鉴别，后者均表现为管壁柔软，吻合口钡剂通过时可扩张，边缘较规则且较光滑。

（四）吻合口瘘

吻合口瘘常发生于食管胃吻合术后 7~10 天，临床表现类似于穿孔。X 线表现见对比剂溢出消化道，游离于胸腔或在吻合口旁出现一囊袋状、裂隙状滞留的对比剂影。

五、十二指肠憩室

十二指肠憩室是肠壁肌层局部薄弱并向外突出而形成的囊袋样结构，90%~95% 位于十二指肠降部内侧面，距壶腹部 2.5cm 范围内多见，常见于 60~70 岁老人。

憩室多无症状，合并炎症时有类似胃炎或消化性溃疡症状，憩室炎可引起较严重的并发症，如胆道梗阻，憩室出血、穿孔等，并出现相应症状。

X 线钡餐检查（图 6-67）

（1）突向腔外的圆形、小囊袋状影，轮廓光整，可见十二指肠黏膜伸入其内。

（2）憩室壁柔软，可蠕动及排空，部分憩室内可见肠内容物形成的充盈缺损。

（3）憩室炎时，可见内壁不光整、黏膜紊乱，甚至可见小龛影。

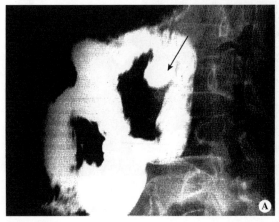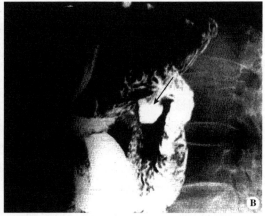

图 6-67　十二指肠憩室

十二指肠钡剂检查充盈相（A、B）示十二指肠腔外卵圆形袋状影，边缘光滑整齐，黏膜伸入其中（箭头）

六、腹 部 结 核

腹部结核常同时波及肠、腹膜、肠系膜及盆腔，亦可以某一种为主。腹部结核的感染途径有多种，多继发于肺结核。肠结核主要为带结核菌痰液直接侵入肠黏膜所致，腹膜、肠系膜及盆腔结核常为血行播散而来，也可在相邻的器官间直接蔓延。

病理表现：①肠结核分为溃疡型和增生型，以溃疡型多见，两者常并存。溃疡型结核首先是肠壁淋巴结干酪样坏死、黏膜溃烂，继之溃疡侵入黏膜下层、肌层、浆膜层甚至形成瘘管，最后引起肠管瘢痕狭窄；增殖型肠结核产生大量结核性肉芽组织和纤维增生，使黏膜隆起呈大小不等的结节，肠壁增厚，肠腔变硬狭窄。②腹膜结核病理上表现为不同程度的腹膜腔渗液，腹膜粟粒结节形成并增厚，肠系膜、肠管和肠系膜淋巴结粘连成团，其间有较多的干酪样坏死病灶。③肠系膜结核主要为肠系膜淋巴结肿大及干酪样变并相互融合。

腹部结核的临床表现主要有腹痛，伴有低热、腹泻、恶心呕吐、食欲减退、胀气，部分病例有肠梗阻症状或者可扪及包块,腹部常有柔韧感。

1. X线

(1)溃疡型肠结核

1)溃疡型肠结核好发于回盲部,常累及盲肠、结肠,也可发生于空肠、回肠。

2)激惹征(或称跳跃征):常发生于回盲瓣区域,钡剂通过迅速而不易充盈,末端回肠可呈细线状。

3)变形:病变肠管呈轻度不规则狭窄,结肠袋变浅甚至消失。

4)龛影:溃疡较深时,病变段肠管呈不规则锯齿状,常与正常段肠管相间。

(2)增殖型肠结核(图6-68)

1)病变段肠管呈小息肉样增生,形成大小不等的充盈缺损。

2)肠壁增厚,管腔变窄、变形,严重时产生肠梗阻。

3)肠管缩小变短,并见肠腔内黏膜紊乱且粗细不均。

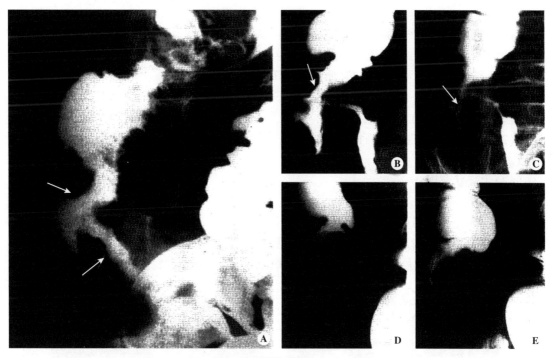

图6-68 肠结核(增殖型)

肠钡剂检查(A~E)示盲肠、升结肠管腔狭窄,管壁僵直、短缩,腔内见充盈缺损。回盲瓣及末段回肠均受累(白箭头)

(3)结核性腹膜炎

1)小肠广泛分节舒张、胀气和动力减退。

2)当大量腹水时,X线片示腹部密度增高。

3)钡餐见肠曲间距分开,或者被腹水挤集于中腹部,盆腔内无肠曲,形成飘浮状。肠曲间若有广泛性粘连、牵拉固定,可使肠管内钡剂充盈不均、肠管粗细不等、肠管排列双侧不对称等。腹膜的炎性粘连肿块可造成肠道的外压性改变。

(4)肠系膜结核

1)一般很少有直接征象。

2）常表现为肠功能紊乱,肠曲不规则舒张、分节和胀气。

3）近病变淋巴结的肠管由于炎症刺激也可有激惹征象。

4）若肿大的淋巴结成块,可造成肠管外压性改变。

5）病变愈合后可见淋巴结钙化。

2. 诊断、鉴别诊断及比较影像学 有肺结核病史者,出现慢性腹痛、低热、腹水,X 线钡餐及钡剂灌肠检查发现回盲部肠管有典型的激惹(跳跃)征,肠管狭窄、僵硬,尤其侵犯回盲瓣区,使回盲瓣增厚时应考虑肠结核。

回盲部区域的病变应与克罗恩病和淋巴瘤等鉴别。

肠结核一般用钡餐及钡剂灌肠检查。腹膜结核及肠系膜淋巴结结核可加用 CT和 MRI。

七、克罗恩病

克罗恩病也称为非特异性局限性肠炎,主要发生于回肠末端。

病理早期表现为一段肠管黏膜充血、水肿,病变发展可波及肌层和浆膜层,引起肠壁增厚,黏膜表面形成肉芽结节,也可以并发溃疡甚至穿孔。

临床主要为腹痛,可伴有发热、便秘或腹泻,食欲减退。

1. X 线(图 6-69)

(1)早期末端回肠黏膜皱襞增粗。

(2)充盈缺损:表现为卵石样或息肉样较为恒定,系黏膜下层受侵、大量肉芽组织增生所致。

(3)尖突状龛影。

(4)激惹征象。

(5)晚期充盈缺损更明显。肠壁增厚、变硬、狭窄。有时,结肠及回盲部受累。

2. 诊断、鉴别诊断及比较影像学 慢性腹痛、腹泻及 X 线钡餐检查见节段性肠管黏膜增粗,恒定的卵石样充盈缺损,尤其发生于回肠末端者,可考虑本病。

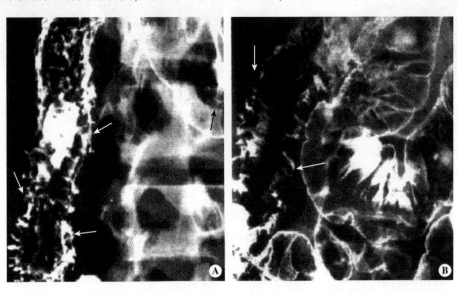

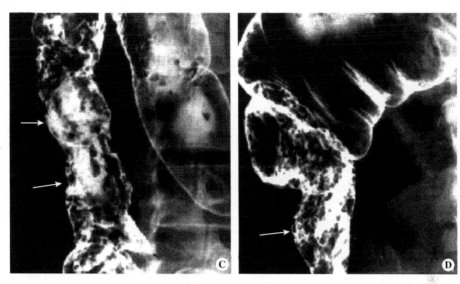

图 6-69　克罗恩病

肠钡剂检查(A~D)示升结肠纵横交错的线样溃疡;深的纽扣样溃疡,如"T"字形或领钮状;结肠袋增厚、
变浅、僵硬(黑白箭头)

克罗恩病与回盲部结核鉴别时要特别注意病变的形态,若以回肠末端的卵石样病变为
主,则应考虑克罗恩病(表 6-1)。

钡餐检查有利于早期发现黏膜病变及功能改变,CT 则有利于显示腹腔、腹壁脓肿等。

表 6-1　克罗恩病和肠结核的鉴别诊断

病种	肠结核	克罗恩病
好发部位	回盲部	回肠末端
主要的病理	溃疡	肉芽增生为主
X 线表现		
溃疡	肠管呈不规则锯齿状	尖突状龛影
增生	小息肉样	卵石征

八、结　肠　癌

结肠癌的发病率在消化道肿瘤中仅次于胃癌和食管癌,结肠癌多分布于直肠和乙状结
肠,约占 70%。

病理上分为四型,即增生型、溃疡型、浸润型和混合型,生长方式基本同胃癌。肿瘤生
长速度较慢,较晚才出现转移。

临床表现为腹痛,消化不良,果酱状便血,或大便带血,有时伴有腹泻、便秘。

1. X 线(图 6-70,图 6-71)

(1)增生型:主要为充盈缺损,周边的黏膜破坏中断或见小溃疡。气钡双重对比可显示
肿块的轮廓。

(2)溃疡型:主要为向腔内突起的龛影,与胃癌一样可以形成半月征。

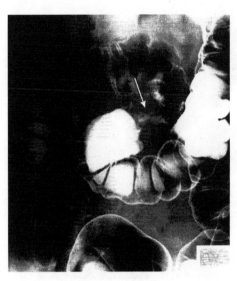

图 6-70　结肠癌

结肠气钡双重造影示肝曲结肠肠腔环形狭窄，
呈"苹果核"征

（3）浸润型：主要沿肠壁环形生长，使肠壁增厚、肠腔变窄，可见狭窄段黏膜纹呈锯齿状。

（4）混合型：常有两种以上表现混合存在，充盈缺损、龛影或狭窄并存。

2. CT

（1）CT 检查前应做清洁灌肠和保留灌肠。

（2）肠壁局限性或弥漫性增厚，管腔狭窄。

（3）肠壁及肠腔内见局限性肿块，管腔内见充盈缺损。

（4）肿块向腔外生长，侵犯周围组织器官，界限不清。

（5）腹膜后及肠系膜根部淋巴结肿大，肝内转移等。

3. 诊断、鉴别诊断及比较影像学　腹痛、便血、腹部包块及 X 线钡剂灌肠检查发现确切的充盈缺损，腔内龛影，环形不规则狭窄，肠壁僵硬可以确定诊断。

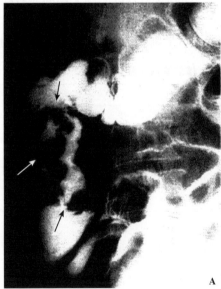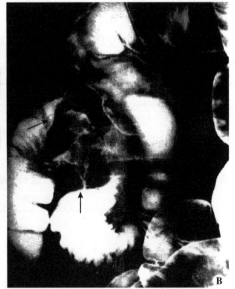

图 6-71　升结肠癌

结肠充盈相（A、B）示升结肠及肝曲结肠内不规则充盈缺损，管壁僵硬，管腔不规则狭窄（黑白箭头）

结肠癌需与慢性结肠炎引起的肠壁局限性狭窄、肠外肿块压迫、淋巴瘤等相鉴别。

结肠癌的影像学检查方法仍以钡剂灌肠尤其是气钡双重对比检查为主。CT、MRI 可以探知结肠癌的生长范围，有无周边转移和其他实质器官的转移，对治疗方案的选择起重要作用。

九、结肠息肉

直肠和乙状结肠是息肉的好发部位。病理上为带蒂或不带蒂的炎性增生结节或腺瘤性息肉。临床以无痛性便血为特征,常在排便终末时出血。本病多见于儿童。直肠息肉有时可以由肛门脱出。

1. X线(图6-72)

(1)气钡双重对比检查可显示息肉的全貌。

(2)充盈缺损边缘光滑,界限清楚。

(3)充气时可见带蒂和(或)宽基底光滑分叶状软组织肿块,表面常附着少量薄层钡剂。

(4)带蒂息肉有一定的活动度。

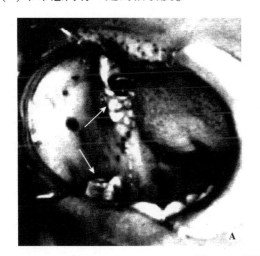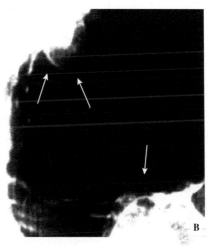

图6-72　结肠息肉

肠腔内可见多个大小不等的隆起样肿物,表面光滑(A);结肠气钡造影(B)示肠腔内隆起样肿物(白箭头)

2. 诊断、鉴别诊断及比较影像学　临床表现结合肠道肿块边缘光滑、无黏膜破坏,管腔扩张度好,有时有蒂,一般可确诊。结肠息肉可多发,检查前要清洁好肠道,以免误诊。

结肠息肉应与较小肠道恶性肿瘤鉴别,后者常有局部肠管僵硬,肠壁内陷,黏膜中断破坏。

目前检查方法仍以钡剂灌肠,尤其是气钡双重对比检查为主。CT仿真内镜对显示息肉亦有一定价值。

第六节　肝脏疾病

一、概　　述

(一) 正常解剖

肝脏的分段(图6-73):肝脏解剖上分为8个肝段,分界标志是肝静脉和门静脉分支。

尾叶为第一段比较一致,其他7段略有差别。

欧洲分段是以肝静脉为界,左肝分为2、3、4段,右肝分为5、6、7、8段。

美国分段以主肝裂(胆囊窝)为界,左肝分为2、3段,右肝分为4、5、6、7、8段。

目前国际上大都采用 Couinaud 分段法,即左右肝五叶、八段分法。以门静脉三级分支的供血作为分段标准,这种分法符合目前外科肝段切除的要求。

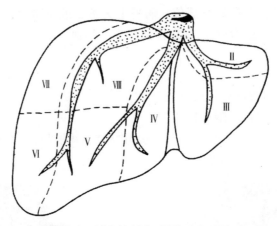

图 6-73 肝段的划分(尾状叶未显示)

具体分法为:左半肝分为尾状叶(段Ⅰ)、左外叶和左内叶(段Ⅳ),其中左外叶又分为左外上段(段Ⅱ)和左外下段(段Ⅲ);右半肝分为右前叶和右后叶,右前叶又分为右前下段(段Ⅴ)和右前上段(段Ⅷ),右后叶又分为右后下段(段Ⅵ)和右后上段(段Ⅶ)

(二)肝的韧带

肝韧带及间隙见图 6-74。

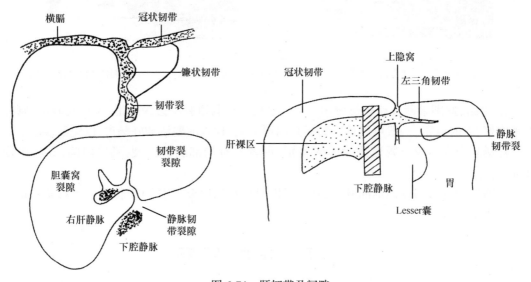

图 6-74 肝韧带及间隙

1. 多普勒超声波形(图 6-75)

(1)肝静脉:三相流动型,动脉收缩(右室)。

(2)门静脉:低流速,随呼吸变化明显,三尖瓣反流时可见门静脉搏动。

(3)肝静脉:低阻抗,动脉血流型,有时血流方向与门静脉一致。

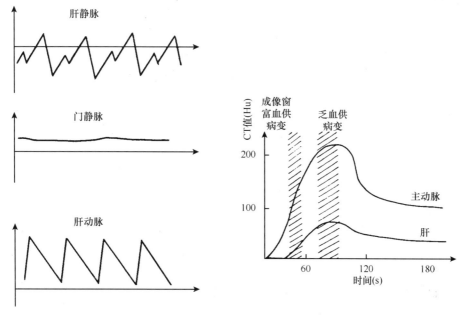

图 6-75　多普勒超声波形

2. CT 增强技术

（1）血流和对比剂：肝动脉供应肝的 25% 血供，门静脉供应肝的 75% 血供，大部分肿瘤只有肝动脉供血。

（2）CT 动态团注：80~100ml 含碘静脉对比剂，注射速率为 2~3.5ml/s；25s 延迟扫描肝动脉期（观察病灶肝动脉供血状况）；60s 延迟扫描门静脉期（观察门静脉供血状况）。

多层螺旋 CT 扫描速度极快，5~6s 即可扫描完整个肝脏，所以最好的强化方式为应用对比剂检测激发扫描技术，可以保证动脉期扫描，不至于受循环速度的影响。

3. 经动脉门静脉造影（CTAP）

导管插入脾动脉或肠系膜上动脉（SMA），对比剂注射速率为 1.5~3ml/s，延迟 30s 扫描，肝硬化病人慎重强化扫描。

CTAP 时肝脏明显强化，大多数恶性肿瘤呈低密度，但是要注意与非肿瘤性充盈缺损鉴别：段的充盈缺损和叶的充盈缺损，主要是因为血供解剖变异所致，如导管插入脾动脉，肝右动脉却发自肠系膜上动脉。楔形、斑驳样充盈缺损，主要是血流速度不一致造成的。肿瘤的充盈缺损是圆形或椭圆形。

二、弥漫性病变

（一）肝炎

1. 病因

（1）病毒性肝炎：肝炎病毒如 A、B、非 A 非 B、Delta 等，以及其他病毒。

（2）化学性肝炎：乙醇、药物（氟烷、氯丙嗪、苯妥英钠、甲基多巴等）、毒素（四氯化碳）。

2. 超声表现

胆囊壁增厚；急性期门静脉回声增强，慢性期回声减低；回声改变的形态难以描述，操作者体会不一致，但是脂肪浸润导致回声增加是一致的。

（二）肝硬化

1. 分型 肝硬化是指肝的纤维化和缺少中央静脉的结节灶形成,分为以下两型。

（1）慢性硬化性肝硬化:肝细胞再生活性小,小结节形成,肝脏质硬、体积小。

（2）结节性肝硬化:多发小结节形成,早期肝脏体积增大。

2. 病因

（1）乙型肝炎(亚洲最常见)。

（2）酒精性肝硬化(欧美最常见)。

（3）胆汁性肝硬化。

（4）含铁血黄素沉着症。

（5）罕见病因:肝豆状核变性、药物。

3. 影像学表现

（1）肝脏:超声表现为体积缩小,光点增粗,回声增强,不均质;表面结节;再生结节表现为低回声。CT 对于早期肝硬化的敏感性较低,对于轻度脂肪变性的敏感性也很低,不适合作为早期肝硬化的诊断方法。超声和 CT 都能观察到肝段比例失调现象,如左叶大于右叶、左外侧段增大而内侧段缩小、尾叶与右叶比大于 0.6。

（2）静脉:门静脉高压(肝楔形压大于 10mmHg);侧支循环形成(胃左、食管旁、肠系膜、腹膜后、脾静脉)。

（3）脾大、腹水。

4. 并发症

（1）肝细胞癌是肝硬化的主要并发症。

（2）食管静脉曲张导致消化道出血。

（三）脂肪肝

1. 病因 肥胖(最常见),酗酒,营养过剩,镇静药物,化疗,肝炎,类固醇增多,皮质醇增多症。

2. 影像学表现

（1）概述:脂肪浸润多表现为地图样形态,很少类似肿瘤形态;局灶性脂肪浸润最常见于镰状韧带旁,左内侧叶前外边缘,多见于段 1 和段 4;无占位效应(即内部血管走行和结构正常),随时间变化较快。

（2）超声表现:脂肪的增多增加肝脏的回声强度;观察标准(最常应用):正常肾皮质回声明显低于肝脏,肝内血管纹理模糊,膈肌观察不到(由于声束衰减)。

（3）CT 表现:脂肪浸润部分低密度,正常部分相对高密度;正常肝脏的 CT 值高于脾 8Hu,每克肝脏增加 1mg 三酰甘油,CT 值降低 1.6Hu,脂肪浸润肝脏密度等于或低于脾脏密度。非增强 CT 图像中门静脉和肝静脉密度相对升高(肝脏密度减低所致)甚至高于肝脏密度。

（四）糖原蓄积性疾病

糖原蓄积性疾病指酶的缺乏导致肝和其他器官多糖的蓄积。

影像学表现:①肝原发征象,肝大,超声回声增强(类似脂肪肝);CT 密度升高(55～90Hu);②其他器官,肾肥大;③肝脏并发症,肝腺瘤、肝细胞癌。

（五）戈谢病

1. 概述　本病是由于葡萄糖脑苷脂酶的缺乏，导致 RES 细胞内神经酰胺的蓄积。临床表现：肝脾大、肝功能下降、含铁血黄素沉着；骨髓象表现为贫血、白细胞减少、血小板减少；骨痛。

2. 影像学表现　肝大；脾大，局灶梗死，CT 表现为低密度，超声表现为强回声；肌肉骨骼：股骨埃伦迈厄氏烧瓶形畸形，骨质减少，多灶性溶骨性病灶，股骨头无菌性坏死。

（六）含铁血黄素沉着症

1. 分类

（1）原发性含铁血黄素沉着症（小肠黏膜缺损，导致铁的吸收过多），临床表现：青铜色糖尿病、肝硬化、色素沉着过度。

（2）继发性含铁血黄素沉着症：多次输血、大手术出血。

2. 影像学表现

（1）超声：肝脏回声增强。

（2）CT：肝密度增高，明显超过脾脏（大于 70Hu）；肝内血管呈明显相对低密度。

（3）MRI：肝、脾在 T_2WI 明显低信号；其他组织器官信号降低：淋巴结、骨髓、垂体、心脏、肾上腺和肠道；在原发性含铁血黄素沉着症中，胰腺也表现为低信号。

并发症：肝细胞癌。

三、感　　染

（一）脓肿

病因：下段胆管炎、外伤、手术、门静脉炎。

影像学表现：CT 表现为低密度环形强化；"双靶征"（脓肿壁增强伴环绕低密度水肿）；30% 含气体；任何种类脓肿都可以经皮穿刺引流，尤其是深部脓肿、治疗无效者、不适合外科手术者。

（二）阿米巴脓肿

病原体：溶组织内阿米巴。

影像学表现：不含气体的脓肿；边缘不规则，毛糙；内部分隔（30%）；多发（25%）。

治疗：甲硝唑；引流：药物治疗无效者、不适合外科手术者。

（三）包虫病

1. 病原体　人是狗细粒棘球绦虫的中间宿主，蚴穿过小肠黏膜，播散到肝和肺，然后到脾、肾、骨和中枢神经系统。此病最多发的是那些用犬帮助畜牧的国家（如希腊、阿根廷、新西兰）。大多数病人都是孩提时染病，最初只有 5mm，然后以每年 1cm 的速度增大，直到出现症状。

2. 影像学表现（图 6-76）

（1）细粒棘球绦虫：边缘锐利的囊（多房多于单房），直径较大，子囊位于大囊中（多分隔囊），囊壁类环状钙化，占 30%，双边征（囊内、囊周低密度），囊壁增强。

（2）多房棘球绦虫：边缘不清，肝内多灶低密度病变；病灶浸润性生长（慢性肉芽肿并坏死、囊变）；针状和不完全钙化，不是边缘钙化。

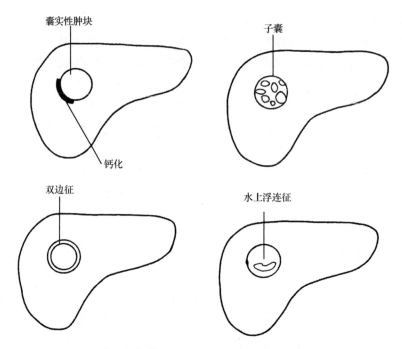

图 6-76　包虫病的影像学表现

3. 并发症　破入腹膜腔、胸膜和心包腔内；由于胆管树的外压或内部阻塞出现黄疸。

4. 经皮引流　可以外科手术；经皮引流用于不适合外科手术者，过敏性休克发生率仅为 0.5%，哮喘为 3%；引流液中只有 70% 看到包虫碎片。

四、肿　瘤

（一）概述

肿瘤分类见表 6-2。

表 6-2　肝脏肿瘤分类

来源	良性	恶性
肝细胞	腺瘤	肝细胞癌（HCC）
	局灶性增生结节（FNH）	纤维板层样肝癌
	再生结节	肝母细胞瘤
胆管细胞	胆管腺瘤	胆管细胞癌
	胆管囊腺瘤	囊腺癌
间质	海绵状血管瘤	血管肉瘤
	纤维瘤、脂肪瘤等	原发性淋巴瘤（AIDS）
异位组织	肾上腺	转移瘤
	胰腺	

超声最容易分辨囊性和实性病灶，进一步分辨要用增强 CT 和 MRI，两个主要鉴别征象：密度（信号强度）和形态特点。大部分（除了海绵状血管瘤）要靠活检，但是对于小于

1cm 者非常困难。

（二）海绵状血管瘤

1. 概述 海绵状血管瘤的发病率占人口的 4% ~ 7% ,80% 为女性。怀孕和雌激素应用期间可以增大,分两种类型:典型海绵状血管瘤,小,无症状,偶然发现;巨大海绵状血管瘤,大于 5cm,有症状,如出血、栓塞;卡萨巴赫-梅里特(Kasabach-Memtt)综合征,血管瘤中血小板的坏死导致血小板减少症(少见)。

2. 影像学表现

(1)超声:强回声,约占 80%;低回声,约占 10%,特别易发生于脂肪肝;巨大血管瘤可以为不均质回声;多普勒可以显示周边无回声的血管;常见后方回声增强(尤其是低回声病灶)。

(2)CT:非增强图像中为低密度,边缘清晰;团注增强动态扫描可见球形或结节状明显强化;延迟数分钟后扫描,对比剂充填整个病灶(巨大血管瘤可能延迟时间更长),注意有时转移瘤也可以这样强化方式。

(3)MRI:重 T_2 加权图像明显高信号(与脑脊液相似),称为"灯泡征"。

(4)SPECT:动态图像早期活性减低;血池图像(延迟 1~2h)活性增加;只用于小于 3cm 的病灶(空间分辨力受限)。

（三）局灶性结节性增生(FNH)

1. 概述 少见肝脏肿瘤,常见于年轻女性(75%)。由肝细胞、Kupffer 细胞和胆管构成,与口服避孕药有关。保守治疗,无恶变倾向,20% 为多发。

2. 影像学表现 肿块常常难以发现,由于是正常肝细胞、Kupffer 细胞和胆管成分,故多表现为等密度(CT)、等信号强度(MRI)、等回声(超声);常见中央纤维瘢痕;血管造影为富血管病灶;SPECT,70% 吸收增加或正常,30% 吸收降低。

（四）腺瘤

1. 概述 腺瘤由肝细胞构成,无 Kupffer 细胞和胆管(SPECT 冷结节),较 FNH 少见。与口服避孕药和患糖原蓄积性疾病有关。停止激素治疗可完全消失。并发症有出血、梗死和恶变。

2. 影像学表现 腺瘤通常为结节状,有包膜;CT 周边低密度(肝细胞脂肪蓄积);超声无特异性(等回声、低回声、强回声均有);SPECT 为冷结节;血管造影无特定表现,可以为富血管、乏血管,无新生血管、血池和动静脉分流。

（五）肝细胞癌(HCC)

1. 概述 肝细胞癌为最常见的原发性恶性肿瘤,发病率:亚洲、非洲、日本,占 5% ~ 20%;西半球,占 0.2% ~ 0.8%。

高危因素:肝硬化,5% 发展为肝癌;慢性乙型肝炎,10% 发展为肝癌;肝中毒(黄曲霉素、口服避孕药等);少年时期代谢性疾病(糖原蓄积性疾病,半乳糖血症)。

2. 影像学表现 分三型:结节型(25%)、多发型(25%)、弥漫型(40%)。

常见门静脉(35%)和肝静脉(25%)受侵。

转移:肺>肾上腺、淋巴结>骨(尸解 10% ~ 20%,骨转移),多继发于不正常的肝脏(肝硬化、含铁血黄素沉着症)。

(1)CT:低密度肿块;脂肪肝时病灶可以是高密度;团注增强动脉期病灶强化(肿瘤动脉

供血、明显的动静脉分流均导致早期强化),密度明显高于正常肝脏,可以弥漫性强化,也可以部分强化。门静脉期扫描与肝脏相比呈低密度。此期最容易观察静脉的受侵,充盈缺损是门静脉瘤栓形成的有力证据。纤维板层样肝癌可见肿块中心车轮样低密度区,延迟扫描仍然不强化,这是和 FNH 的重要鉴别点。

(2)超声:大多数小肝癌是低回声,大肝癌多为不均质回声,纤维板层样肝癌为强回声。多普勒超声:高速高阻型,肿瘤供血血管可以显示。

(3)MRI:T_1WI 50% 呈高信号(由于含脂肪成分),50% 呈等信号或低信号(不含脂肪),25%~40% 可见低信号包膜。T_2WI 呈略高信号。

(4)血管造影:富血管,特征性动静脉分流,扩张动脉供血。

(六) 转移瘤

1. 概述　30% 死于恶性肿瘤的病人都有肝转移瘤。结直肠癌的最高发转移部位就是肝脏,顺序为结肠>胃>胰腺>乳腺、肺。高达 20% 的病人死于肝转移而不是原发肿瘤。

病灶检出敏感性:CTAP>大剂量延迟 CT>增强 CT、MRI>超声>非增强 CT。

2. 超声表现

(1)中强回声转移:胃肠道、血行转移、肝细胞癌。

(2)低回声转移:大多数乏血供转移、淋巴瘤。

(3)"牛眼征"(低回声伴强回声晕环):虽然不是特异性,但是常见于肺癌;低回声环代表受压的肝组织、肿瘤纤维化。

(4)钙化性转移:强回声伴声影,所有黏蛋白性转移,结肠>甲状腺、卵巢、肾脏、胃。

(5)囊性转移:血管平滑肌瘤的坏死、黏液性转移。

强化扫描对于怀疑肝转移瘤是非常必要的,边缘不锐利的环状强化最常见。结直肠癌的转移瘤强化前就可以表现为略高密度结节。有些转移瘤与肝囊肿非常相似,要注意鉴别。

(七) 肝肿瘤的乙醇消融治疗

1. 适应证　肝细胞癌:无肝外转移、小于 5cm(含 5cm)的单发或多发。转移瘤:小于 5cm(含 5cm),富含血供。

2. 程序

(1)用 CT 或超声定位。

(2)20G 穿刺针进入肿瘤中心,尽量避免多点穿刺。

(3)缓慢注入无水乙醇,每个病灶 10~30ml。

(4)抽出穿刺针。

(5)每个病灶至少治疗 3 次,或直到病灶消失。

3. 并发症　最常见为出血,少见疼痛和发热。

4. 效果　与外科手术等效,大病灶治疗较为困难,转移瘤效果不佳(乙醇弥散不理想,无包膜)。

五、肝 脏 创 伤

肝脏创伤是腹内创伤最常见受累的脏器,同时必须排除其他脏器受累(肠道、脾)。

肝脏创伤分为两型(图 6-77):被膜下血肿,肝被膜下新月形等密度或高密度积液,多为钝伤所致。撕裂伤,与增强肝实质比较,为单发或多发低密度灶。血块可以表现为高密度,多为贯通伤或钝伤引起。

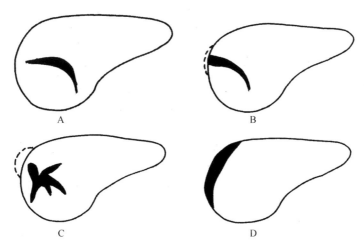

图 6-77　肝脏创伤分型

A. 单纯性肝内撕裂伤;B. 肝裂伤延伸至肝被膜;C. 肝脏复合伤,星状裂伤;D. 肝被膜下血肿

六、血 管 异 常

(一)门静脉高压

1. 概述　诊断标准:肝边缘压力大于 10mmHg。

原因:①窦前性,肝外(门静脉阻塞),栓子、外来压迫;肝内(门静脉分支阻塞),肝纤维化(先天、中毒、肝豆状核变性、结节病)、感染(疟疾、血吸虫病)。②窦性,肝硬化,硬化性胆管炎。③窦后性,巴德-吉利亚综合征,充血性心力衰竭。

2. 影像学表现

(1)门静脉直径大于 13mm。

(2)侧支循环建立:胃食管静脉、冠状静脉、奇静脉曲张,肠系膜上静脉曲张,脾肾静脉、肠系膜下静脉、脐静脉再通,与膈、肾上腺和肾静脉交通的腹膜后侧支建立。

(3)脾大。

(4)腹水。

(二)巴德-吉利亚综合征

1. 概述　肝静脉主干、肝静脉分支和(或)下腔静脉栓塞,并门静脉扩张。临床表现为腹水、疼痛、脾大。

主要原因:原发性,占 50%·75%;继发性,占 25%～50%。凝血异常、肿瘤(肝细胞癌、胰腺癌)、创伤、口服避孕药、化疗。

2. 影像学表现

(1)静脉:肝静脉缺如,下腔静脉反流、涡流、血流减少,门静脉血流减低甚至反流,肝内侧支循环建立,下腔静脉肝内段狭窄。

(2)肝实质:出血性梗死,在超声上为低回声;尾状叶增大(附属静脉直接进入下腔静脉),右叶缩小。

(3)CT:中心实质密度明显增强,早期地图样强化(肝静脉区域不强化,门静脉区域强化,二者交错),延迟逐渐均质强化,侧支血管扩张强化(腰升静脉、奇静脉与半奇静脉扩张)。

(三)门静脉血栓形成

1. 形成原因 恶性肿瘤(肝细胞癌),慢性胰腺炎,肝炎,创伤,分流术后,高凝状态(怀孕)。

2. 超声表现

(1)急性期:静脉内实性回声,门静脉增宽,门静脉反向血流。

(2)慢性期:可见侧支循环再通,门静脉海绵样变性(肝门可见多条蠕虫样血管,向肝血流),脾大、腹水。

(四)肝动脉瘤

腹部动脉瘤的发病率顺序为腹主动脉>髂动脉>脾动脉>肝动脉。约10%的肝动脉瘤发生破裂。假性动脉瘤主要继发于胰腺炎。

七、肝 移 植

(一)并发症

上消化道出血,胆管梗阻、漏、瘘,肝动脉血栓,肝静脉血栓,排异反应,占40%。

(二)并发症的影像学表现

1. CT 肺不张和胸腔积液是最常见的CT征象,肝门旁密度增高是常见(70%)和典型征象,腹水(40%),脾大,腹膜腔非感染性积液,脓肿(肝、脾、肝周、胰腺),肝梗死(10%),肝错构瘤,胆汁淤积,脾梗死,肝脏钙化,下腔静脉血栓,肝动脉假性动脉瘤,肝肿瘤复发。

2. ERCP 伴有肝动脉狭窄的病人中80%胆管造影不正常(缺血性),包括非吻合口狭窄,占25%(在肝动脉狭窄的病人中上升到50%);吻合口狭窄,占5%;腔内充盈缺损(胆汁淤积、铸型)占5%;胆漏,小于5%。

第七节 胆 道 疾 病
一、先天性胆管囊肿

先天性胆管囊肿是一类少见的胆管先天性异常,系先天性胆管壁发育不全所致,病因不明。按囊肿发生的位置和形态,本病又分为以下五种类型(Todani分型)。

Ⅰ型:又称为胆总管囊肿,最常见,占80%~90%,局限于胆总管。根据囊肿的形态,又分为三种亚型:I_A为囊状扩张;I_B为节段性扩张;I_C为梭形扩张。

Ⅱ型:为胆总管单发憩室,占2%。

Ⅲ型:为局限在胆总管十二指肠壁内段的小囊状扩张,占1.4%~5.0%。

Ⅳ型:为肝内和肝外(ⅣA型)或肝外胆管(ⅣB型)多发性囊肿,前者约占19%,而后者十分罕见。

Ⅴ型:即先天性肝内胆管扩张,为单发或多发肝内胆管囊肿。

临床先天性胆管囊肿多见于婴幼儿和青年人。女性发病较男性多见,男女之比为1:(3~4)。临床表现主要有黄疸、腹痛和腹部包块三大症状,但仅有1/4病人同时出现这三大症状。婴儿的主要症状是黄疸、无胆汁大便和肝大等梗阻性黄疸症状。成年病人从幼儿开始常有间歇性发热、黄疸或腹痛的病史。

1. X 线

（1）X 线片可见肝内多发小结石（Ⅳ型、Ⅴ型）。

（2）胃、十二指肠钡餐可见十二指肠弧扩大，胃窦压向腹侧，呈"压征"（Ⅰ、Ⅱ型）。

（3）ERCP 和 PTC 显示肝内、外胆管扩张，扩张的胆管彼此相通，无明显梗阻。

（4）根据肝内、外胆管扩张的范围、大小、形态及与正常段胆管的关系，可明确先天性胆管囊肿的分型。

2. CT

（1）Ⅰ型和Ⅱ型

1）肝门区见液性密度（囊性）占位病变。

2）病灶内密度均匀，边缘光滑，壁薄而均匀，厚度一般小于 2mm。

3）肝内胆管无扩张或仅轻度扩张，扩张的肝内胆管呈球状或梭状，外周胆管几乎不扩张。

4）胆总管高度扩张，直径可达 10cm 以上，邻近组织器官受挤压、推移。

5）注射胆影葡胺或口服胆囊对比剂后 CT 扫描，可见对比剂进入囊肿内。

（2）Ⅴ型

1）肝实质内圆形、条状、分支状液体性低密度影，合并结石时则为高密度。

2）囊性病变呈节段性分布，彼此之间或其边缘上可见轻度扩张的细小胆管与囊状影相通。

3）增强扫描无强化，但注射胆影葡胺后病变成为分支状或囊状高密度。

3. MRI

（1）MR 表现与 CT 上形态相仿，在 T_1WI 上呈均匀低信号，在 T_2WI 上呈明亮高信号。

（2）MRCP 能显示扩张胆管的形态、位置及范围，类似于 PTC 中所见。

4. 诊断、鉴别诊断及比较影像学　影像学上表现为肝内和（或）肝外胆管单发或多发囊性扩张，且囊性病灶与胆道相通，并能排除梗阻性胆管扩张，即可诊断为本病。

鉴别诊断中首先要排除结石或肿瘤所导致的胆道梗阻，胆道梗阻时胆管由近端向远端成比例扩张，并有明确梗阻部位。

Ⅰ型和Ⅱ型胆管囊肿需与右上腹部其他囊性包块，如肝囊肿、胰腺假性囊肿、肠系膜囊肿、肾和肾上腺囊肿相鉴别，囊肿是否与胆道相通是鉴别诊断的关键。

Ⅳ型和Ⅴ型胆管囊肿还应与肝内多发性囊肿、多囊肝及炎性胆管扩张相鉴别。肝内多发性囊肿及多囊肝的囊性病灶不与胆管相通，常合并肾脏或其他脏器囊肿；炎性胆管扩张呈串珠样改变，胆管壁增厚明显。

X 线片对本病的诊断价值不大。PTC 虽然诊断准确性较高，但因为其创伤性，现已较少采用。CT 和 MRI 能很好地显示肝内、肝外胆管扩张，明确本病的诊断，且 MRCP 能直观显示胆管扩张的形态、大小、范围、位置，并能做出分型诊断，是目前诊断先天性胆管囊状扩张的最佳方法。

二、胆囊炎和胆石症

胆囊炎和胆石症常互为因果，在胆囊炎症的基础上，容易继发胆囊结石，而胆囊结石的病人绝大多数都伴有不同程度的胆囊炎。

胆囊炎又分为急性和慢性。急性胆囊炎多因梗阻、感染等引起,病理上分为急性单纯性胆囊炎、急性化脓性胆囊炎和急性坏疽性胆囊炎三种。病理上主要表现为胆囊黏膜的炎症充血、水肿,胆囊腔内充满炎性分泌物(急性单纯型),如炎症波及胆囊全部,则浆膜面亦可见纤维素渗出(急性化脓型),严重者可有胆囊壁缺血、坏死甚至穿孔(急性坏疽型)。慢性胆囊炎可以为急性胆囊炎反复发作的结果,也可开始即为慢性,往往与胆结石共存。病理上慢性胆囊炎主要为胆囊壁增厚、纤维组织增生和黏膜萎缩,胆囊可萎缩变小,也可因积水而增大。

胆囊结石以胆固醇结石最为常见,其次为混合结石。按其化学成分可将胆石症分为三种类型:①胆固醇类结石,胆固醇含量占80%以上,常单发,体积较大,直径为0.5~5cm,呈球形或椭圆形。②胆色素类结石,胆固醇含量少于25%,呈泥沙样细小颗粒。③混合类结石,胆固醇含量占55%~70%,由胆红素钙、胆固醇和碳酸钙以不同比例混合组成,常多发,颗粒较小,直径一般小于1.0cm,相互堆砌成多面体。

临床上胆囊炎和胆石症的发病年龄在30~50岁,以女性多见,男女之比为1:(1.5~2)。急性期表现为右上腹痛,向右肩胛区放射,同时可伴有高热、畏寒、轻度黄疸等。体检见右上腹压痛、肌紧张、墨菲征阳性。慢性胆囊炎和胆石症,主要有右上腹痛、不适感或腹胀。急性发作时表现同急性胆囊炎。

1. X线

(1)X线片只能显示胆囊区不透X线的高密度结石。

(2)口服碘番酸或静脉注射胆影葡胺可显示胆囊阴性结石,表现为胆囊内可移动的低密度充盈缺损,圆形或多边形,单个或多个。

(3)同时通过胆囊的排泄和浓缩情况,判断有无胆囊炎的存在,但诊断价值有限。

2. CT

(1)胆结石

1)高密度结石:圆形或多边形,大小、数目不等。

2)等密度结石:平扫不易发现,胆影葡胺增强表现为胆囊内可移动充盈缺损。

3)低密度结石。

4)环状结石。

(2)急性胆囊炎

1)胆囊体积增大,胆囊壁增厚,可超过3mm。

2)胆囊腔内呈水样低密度,当并发化脓或有出血时,密度可升高。

3)胆囊周围可见环形低密度区,为胆囊周围水肿。

4)可合并有胆囊结石。

(3)慢性胆囊炎

1)胆囊体积多缩小,但亦可增大。

2)胆囊壁均匀增厚,有时可见囊壁钙化。

3)增强扫描可见增厚的胆囊壁均匀强化。

4)常合并有胆囊结石。

3. MRI

(1)胆囊结石

1)多数结石在平扫T_1WI上与胆汁信号相似,少数结石明显高于胆汁。

2)在 T_2WI 上胆汁均呈明显高信号,而结石在高信号胆汁的衬托下呈现低信号充盈缺损。

（2）急性胆囊炎

1)胆囊形态及胆囊壁的表现同 CT。

2)胆囊腔内液体及周围水肿带在 T_1WI 上均呈低信号,在 T_2WI 上呈高信号。

3)偶尔可见胆囊内积气征象。

（3）慢性胆囊炎

1)胆囊腔缩小,胆囊壁均匀性增厚。

2)常合并有胆囊结石。

4. 诊断、鉴别诊断及比较影像学　多数急性胆囊炎、慢性胆囊炎急性发作及胆囊结石根据临床症状、体征、实验室检查及影像学表现可初步确立诊断。

不典型的结石需与胆囊内黏稠的脓汁或胆泥团、胆囊癌等相鉴别。

慢性胆囊炎需与胆囊癌和胆囊腺肌样增生症相鉴别。胆囊癌引起的胆囊壁增厚显著且不规则,同时胆囊内可见软组织肿块,如有邻近肝实质受侵则可明确诊断;胆囊腺肌样增生症亦有胆囊壁增厚,其特点为囊壁内有较多小囊腔。

X 线片对本病的诊断价值有限,部分典型病例经 USG 检查即可明确诊断。对那些诊断有困难者,可考虑应用 CT 或 MRI 检查,以明确诊断。

三、胆 道 梗 阻

胆道梗阻在临床上较为常见,是由多种疾病引起的一种征象,其原因往往是胆管腔内的病变造成的或管腔外病变压迫造成的管腔狭窄,导致肝内、肝外胆管扩张。对胆道梗阻的影像诊断,主要从三个方面考虑:第一,有无胆道梗阻存在;第二,胆道梗阻的部位(即定位诊断);第三,胆管梗阻的原因(即定性诊断)。

（一）胆道梗阻的判断

（1）正常情况下,在 CT 和 MRI 上均不显示肝内胆管。一旦见到肝内胆管,即可说明有肝内胆管扩张。

（2）可局限于肝脏的某一叶,亦可整个肝内胆管普遍性扩张。

（3）表现为边界清楚的条状、分支状或圆点状的水样低密度影,无强化。

（4）肝外胆管(包括肝总管及胆总管)直径在 7~9mm 时,可疑有肝外胆管扩张,需结合临床来判断有无肝外胆管扩张。大于 9mm 时,即有肝外胆管扩张。

（二）梗阻平面的判断

左、右肝管汇合处以下的肝外胆管梗阻,按其发生的部位分为胰腺上段、胰头段和壶腹段部位的梗阻,判断梗阻部位的方法有以下两种。

1. 观察扩张的肝外胆管囊环周围的解剖结构

（1）胰腺上段:扩张的肝外胆管囊环位于肝门静脉的右前方、肝动脉的右侧,周围无胰腺组织围绕。

（2）胰头段:扩张的肝外胆管囊环周围已有胰腺组织围绕。

（3）壶腹段:扩张的肝外胆管囊环位于胰头的钩突部。

2. 数扩张的肝外胆管环数

（1）以 10mm 为层厚的 CT 扫描中，以肝门区左、右肝管汇合点为第一环计数，结合肝外胆管扩张，按扩张胆管环数的多少来确定梗阻的部位。

（2）胰腺上段：0~2 个环。

（3）胰腺段：3~6 个环。

（4）壶腹段：7~8 个环。

（三）梗阻原因诊断（图 6-78~图 6-80）

1. 胆管扩张的程度、形态与良、恶性梗阻的关系

（1）肝内胆管扩张

1）程度：轻度，扩张肝内胆管仅限于近肝门区内带，肝管直径小于 10mm。中度，扩张肝内胆管达肝实质中带，肝管直径为 10~15mm。重度，扩张肝内胆管达肝实质外带，肝管直径大于 15mm。

2）形态：枯枝状，仅于肝门附近见少数胆管显影呈细条状，由近及远逐渐变细。残根状，肝内胆管近端扩张较显著，而远端突然变细。软藤状，肝内胆管从肝门向肝脏周围扩张，走行迂曲。

良性梗阻多为轻度胆管扩张或呈枯枝状，即使是中度扩张也极少呈软藤状，而较多呈残根状。恶性梗阻胆管扩张往往是中、重度的，且多呈软藤状。

（2）肝外胆管扩张末端的变化

1）扩张的肝外胆管逐渐变细：指在 10mm 层厚、层距的 CT 扫描图像上，扩张的肝外胆管变细变化超过连续 3 个或 3 个以上层面。此为良性梗阻的特征。

2）扩张的肝外胆管突然中断或不规则变细：指在 10mm 层厚、层距的 CT 扫描图像上，扩张肝外胆管变细或消失变化仅在连续的 2 个层面之内，此时提示梗阻高度怀疑为恶性。如在梗阻部位发现软组织肿块，则可确诊为恶性。

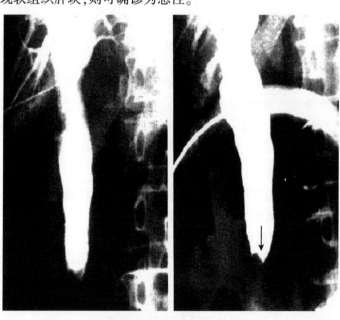

图 6-78　胆石症

PCT 示胆总管下端结石引起的腔内充盈缺损（箭头）

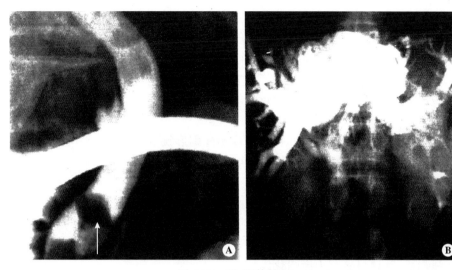

图 6-79　肝、胆管结石

ERCP(A、B)示胆总管结石引起的充盈缺损(白箭头),梗阻平面以上胆总管及肝内胆管明显扩张

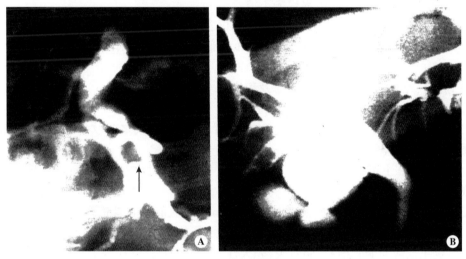

图 6-80　胆、胆管结石

ERCP(A、B)示胆总管下段充盈缺损(结石,箭头所示),肝内胆管及胆囊明显扩张

2. 梗阻的部位与良、恶性的关系

(1)高位胆道梗阻(即梗阻平面在胰腺上段、肝门区):绝大多数为恶性梗阻,最常见的病因为胆管癌,其次为肝门区淋巴结转移瘤。此外,还有肝癌、胆囊癌等。

(2)中位胆管梗阻(即梗阻部位在胰腺段):多数为恶性梗阻,最常见的病因为胰头癌,亦可为胆管癌或壶腹癌。少数情况可能为良性梗阻,如胰腺炎、胆管结石等。

(3)低位胆管梗阻(即梗阻部位在壶腹部):良性和恶性梗阻均可发生在此处,两者发生的比例相近。恶性梗阻最常见的原因为壶腹癌,良性梗阻的常见原因有胆总管结石、硬化性十二指肠乳头炎等。

四、胆　管　癌

胆管癌可发生于肝内(左叶多见)、肝门区及胆总管,其中以肝门区左、右肝管汇合处最多见,约占 50%。病理上胆管癌以乳头状腺癌和黏液性腺癌最多见。发生于肝内和肝门区的胆管癌肿块可不明显,但通常引起较明显的梗阻性黄疸。

1. CT

(1)胆总管癌

1)壶腹段或胰腺段胆管梗阻,病变近端的胆总管及肝内胆管明显扩张,呈软藤状,胆管壁较薄。

2)在梗阻部位见胆总管突然中断,或出现不规则形狭窄。

3)部分病例在胆总管中断处可见腔内软组织肿块。

4)增强扫描肿块呈轻至中度强化。

(2)肝门区胆管癌

1)肝内胆管中至重度扩张,呈软藤状。

2)肝门区左、右肝管汇合处见软组织肿块,呈略低密度。

3)增强扫描,肿块呈轻至中度强化。

(3)肝内胆管癌

1)肝内局限性低密度灶,边界模糊不清。

2)相应区域肝内胆管扩张,部分早期病例仅表现为肝内局限性胆管扩张。

3)增强扫描见低密度灶呈轻度强化,密度仍低于正常肝组织。

2. MRI

(1)肝内、外胆管扩张的部位、形态及程度同 CT 表现。

(2)扩张的胆管呈长 T_1、长 T_2 信号特征。

(3)梗阻部位胆管内失去长 T_1、长 T_2 的胆汁信号特点,代之为软组织肿块影,T_1WI 比肝实质稍低,T_2WI 呈稍高信号。

(4)在 MRCP 上可见扩张的胆管形态及程度,同时可见胆管狭窄或完全中断,梗阻端呈锥形或不规则形。

3. 诊断、鉴别诊断及比较影像学 胆管癌引起肝内、肝外胆管扩张,在梗阻部位见胆管变形、软组织肿块等,即应考虑为胆管癌的诊断,尤其是肝门区的高位梗阻。

胆管癌主要应与胆管结石、胆管炎、先天性胆管扩张及良性狭窄等相鉴别。

X 线片对诊断胆管癌的价值有限。PTC 能显示扩张胆管的形态及梗阻部位,达到诊断要求,但其为创伤性检查,现已较少应用。USG、CT 和 MRI 均可达到诊断目的,但 CT 和 MR 作为补充方式能进一步明确梗阻的部位及病因,尤其是 MRCP 显示胆管癌的敏感性、特异性和准确性均高于 USG 和 CT,是诊断胆管癌的可靠、无创方法。

五、胆 囊 癌

原发性胆囊癌以腺癌多见,腺癌又可分为乳头状、浸润型和黏液型等。约 70% 的胆囊癌合并有胆囊结石。

1. CT

(1)胆囊壁不规则增厚。

(2)单发或多发结节突向腔内。

(3)肿块可充满整个胆囊,并侵犯邻近肝组织,此时肝内见边界不清的低密度区。

(4)可出现胆道梗阻。

（5）增强扫描示不规则增厚的胆囊壁或肿块有明显强化。

2. MRI

（1）胆囊癌的 MRI 表现与 CT 相似，MR 信号强度无特异性。

（2）肿瘤组织在 T_1WI 上呈不均匀性低信号，在 T_2WI 上为不均匀性高信号。

（3）增强后可出现不均匀性强化。

（4）由于胆囊癌大多并发结石，如能在胆囊内发现低信号结石，可帮助确诊胆囊癌。

3. 诊断、鉴别诊断及比较影像学

（1）胆囊壁局限性或不规则性增厚，或胆囊窝区见软组织肿块，可考虑为胆囊癌诊断。

（2）厚壁型胆囊癌需与慢性胆囊炎鉴别。胆囊癌还需与胆囊良性占位性病变如胆囊息肉、腺瘤等鉴别。

（3）CT 和 MRI 是常用的检查方法。MRI 诊断准确度与 CT 相当，在估价胆囊癌侵犯邻近器官及转移方面，MRI 优于 CT。

参 考 文 献

白人驹 . 2010. 医学影像诊断学 . 北京 : 人民卫生出版社

丁建平 , 王霄英 . 2013. 医学影像学读片诊断图谱 . 北京 : 人民卫生出版社

黄仲奎 , 龙莉玲 , 李文美 . 2009. 医学影像检查操作技术 . 北京 : 人民军医出版社

吉强 . 2010. 医学影像物理学 . 北京 : 人民卫生出版社

姜玉新 . 2010. 医学超声影像学 . 北京 : 人民卫生出版社

金征宇 , 龚启勇 . 2015. 医学影像学 . 北京 : 人民卫生出版社

李宏军 . 2014. 实用传染病影像学 . 北京 : 人民卫生出版社

刘爱莲 . 2015. 格-艾放射诊断学精要 . 北京 : 人民军医出版社

刘成玉 . 2012. 临床检验基础 . 北京 : 人民卫生出版社

刘惠 . 2013. 医学影像和医学图像处理 . 北京 : 电子工业出版社

刘士远 , 陈起航 , 吴宁 . 2012. 实用胸部影像诊断学 . 北京 : 人民军医出版社

刘馨 , 关有良 , 刘洪新 . 2011. 医学检验的临床分析 . 北京 : 人民军医出版社

王道清 . 2013. 医学影像学 . 第 7 版 . 北京 : 第四军医大学出版社

王芳军 . 2012. 影像学 . 北京 : 人民卫生出版社

王骏 . 2015. 医学影像后处理技术 . 南京 : 东南大学出版社

王振常 . 2011. 中华影像医学 . 北京 : 人民卫生出版社

王振宇 . 2010. 人体断面与影像解剖学 . 北京 : 人民卫生出版社

夏瑞明 , 刘林祥 . 2015. 医学影像诊断学 . 第 3 版 . 北京 : 人民卫生出版社

徐霖 , 罗杰 , 陈平有 . 2015. 实用医学影像学手册 . 北京 : 华中科技大学出版社

余建明 . 2015. 实用医学影像技术 . 北京 : 人民卫生出版社

张云亭 . 2010. 医学影像检查技术 . 第 3 版 . 北京 : 人民卫生出版社

章伟敏 . 2014. 医学影像技术学 MR 检查技术卷 . 北京 : 人民卫生出版社

赵云 , 任伯绪 . 2016. 医学影像解剖学 . 第 2 版 . 北京 : 科学出版社